American Heart Association (AHA)
American Academy of Pediatrics (AAP)
John Kattwinkel (Hrsg.)

Reanimation von Früh- und Neugeborenen

Programmbereiche Pflege,
Medizin und Geburtshilfe

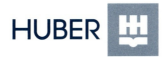

Bücher aus verwandten Sachgebieten

Kinderkrankenpflege

Chellel (Hrsg.)
Reanimation
2002. ISBN 978-3-456-83681-2

Greiner/Nelle
Leo – früh geboren
2008. ISBN 978-3-456-84501-2

Holoch/Gehrke/Knigge-Demal/Zoller (Hrsg.)
Lehrbuch Kinderkrankenpflege
1999. ISBN 978-3-456-83179-4

Huter
Sanfte Frühgeborenenpflege: Auswirkungen auf die Bindung und emotionale Entwicklung des Kindes
Eine Nachuntersuchung der Frühgeborenen von Dr. Marina Marcovich
2004. ISBN 978-3-456-84063-5

Sparshott
Früh- und Neugeborene pflegen
2000. ISBN 978-3-456-83372-9

Wright/Leahey
Familienzentrierte Pflege
2008. ISBN 978-3-456-84412-1

Tappert/Schär
Erste Hilfe kompakt
11., vollst. überarb. u. erw. Auflage
2006. ISBN 978-3-456-84178-6

Pädiatrie

Jacobi (Hrsg.)
Kindesmisshandlung und Vernachlässigung
2008. ISBN 978-3-456-84543-2

Kraemer/Schöni (Hrsg.)
Berner Datenbuch Pädiatrie 7. A.
2007. ISBN 978-3-456-84480-0

Polin/Ditmar (Hrsg.)
Fragen und Antworten Pädiatrie
2007. ISBN 978-3-456-84479-4

Hebammenpraxis

Bick/MacArthur/Knowles/Winter
Evidenzbasierte Wochenbettbetreuung und -pflege
2004. ISBN 978-3-456-83979-0

Cignacco (Hrsg.)
Hebammenarbeit
2006. ISBN 978-3-456-84311-7

Dalton
Wochenbettdepression
2003. ISBN 978-3-456-83930-1

Dunkley
Gesundheitsförderung und Hebammenpraxis
2003. ISBN 978-3-456-83849-6

Enkin/Keirse/Neilson/Crowther/Duley/Hodnett/Hofmeyr
Effektive Betreuung während Schwangerschaft und Geburt
Ein evidenzbasiertes Handbuch für Hebammen und GeburtshelferInnen
2., vollst. überarb. Auflage
2006. ISBN 978-3-456-84167-0

Jones
Ethik und Hebammenpraxis
2003. ISBN 978-3-456-83931-8

Nolan
Professionelle Geburtsvorbereitung
Geburtsvorbereitungskurse erfolgreich planen, durchführen und bewerten
2., durchges. u. erg. Auflage
2006. ISBN 978-3-456-84344-5

Royal College of Midwives (RCM)
Erfolgreiches Stillen
7., überarb. u. erw. Auflage
2004. ISBN 978-3-456-83981-3

Sayn-Wittgenstein
Geburtshilfe neu denken
Bericht zur Situation und Zukunft des Hebammenwesens in Deutschland
2007. ISBN 978-3-456-84425-1

Simkin/Ancheta
Schwierige Geburten – leicht gemacht
Dystokien erfolgreich meistern
2., vollst. überarb. u. erw. Auflage
2006. ISBN 978-3-456-84345-2

Yerby (Hrsg.)
Schmerz und Schmerzmanagement in der Geburtshilfe
2003. ISBN 978-3-456-83932-5

American Heart Association (AHA)
American Academy of Pediatrics (AAP)
John Kattwinkel (Hrsg.)

Reanimation von Früh- und Neugeborenen

Didaktischer Herausgeber
- Jerry Short, PhD

Mitherausgeber/Innen
- David Boyle, MD, FAAP
- William A. Engle, MD, FAAP
- Jay P. Goldsmith, MD, FAAP
- Louis P. Halamek, MD, FAAP
- Jane E. McGowan, MD, FAAP
- Barbara Nightengale, RNC, NNP
- Jeffrey Pearlman, MB, ChB, FAAP
- Nalini Singhal, MDw, FRCPC
- Gary M. Weiner, MD, FAAP
- Thomas E. Wiswell, MD, FAAP
- Jeanette Zaichkin, RNC, MN

Redaktionsleitung
- Wendy Simon, MA, CAE

Beruhend auf einem Originaltext von:
- Ronald S. Bloom, MD, FAAP
- Catherine Cropley, RN, MN

Aus dem Amerikanischen von Michael Herrmann

Deutschsprachige Ausgabe herausgegeben von Prof. Dr. med. Helmut D. Hummler

Verlag Hans Huber

American Heart Association (AHA)
American Academy of Pediatrics (AAP)
John Kattwinkel, MD, FAAP

Lektorat: Jürgen Georg
Herstellung: Peter E. Wüthrich
Medizinische Illustration: Lauren Shavell, Barbara Siede
Umschlag: Atelier Mühlberg, Basel
Satz: Kösel, Krugzell
Druck und buchbinderische Verarbeitung: Kösel, Krugzell
Printed in Germany

Bibliografische Information der Deutschen Nationalbibliothek
Die Deutsche Nationalbibliothek verzeichnet diese Publikation in der Deutschen Nationalbibliografie; detaillierte bibliografische Angaben sind im Internet unter http://dnb.d-nb.de abrufbar

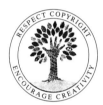

Dieses Werk, einschließlich aller seiner Teile, ist urheberrechtlich geschützt. Jede Verwertung außerhalb der engen Grenzen des Urheberrechtes ist ohne schriftliche Zustimmung des Verlages unzulässig und strafbar. Das gilt insbesondere für Kopien und Vervielfältigungen zu Lehr- und Unterrichtszwecken, Übersetzungen, Mikroverfilmungen sowie die Einspeicherung und Verarbeitung in elektronischen Systemen.

Die Verfasser haben größte Mühe darauf verwandt, dass die therapeutischen Angaben insbesondere von Medikamenten, ihre Dosierungen und Applikationen dem jeweiligen Wissensstand bei der Fertigstellung des Werkes entsprechen.
Da jedoch die Pflege und Medizin als Wissenschaft ständig im Fluss sind, da menschliche Irrtümer und Druckfehler nie völlig auszuschließen sind, übernimmt der Verlag für derartige Angaben keine Gewähr. Jeder Anwender ist daher dringend aufgefordert, alle Angaben in eigener Verantwortung auf ihre Richtigkeit zu überprüfen.
Die Wiedergabe von Gebrauchsnamen, Handelsnamen oder Warenbezeichnungen in diesem Werk berechtigt auch ohne besondere Kennzeichnung nicht zu der Annahme, dass solche Namen im Sinne der Warenzeichen-Markenschutz-Gesetzgebung als frei zu betrachten wären und daher von jedermann benutzt werden dürfen.

Anregungen und Zuschriften bitte an:
Verlag Hans Huber
z. Hd.: Jürgen Georg
Länggass-Strasse 76
CH-3000 Bern 9
Tel.: 0041 (0)31300 4500
Fax: 0041 (0)31300 4593
juergen.georg@hanshuber.com
www.verlag-hanshuber.com

Das vorliegende Buch ist eine Übersetzung aus dem Amerikanischen. Der Originaltitel lautet «Neonatal Resuscitation» von American Heart Association®. © 2006 by American Academy of Pediatrics and American Heart Association

1. Auflage 2009
© der deutschsprachigen Ausgabe 2009 by Verlag Hans Huber, Hogrefe AG, Bern
ISBN 978-3-456-84584-5

Inhaltsverzeichnis

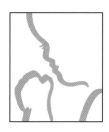

Danksagung		vii
Vorwort		ix
NRP-Kursübersicht		xiii
Kapitel 1	Übersicht und Grundlagen der Reanimation	1-1
Kapitel 2	Initiale Schritte der Reanimation	2-1
Kapitel 3	Beatmung	3-1
Kapitel 4	Herzdruckmassage	4-1
Kapitel 5	Endotracheale Intubation	5-1
Kapitel 6	Medikamente	6-1
Kapitel 7	Spezielle Situationen	7-1
Kapitel 8	Versorgung von Frühgeborenen	8-1
Kapitel 9	Ethik und palliative Versorgung	9-1

Megacode – Testformular

Anhang

Leitlinien 2005 der American Heart Association für die kardiopulmonale Reanimation und die kardiovaskuläre Intensivpflege pädiatrischer und neonatologischer Patienten: Leitlinien der Neugeborenen-Reanimation e-1

Sachwortverzeichnis

Danksagung

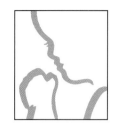

Mitglieder des NRP Steering Committee
   David Boyle, MD, FAAP, Co-chair 2001–2005
   Jeffrey Pearlman, MB, ChB, FAAP, Co-chair 2004–2006
   J. P. Goldsmith, MD, FAAP, Co-chair 2005–2006
   Marilyn Escobedo, MD, FAAP
   Louis P. Halamek, MD, FAAP
   George A. Little, MD, FAAP
   Jane E. McGowan, MD, FAAP
   Gary M. Weiner, MD, FAAP
   Thomas E. Wiswell, MD, FAAP

Ansprechpartner bei anderen Organisationen
   Jose Luis Gonzalez, MD, FACOG
      American College of Obstetricians and Gynecologists
   Barbara Nightengale, RNC, NNP
      National Association of Neonatal Nurses
   William A. Engle, MD, FAAP
      AAP Committee on Fetus and Newborn
   Nalini Singhal, MD, FRCPC
      Heart and Stroke Foundation of Canada
   Tim Myers, RRT-NPS
      American Association for Respiratory Care

Das Komitee dankt folgenden BeraterInnen und AutorInnen dieses Lehrbuchs:
American Academy of Pediatrics Committee on Fetus and Newborn
International Liaison Committee on Resuscitation, Neonatal Delegation
   Jeffrey Pearlman, MB, ChB, FAAP, Co-chair
   Sam Richmond, MD, Co-chair
William Keenan, MD, FAAP, vom AAP-Vorstand ernannter Berater

American Heart Association Emergency Cardiovascular Care Leadership
   Leon Chameides, MD, FAAP
   Robert Hickey, MD, FAAP
   Vinay Nadkarni, MD, FAAP
   Mary Fran Hazinski, RN, MSN

American Heart Association Emergency Cardiovascular Care Pediatric Subcommittee
   Arno Zaritsky, MD, FAAP, Chair, 2005–2006
   Stephen M. Schexnayder, MD, FAAP, FCCM, Chair, 2003–2005
   Dianne Atkins, MD, FAAP, FAHA
   Robert Berg, MD, FAAP
   Allan de Caen, MD, FRCPC
   Ashrav Coovadia, MD
   Douglas Diekema, MD, MPH, FAAP

Danksagung

American Heart Association Emergency Cardiovascular Care Pediatric Subcommittee (Forts.)
Michael J. Gerardi, MD, FAAP, FACEP
Monica Kleinman, MD, FAAP
Lester T. Proctor, MD, FAAP
Ricardo A. Samson, MD, FAAP
Antony Scalzo, MD, FAAP
L. R. Tres Scherer III, MD, FAAP, FACS
Elise W. van der Jagt, MD, MPH, FAAP
Colleen Halverson, RN, MS

The Media Lab at Doernbecher Children's Hospital
Dana A. V. Braner, MD, FAAP
Ken Tegtmeyer, MD, FAAP
Susanna Lai, MPH
Richard Hodo

AAP Life Support Staff
Wendy Marie Simon, MA, CAE
Sheila Lazier, MEd
Kimberly Liotus
Bonnie Molnar
Kristy Goddyn
Tina Patel
Eileen Schoen

AAP Marketing and Publications Staff
Therea Wieder
Sandi King

Copyeditor
Jill Rubino

NRP Education Workgroup Chair
Gary M. Weiner, MD, FAAP

Begleitendes Schulungsmaterial für das Lehrbuch Reanimation von Früh- und Neugeborenen
Powerpoint-Präsentation zu Reanimation von Früh- und Neugeborenen.
ISBN: 978-3-456-84689-7

Vorwort

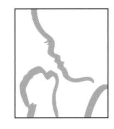

Eine Geburt ist schön, wunderbar und wahrscheinlich das gefährlichste Ereignis, das die meisten von uns jemals erleben werden. Unmittelbar nach der Geburt werden von unserem Körper radikalere physiologische Anpassungen gefordert, als dies je wieder der Fall sein wird. Es ist bemerkenswert, dass mehr als 90 % der Babys die Adaptation vom intra- zum extrauterinen Leben völlig glatt, mit geringer bis gar keiner Unterstützung vollziehen. Das Neugeborenen-Reanimationsprogramm (NRP) wurde für die übrigen paar Prozent konzipiert. Zwar mag der Prozentsatz Hilfebedürftiger niedrig sein, die reale Anzahl von Babys, die Hilfe benötigen, ist jedoch wegen der hohen Geburtenzahlen ganz erheblich. Jene Hilfe nicht zu bekommen kann mit Problemen einhergehen, die dann unter Umständen lebenslang weiter bestehen oder gar tödlich sind. Der erfreulichste Aspekt einer versierten, technisch gut durchgeführten Unterstützung eines beeinträchtigten Neugeborenen besteht darin, dass sie höchst wahrscheinlich erfolgreich ist – im Gegensatz zu der entmutigenden Statistik der Reanimationsversuche bei Erwachsenen oder älteren Kindern. Die Zeit, die Sie dem Erlernen der Reanimation Neugeborener widmen, ist gut angelegt.

Dieses Lehrbuch hat eine lange Geschichte mit vielen Pionieren, sowohl von der American Academy of Pediatrics (AAP) als auch von der American Heart Association (AHA), die für seine Entwicklung verantwortlich sind. Nationale Leitlinien für die Reanimation Erwachsener wurden erstmals 1966 von der National Academy of Sciences empfohlen. Im Jahre 1978 wurde vom Emergency Cardiac Care Committee der AHA eine «Arbeitsgruppe Reanimation in der Pädiatrie» gebildet. Diese kam rasch zu dem Schluss, dass die Reanimation Neugeborener andere Schwerpunkte erfordert als die Reanimation Erwachsener. Der Fokus liegt eher auf der Beatmung, als dass die Defibrillation von überragender Bedeutung wäre. Etwa um diese Zeit entwickelte sich der Fachbereich Neonatologie, und 1985 äußerten AHP und AHA gemeinsam die Absicht, ein Trainingsprogramm zu entwickeln mit dem Ziel der Schulung in den Grundlagen der Neugeborenen-Reanimation. Die führenden Pioniere dieser Bemühungen waren George Peckham und Leon Chameides. Ein Komitee wurde zusammengestellt, um das geeignete Format für das Programm zu bestimmen, und das von Ron Bloom und Cathy Cropley verfasste Material wurde ausgewählt, um als Vorlage für das neue NRP-Lehrbuch zu dienen.

Führende Kräfte in der Pädiatrie, wie Bill Keenan, Errol Alden, Ron Bloom und John Raye, entwickelten eine Strategie zur Verbreitung des NRP. Die Strategie umfasste zunächst das Training eines landesweiten Lehrkörpers aus mindestens einem Arzt-Pflegeperson-Team pro Bundesstaat. Der landesweite Lehrkörper unterwies Regionaltrainer, welche dann wiederum klinikinterne Instruktoren ausbildeten. Ende 2005 waren fast 2 Millionen Fachkräfte in den USA in Techniken der Neugeborenen-Reanimation ausgebildet. In 92 weiteren Ländern diente das NRP überdies als Modell für ähnliche Neugeborenen-Reanimationsprogramme.

Auch die dem Programm zugrunde liegende Wissenschaft hat eine bedeutsame Entwicklung durchlaufen. Waren die ABCD-Regeln (Atemwege, Atmung, Kreislauf, Medikamente) für die Reanimation über mehrere Jahrzehnte hinweg Standard gewesen, bedurfte es hinsichtlich der Art und des Zeitpunkts der Durchführung eines jeden Schrittes sowie in Bezug auf das, was bei Neugeborenen anders zu machen war als bei älteren Kindern oder Erwachsenen, der steten Evaluation und Veränderung. Außerdem wurden in letzter Zeit gemeinsame Anstrengungen unternommen, die Empfehlungen auf experimentellen oder anhand von Erfahrungen gewonnenen Belegen aus Laborstudien, aus randomisiert-kontrollierten klinischen Studien und aus systematisch von Klinikern gesammelten Beobachtungen zu gründen, während sie traditionell auf der Meinung von Experten auf dem Gebiet basierten.

Vorwort

Die AHA hat sich dieses Evaluationsprozesses angenommen, indem sie alle 5–8 Jahre internationale Tagungen zum Thema kardiopulmonale Reanimation und kardiologische Notfallversorgung (Cardiopulmonary Resuscitation and Emergency Cardiac Care, CPR-ECC) förderte, um Leitlinien der Reanimation für alle Altersgruppen und alle Ursachen eines Herz- und Atemstillstands zu erstellen. Zur Entwicklung von Leitlinien für die Reanimation von Kindern und Neugeborenen schloss sich die AAP diesem Prozess 1992 formell an.

Die letzte CPR-ECC-Maßnahme dauerte 3 Jahre und verlief in zwei Abschnitten. Als Erstes wurde gegen Ende des Jahres 2002 durch das International Liaison Committee on Resuscitation (ILCOR) zunächst eine Reihe umstrittener Punkte zum Thema Reanimation herausgearbeitet. Anschließend wurden einzelne ILCOR-Mitglieder beauftragt, für jeden dieser Punkte ein Arbeitsblatt zu entwerfen. Fortschritte in elektronischen Datenbanken und Suchmaschinen förderten die Literatursuche und erlaubten der AHA, eine detaillierte Datenbank mit mehr als 30 000 Quellen zu Veröffentlichungen zum Thema Reanimation zusammenzutragen. Die Arbeitsblätter wurden in einer Reihe von Sitzungen diskutiert, und anschließend wurde ein Dokument mit dem Titel «International Consensus on Cardiopulmonary Resuscitation (CPR) und Emergency Vascular Care (ECC) Science With Treatment Recommendations (CoSTR)» veröffentlicht (*Circulation*, 2005; 112: III-91 bis III-99). Zweitens wurde jeder dem ILCOR angehörende Reanimationsbeirat mit der Entwicklung von Reanimationsleitlinien beauftragt, die für die Ressourcen der Gesundheitsversorgung in ihrem Teil der Welt geeignet waren, aber auf den im CoSTR definierten wissenschaftlichen Prinzipien beruhten. Der neonatologische Teil der US Treatment Guidelines wurde in *Circulation*, *Resuscitation* und *Pediatrics* veröffentlicht und wird am Ende dieses Buches wiedergegeben. Als Ergebnis dieses Prozesses enthält jede neue Ausgabe des NRP mehr Empfehlungen auf der Grundlage wissenschaftlicher Belege, statt lediglich gängige Praxis widerzuspiegeln. Wir möchten Sie dazu ermutigen, die Belege zu überprüfen und – was noch wichtiger ist – in Zukunft die nötigen Studien durchzuführen, um die optimalen Vorgehensweisen weiter zu definieren.

In Reaktion auf Kommentare von KursleiterInnen und früheren TeilnehmerInnen wurde der Inhalt der vorliegenden Ausgabe des NRP in mehreren wichtigen Bereichen erweitert. Es ist wohl bekannt, dass Frühgeborene bei der Geburt öfter Unterstützung benötigen und eine ganz besondere Aufgabe darstellen, um Komplikationen mit möglicherweise lebenslangen Auswirkungen zu vermeiden. In früheren Ausgaben wurden diese Aufgaben über das gesamte Programm hinweg angesprochen, während sie nun in einem eigenen Kapitel gesammelt wurden (s. Kap. 8). Wir haben auch auf diejenigen gehört, die ihre Bedenken darüber geäußert hatten, in früheren Ausgaben sei unter Umständen der Eindruck entstanden, jede Reanimation solle erfolgreich sein und sei es auch, während in Wirklichkeit manche extrem früh oder mit bestimmten Fehlbildungen geborene Babys trotz optimaler Sachkenntnis und Erfahrung sterben. Daher wurde ein weiteres Kapitel angefügt, in dem ethische Überlegungen und die Fürsorge für sterbende Säuglinge und deren Familien angesprochen werden. Außerdem wurden in den ersten sieben Kapiteln Veränderungen und Umstrukturierungen vorgenommen. Lektion 1 bekam ein neues Formular zur Berechnung des Apgar-Score. Kapitel 3 wurde so umstrukturiert, dass die Details zu den beiden Arten von Beatmungsbeutel und dem neueren T-Stück jeweils in einem Anhang stehen. Kapitel 5 bekam als Anhang eine genaue Beschreibung der Larynxmaske. Die vielleicht wichtigste inhaltliche Veränderung besteht in dem Ansatz zur Verwendung zusätzlichen Sauerstoffs. Zwar empfiehlt das NRP auch weiterhin die Anwendung von 100 % Sauerstoff, wann immer eine Überdruckbeatmung erforderlich ist, jedoch wurde nicht mehr besonders hervorgehoben, stets hohe Sauerstoff-

Vorwort

konzentrationen einzusetzen, und in dem neuen Kapitel 8 wird der Einsatz von Oximetern und Sauerstoffmischern zur Reanimation sehr unreifer Babys empfohlen. Auch eine Änderung der Empfehlungen zu Adrenalin kann bei den LeserInnen vorangehender Auflagen Verwirrung stiften. In früheren Auflagen hieß es, Adrenalin ließe sich am leichtesten über einen Endotrachealtubus verabreichen. Neuere Untersuchungen haben jedoch gezeigt, dass Adrenalin von der Lunge in unkalkulierbarer Weise absorbiert wird, was zu ineffektiven Wirkspiegeln führen kann. Eine Studie ließ darauf schließen, dass endotracheal unter Umständen die zehnfache I.v.-Dosis erforderlich ist, um denselben Serumspiegel wie nach intravenöser Verabreichung zu erzielen. In der vorliegenden Ausgabe wird daher die intravenöse Gabe als der bevorzugte Weg empfohlen, und endotracheal sollte Adrenalin nur verabreicht werden, während der venöse Zugang gelegt wird. KlinikerInnen müssen dabei sehr darauf achten, die neuen Empfehlungen zur endotrachealen Dosierung nicht durcheinander zu bringen, wenn sie die Substanz intravenös verabreichen. Da es im gesamten Programm noch weitere Veränderungen gibt, sind auch frühere TeilnehmerInnen aufgefordert, den gesamten Text noch einmal zu lesen.

Ausarbeitung und Entstehung des NRP sind das Werk zahlreicher Einzelpersonen und mehrerer Organisationen. Die partnerschaftlichen Beziehungen zwischen AHA, AAP, ILCOR und dem Unterkomitee Pädiatrie der AHA sorgten für die Infrastruktur zur Entwicklung stärker evidenzbasierter und daher international unterstützter Empfehlungen. Die am Anfang des Buches genannten Mitglieder des NRP Steering Committee diskutierten unermüdlich über die verfügbare Evidenz, und es gelang ihnen, hinsichtlich einer Vielzahl von Empfehlungen einen Konsens zu finden und dabei auch die praktischen Auswirkungen von Veränderungen nicht aus den Augen zu verlieren. Vor allem Gary Weiner sei hier für seine Beschreibung der Larynxmaske und das Umreißen der Grundlagen von Kapitel 9 Anerkennung gezollt, Bill Engle regte eine Neustrukturierung von Kapitel 3 an und fügte eine neue Beschreibung des T-Stücks hinzu. Jane McGowan und Jeanette Zaichkin sind hervorragend im Vorlektorat, wobei Jeanette uns ständig darauf hinweist, wie die Empfehlungen in der realen Welt interpretiert werden. Jill Rubino sei gedankt für ihr unentwegtes Redigieren, Theresa Wiener für ihre Produktionserfahrung und Barbara Siede für ihre neuen Zeichnungen, von denen viele nach der schrecklichen Flut in New Orleans neu angelegt werden mussten. Auch wenn dieses Lehrbuch als inhaltliche Grundlage diente, gelang die Produktion des unterstützenden Materials nur durch die Erfahrung und harte Arbeit von Lou Halamek (DVD und Filmen der Fälle), Susan Niermeyer (Video), Ken Tegtmeyer und Dana Braner (DVD), Jeanette Zaichkin (Lehrerhandbuch, Video und Diapositive), Jay Goldsmith (Diapositive), Nalini Singhal (Megacode-Validierungsstudie) und Tom Wiswell (Evaluationen). Jerry Short steuerte über das gesamte Programm hinweg Erfahrung im didaktischen Design bei. Die Leitung durch die Co-Chairs David Boyle, Jeffrey Pearlman und Jay Goldsmith war ausgezeichnet, vor allem durch Jeff, der mit nahezu jeder Arbeit vertraut war, die jemals zu irgendeinem Element der Neugeborenen-Reanimation veröffentlicht wurde. Danken möchte ich auch Sam Richmond aus Großbritannien, der oft über seine ILCOR-Verpflichtungen hinausging, um in vielen Aspekten der NRP-Präsentation eine internationale Perspektive anzuregen. Und was am wichtigsten ist: Jeder der an der Produktion dieses komplexen und ambitionierten Projekts Beteiligten wird darin übereinstimmen, dass eine Person dafür verantwortlich ist, dass jede Komponente ihren richtigen Platz findet und im notwendigen Zeitrahmen liegt. Danke, Wendy Simon, für alles, was du getan hast und noch immer tust.

John Kattwinkel, MD

NRP-Kursübersicht

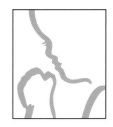

Wissenschaftliche Leitlinien der Neugeborenen-Reanimation

Das Material des Neugeborenen-Reanimationsprogramms (NRP) beruht auf den Leitlinien für die kardiopulmonale Reanimation und kardiovaskuläre Versorgung Neugeborener der American Academy of Pediatrics (AAP) und der American Heart Association (AHA) (*Circulation*, 2005; 112 [suppl]: IV-188 bis IV-195). Die Leitlinien beruhen auf der ursprünglich im November 2005 veröffentlichten Consensus-on-Science-Erklärung des International Liaison Committee on Resuscitation (ILCOR). Ein Abdruck der Leitlinien findet sich im Anhang. Bitte schauen Sie sich bei Fragen zur Rationale der Empfehlungen im vorliegenden Programm diese Seiten an. Die von den Mitgliedern des ILCOR erarbeiteten evidenzbasierten Arbeitsblätter, die als Grundlage beider Dokumente dienen, können im Bereich Wissenschaft der NRP-Website unter www.aap.org/nrp eingesehen werden.

Grad der Verantwortlichkeit

Der NRP-Kurs von Standarddauer besteht aus neun Kapiteln. Sie müssen jedoch nur diejenigen Kapitel durcharbeiten, die Ihrem Verantwortlichkeitsgrad entsprechen. Die Verantwortlichkeit für die Reanimation variiert von Klinik zu Klinik. So sind beispielsweise in manchen Einrichtungen die Pflegenden verantwortlich für die Intubation des Neugeborenen, in anderen wiederum sind es der Arzt oder Atemtherapeut. Die Anzahl der von Ihnen abzuschließenden Kapitel hängt vom Grad Ihrer persönlichen Verantwortlichkeit ab.

Vor Beginn des Kurses müssen Sie eine klare Vorstellung davon haben, für was genau Sie verantwortlich sind. Sollten Sie Fragen zum Grad Ihrer Verantwortlichkeit bei einer Reanimation haben, wenden Sie sich bitte an Ihren Instruktor oder an Ihre/n Vorgesetzte/n.

Besondere Anmerkung: Neugeborenen-Reanimation ist besonders wirksam, wenn sie von einem speziell ausgewiesenen und koordinierten Team durchgeführt wird. Es ist wichtig für Sie, die entsprechenden Verantwortlichkeiten von Team-Mitgliedern, die mit Ihnen arbeiten, zu kennen. Regelmäßige Übungen im Team wird ein koordinierte und effektive Versorgung des Neugeborenen erleichtern.

Abschluss eines Kapitels

Zum erfolgreichen Abschluss eines Kapitels müssen Sie eine ausreichende Punktzahl in den schriftlichen Prüfungsfragen erreichen und den praktischen Test (für die Kapitel 2 bis 6) sowie über den Megacode erfolgreich bestehen. Nachdem mindestens die Kapitel 1 bis 4 *und* Kapitel 9 erfolgreich abgeschlossen wurden, können die Teilnehmenden ein Abschlusszertifikat erhalten.

Abschluss bedeutet nicht Kompetenz

Das Neugeborenen-Reanimationsprogramm ist ein Schulungsprogramm zur Einführung der Konzepte und Grundfertigkeiten in der Neugeborenen-Reanimation. Die erfolgreiche Teilnahme an diesem Programm bedeutet nicht, dass der/die Betreffende die Kompetenz zur Durchführung einer Neugeborenen-Reanimation hat. Jede Klinik ist verantwortlich für die

Festlegung der notwendigen Kompetenz und der Qualifikationen, deren jemand bedarf, um klinische Verantwortung für die Neugeborenen-Reanimation zu übernehmen.

Standard-Vorsichtsmaßnahmen
Die US Centers for Disease Control and Prevention haben empfohlen, bei hoher Gefahr einer Exposition gegenüber Blut oder Körperflüssigkeiten und unbekanntem Infektionsstatus des Patienten – und dies gilt ganz sicher für die Neugeborenen-Reanimation – stets Standard-Vorsichtsmaßnahmen zu ergreifen.

Alle flüssigen Ausscheidungen von Patienten (Blut, Urin, Stuhl, Speichel, Erbrochenes etc.) sollten als potenziell infektiös behandelt werden. Bei der Reanimation eines Neugeborenen sollte man Handschuhe tragen, und die Helfer sollten eine Absaugvorrichtung nicht mit dem Mund betätigen. Mund-zu-Mund-Beatmung sollte vermieden werden, indem man stets einen Beatmungsbeutel mit Maske oder ein T-Stück für den Einsatz während der Reanimation bereithält. Bei Prozeduren, bei denen es zur Bildung von Tröpfchen aus Blut oder anderen Körperflüssigkeiten kommen kann, sollten Masken und Schutzbrillen oder Gesichtsschilde getragen werden. Kittel und Schürzen sollten bei Prozeduren getragen werden, bei denen Blut oder andere Körperflüssigkeiten in größerer Menge austreten. Kreißsäle müssen zur Reanimation mit Beatmungsbeuteln und -masken, Laryngoskopen, Endotrachealtuben, mechanischen Absauggeräten und den nötigen Schutzvorrichtungen ausgestattet sein.

KAPITEL 1

Übersicht und Grundlagen der Reanimation

Das Neugeborenen-Reanimationsprogramm (NRP) hilft Ihnen zu lernen, wie man Neugeborene reanimiert. Indem Sie dieses Buch durcharbeiten und die darin beschriebenen Fertigkeiten praktizieren, lernen Sie, wie Sie zu einem wertvollen Mitglied des Reanimationsteams werden.

In dem Programm werden viele Konzepte und Fertigkeiten gelehrt. Das wichtigste, im gesamten Programm immer wieder hervorgehobene Konzept beim NRP lautet jedoch:

Die Ventilation der Lunge des Neugeborenen ist die wichtigste und effektivste Maßnahme bei der Neugeborenen-Reanimation.

In Kapitel 1 lernen Sie:

- physiologische Veränderungen eines Babys während und nach der Geburt.
- die Abfolge der Schritte einer Reanimation.
- Risikofaktoren, die helfen können, eine eventuell erforderliche Reanimation bei einem Baby vorherzusagen.
- Ausrüstung und Personal, die zur Reanimation eines Neugeborenen nötig sind.

Übersicht und Grundlagen der Reanimation

Wozu Neugeborenen-Reanimation erlernen?

Asphyxie bei der Geburt ist verantwortlich für etwa 19 % der weltweit zirka 5 Millionen Todesfälle, die jährlich unter Neugeborenen auftreten (WHO, 1995). Für viele dieser Neugeborenen war eine adäquate Hilfe nicht verfügbar. Demnach ließen sich die Ergebnisse bei Tausenden von Neugeborenen jährlich durch Anwendung der in diesem Programm vermittelten Techniken verbessern.

Welche Babys müssen reanimiert werden?

Zirka 10 % der Neugeborenen brauchen etwas Unterstützung, um bei der Geburt mit dem Atmen zu beginnen. Etwa 1 % benötigt in erheblichem Umfang Reanimationsmaßnahmen, um zu überleben. Im Gegensatz dazu vollziehen 90 % der neugeborenen Babys den Übergang vom intra- zum extrauterinen Leben ohne Schwierigkeiten. Sie brauchen wenig bis keine Unterstützung, um eine spontane und regelmäßige Eigenatmung aufzunehmen und den Übergang von den fetalen zu den neonatalen hämodynamischen Verhältnissen zu vollziehen.

> **Das ABC der Reanimation**
> Atemwege (**A**irway) (positionieren und frei machen)
> Atmung (**B**reathing) (stimulieren bzw. beatmen)
> Kreislauf (**C**irculation) (Herzfrequenz und Hautfarbe)

Das «ABC» der Reanimation ist für Babys und Erwachsene gleich: Sorgen Sie dafür, dass die Atemwege offen und frei sind. Sichern Sie die Atmung – spontan oder assistiert. Vergewissern Sie sich, dass ausreichend oxygeniertes Blut zirkuliert. Neugeborene sind nach der Geburt feucht, und der Wärmeverlust ist groß. Daher ist es auch wichtig, während der Reanimation die Körpertemperatur aufrechtzuerhalten.

Nachstehendes Diagramm verdeutlicht die Beziehung zwischen Reanimationsprozeduren und der Anzahl Neugeborener, die sie benötigen. Zuoberst stehen die Prozeduren, die bei allen Neugeborenen erforderlich sind. Zum Schluss kommen diejenigen, die nur bei sehr wenigen nötig sind.

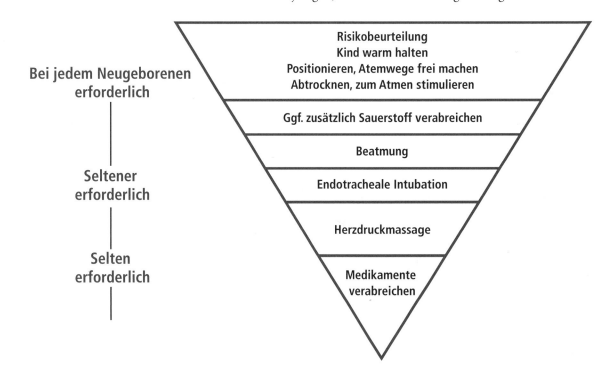

Bei jeder Geburt sollte eine Person anwesend sein, die in der Neugeborenenversorgung ausgebildet und im Stande ist, eine Reanimation einzuleiten. Zusätzliches Personal ist zur Durchführung einer kompletten Neugeborenen-Reanimation notwendig.

Prüfen Sie sich selbst!

(Die Antworten finden sich im vorangehenden Abschnitt und am Schluss des Kapitels.)

1. Etwa _____ % der Neugeborenen benötigen etwas Unterstützung, bis die regelmäßige Atmung einsetzt.

2. Etwa _____ % benötigen in erheblichem Umfang Reanimationsmaßnahmen, um zu überleben.

3. Herzdruckmassage und Medikamente sind bei der Reanimation Neugeborener (selten) (häufig) erforderlich.

Das Neugeborenen-Reanimationsprogramm ist wie folgt aufgebaut:

Kapitel 1: Übersicht und Grundlagen der Reanimation

Kapitel 2: Initiale Schritte der Reanimation

Kapitel 3: Beatmung

Kapitel 4: Herzdruckmassage

Kapitel 5: Endotracheale Intubation

Kapitel 6: Medikamente

Kapitel 7: Spezielle Situationen

Kapitel 8: Versorgung von Frühgeborenen

Kapitel 9: Ethik und palliative Versorgung

Sie werden sehr oft Gelegenheit haben, die Schritte einer Erstversorgung von Neugeborenen und den Gebrauch geeigneter Beatmungssysteme zu üben. Nach und nach werden Sie routinierter und schneller. Außerdem lernen Sie, ein Neugeborenes während der gesamten Reanimation zu evaluieren und Entscheidungen hinsichtlich der nächsten Schritte zu treffen.

Im folgenden Abschnitt lernen Sie die physiologischen Grundlagen beim Übergang eines Babys vom intra- zum extrauterinen Leben kennen. Das Wissen über die Physiologie von Atmung und Kreislauf des Neugeborenen hilft Ihnen zu verstehen, warum sofortige Reanimation so wichtig ist.

Übersicht und Grundlagen der Reanimation

Wie erhält ein Baby vor der Geburt Sauerstoff?

Sauerstoff ist sowohl vor als auch nach der Geburt notwendig für das Überleben. Vor der Geburt diffundiert der gesamte vom Feten benötigte Sauerstoff durch die Plazenta vom Blut der Mutter in das Blut des Babys.

Vor der Geburt fließt nur ein kleiner Anteil des fetalen Blutes durch die Lunge des Feten. Diese arbeitet weder als Sauerstoffquelle noch als Weg zur Ausscheidung von Kohlendioxid. Daher ist der pulmonale Blutfluss ohne entscheidende Bedeutung für die normale fetale Oxygenierung oder den Säure-Basen-Haushalt. In utero ist die fetale Lunge entfaltet, aber die Lungenbläschen (Alveolen) sind mit Flüssigkeit anstatt mit Luft gefüllt. Außerdem sind die Arteriolen in der Lungenstrombahn beim Feten deutlich enggestellt, was zum Teil durch den niedrigen fetalen Sauerstoffpartialdruck (pO_2) verursacht wird **(Abb. 1-1)**.

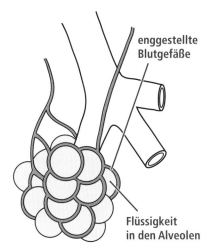

Abbildung 1-1: Flüssigkeitsgefüllte Alveolen und enggestellte Blutgefäße in der Lunge vor der Geburt

Vor der Geburt kann das meiste Blut aus dem rechten Ventrikel des Herzens auf Grund des erhöhten Strömungswiderstands in den enggestellten Lungengefäßen nicht durch die Lunge fließen. Stattdessen nimmt der größte Teil dieses Blutes den Weg des geringeren Widerstands und fließt durch den Ductus arteriosus in die Aorta **(Abb. 1-2)**.

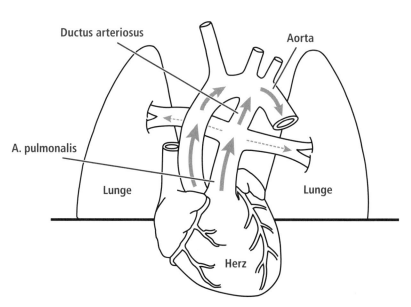

Abbildung 1-2: Fluss des Blutes durch den Ductus arteriosus an der Lunge vorbei, vor der Geburt (Shunt)

Nach der Geburt ist das Neugeborene nicht mehr mit der Plazenta verbunden und von der Lunge als einziger Sauerstoffquelle abhängig. Daher muss das Fruchtwasser in der Lunge rasch resorbiert werden und die Lunge sich innerhalb von Sekunden mit sauerstoffhaltiger Atemluft füllen. Die Blutgefäße müssen sich dilatieren, um den Blutfluss in die Alveolen zu erhöhen, damit Sauerstoff aufgenommen und in den übrigen Organismus transportiert werden kann.

Was geschieht normalerweise bei der Geburt, damit ein Baby Sauerstoff über die Lunge erhält?

Normalerweise setzen sofort nach der Geburt drei große Veränderungen ein:

1. Die **Flüssigkeit in den Alveolen wird in das Lungengewebe absorbiert** und durch Luft ersetzt **(Abb. 1-3)**. Da Luft 21 % Sauerstoff enthält, sorgt das Füllen der Alveolen mit Luft für Sauerstoff, der in die Blutgefäße diffundieren kann, welche die Alveolen umgeben.

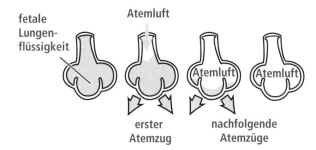

Abbildung 1-3: Flüssigkeit in den Alveolen wird durch Atemluft ersetzt

2. Die **Nabelarterien und die Nabelvene kontrahieren sich und werden dann abgeklemmt.** Dies legt den Plazentakreislauf mit seinem niedrigen Widerstand still und erhöht den systemischen Blutdruck.

3. Durch die Belüftung werden die Alveolen geweitet und mit Sauerstoff angereichert, **die Blutgefäße im Lungengewebe dilatieren und senken dabei den Widerstand gegen den Blutstrom (Abb. 1-4)**. Dies führt zusammen mit dem erhöhten systemischen Blutdruck zu einem niedrigeren Druck in den Lungenarterien als im systemischen Kreislauf, zu einem dramatischen Anstieg der Lungendurchblutung und zum Rückgang des Blutstroms durch den Ductus arteriosus. Der Sauerstoff aus den Alveolen wird durch das Blut in den Lungengefäßen absorbiert, und das mit Sauerstoff angereicherte Blut fließt zurück in die linke Herzkammer, von der es in die verschiedenen Organe und Gewebe des Neugeborenen gepumpt wird.

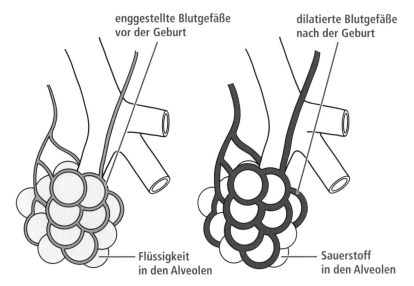

Abbildung 1-4: Dilatation der pulmonalen Blutgefäße bei der Geburt

In den meisten Fällen liefert die Atemluft genügend Sauerstoff (21 %), um die Dilatation der Lungengefäße zu initiieren. Mit steigenden Sauerstoffspiegeln im Blut und zunehmender Weitung der Lungengefäße wird der Ductus arteriosus zunehmend enger. Zuvor durch den Ductus arteriosus umgelenktes Blut fließt nun durch die Lunge, in der es mehr Sauerstoff aufnimmt, um diesen in den gesamten Körper zu transportieren **(Abb. 1-5)**.

Nach Abschluss dieses normalen Übergangs atmet das Baby Luft und bedient sich seiner Lunge, um Sauerstoff aufzunehmen. Seine ersten Schreie und tiefen Atemzüge waren kräftig genug, um die Flüssigkeit aus

Übersicht und Grundlagen der Reanimation

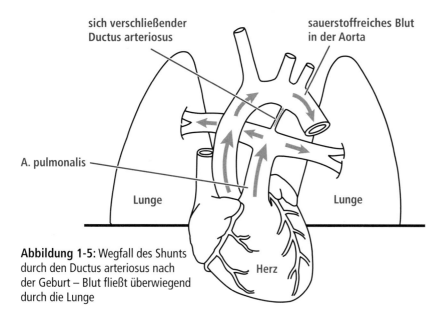

Abbildung 1-5: Wegfall des Shunts durch den Ductus arteriosus nach der Geburt – Blut fließt überwiegend durch die Lunge

der Lunge zu entfernen. Sauerstoff und die Dehnung der belüfteten Lunge sind die Hauptstimuli für die Dilatation der Lungengefäße. Mit ausreichendem Eintritt von Sauerstoff ins Blut wechselt die Hautfarbe des Babys von Graublau nach Rosig.

Obwohl diese initialen Schritte des Übergangs vom fetalen in das postnatale Leben im Wesentlichen innerhalb weniger Minuten vonstatten gehen, dauert der gesamte Vorgang mehrere Stunden bis Tage nach der Geburt. Untersuchungen haben gezeigt, dass bei einer ganz normalen Anpassung eines reifen Neugeborenen bis zu 10 Minuten vergehen, bis die Sauerstoffsättigung auf Werte von 90 % oder höher ansteigt. Der komplette Verschluss des Ductus arteriosus benötigt 12 bis 24 Stunden und die vollständige Dilatation der Lungengefäße bis zu mehreren Monaten.

Was kann während der Adaptation ungünstig verlaufen?

Der Zustand eines Babys kann vor und unter den Wehen sowie nach der Geburt beeinträchtigt werden. Beginnt diese Beeinträchtigung schon in utero, vor oder während der Wehen, so ist das Problem gewöhnlich Ausdruck einer gestörten Blutversorgung in der Plazenta oder der Nabelschnur. Erstes klinisches Zeichen kann ein Abfall der fetalen Herzfrequenz sein, die selbst nach einer deutlichen Durchblutungsstörung wieder Normalwerte erreichen kann. Postpartale Störungen sind eher durch Probleme seitens der Atemwege und/oder der Lunge des Babys verursacht. Im Folgenden sind einige Probleme aufgeführt, die einen normalen Übergang unterbrechen können:

- Das Baby atmet nicht ausreichend, um Flüssigkeit aus den Alveolen heraus zu befördern, oder Fremdmaterial, wie Mekonium, blockiert den Zutritt von Luft in die Alveolen. In der Folge füllen sich die Lungen nicht mit Luft, und es gelangt kein Sauerstoff in das durch die Lunge zirkulierende Blut.

- Es kann zu erheblichem Blutverlust kommen oder hypoxie- bzw. ischämiebedingt eine schwache Kontraktilität oder Bradykardie bestehen, sodass der erwartete Blutdruckanstieg nicht eintreten kann (systemische Hypotension).

- Sauerstoffmangel oder eine unzureichende Füllung der Lunge mit Atemgas kann zum Fortbestehen der Konstriktion in den Lungenarteriolen führen und damit die Durchblutung der Lunge und die Sauerstoffversorgung der Gewebe im Körper beeinträchtigen. In einigen Fällen weiten sich die Lungenarteriolen auch dann nicht, wenn die Lunge mit Luft bzw. Sauerstoff gefüllt wird (persistierende pulmonale Hypertonie des Neugeborenen, oft abgekürzt als PPHN).

Wie reagiert ein Baby auf eine Unterbrechung der normalen Adaptation?

Normalerweise unternimmt das Neugeborene heftige Anstrengungen, Luft in die Lunge einzuatmen. Der dadurch entstehende Druck hilft, dass die fetale Lungenflüssigkeit aus den Alveolen aus- und in das umgebende Lungengewebe eintritt. Dies führt dazu, dass Sauerstoff in die Lungenarteriolen gelangt, und diese sich dadurch weiten. Wird dieser Vorgang unterbrochen, können die Lungenarteriolen enggestellt bleiben, die Alveolen sind weiterhin mit Flüssigkeit statt Luft gefüllt, und das systemische arterielle Blut wird nicht oxygeniert.

Bei verminderter Sauerstoffversorgung verengen sich die Arteriolen im Darm, in den Nieren, in der Muskulatur und in der Haut, während der Blutstrom zum Herzen und zum Gehirn stabil bleibt oder gar ansteigt, um die Sauerstoffversorgung aufrechtzuerhalten. Diese Umverteilung der Blutstroms hilft, die Funktion der vitalen Organe zu erhalten. Besteht der Sauerstoffentzug jedoch fort, so verschlechtern sich Myokardfunktion und Herzzeitvolumen, der Blutdruck sinkt, und der Blutstrom zu allen Organen nimmt ab. Diese unzureichende Durchblutung und Gewebsoxygenierung können zu irreversiblen Hirnschäden, Schäden an anderen Organen oder zum Tod führen.

Bei dem gefährdeten Baby können sich einer oder mehrere der folgenden klinischen Befunde zeigen:

- schlaffer Muskeltonus infolge unzureichender Sauerstoffversorgung des Gehirns, der Muskulatur und anderer Organe

- Atemdepression infolge unzureichender Sauerstoffversorgung des Gehirns

- Bradykardie (niedrige Herzfrequenz) auf Grund unzureichender Sauerstoffversorgung des Herzmuskels oder des Stammhirns

- niedriger Blutdruck infolge unzureichender Sauerstoffversorgung des Herzmuskels, eines Blutverlustes oder eines unzureichenden Rückstroms von Blut von der Plazenta vor oder während der Geburt

- Tachypnoe (beschleunigte Atmung) infolge unzureichender Resorption der fetalen Lungenflüssigkeit

- Zyanose auf Grund zu niedrigen Sauerstoffgehalts im Blut.

Viele dieser Symptome können auch bei anderen Erkrankungen, wie einer Infektion, oder bei Hypoglykämie eintreten, oder sie können vorkommen,

Übersicht und Grundlagen der Reanimation

Sistieren:

wenn die Atemanstrengung des Babys durch Medikamente beeinträchtigt wird, die der Mutter vor der Geburt verabreicht wurden, wie Opiate oder Substanzen, wie sie bei einer Vollnarkose verwandt werden.

Wie lässt sich erkennen, ob ein Baby in utero oder perinatal beeinträchtigt war?

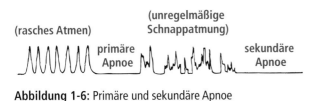

Abbildung 1-6: Primäre und sekundäre Apnoe

Experimentelle Untersuchungen haben gezeigt, dass das Sistieren der Atmung das erste Zeichen dafür ist, dass ein Neugeborenes zu wenig Sauerstoff erhält. Nach einer ersten Phase rascher Atemversuche kommt es zu einer Phase *primärer Apnoe* (Abb. 1-6), in der eine Stimulation durch Abtrocknen oder leichtes Beklopfen der Fußsohlen zur Wiederaufnahme der Atmung führen.

Besteht der Sauerstoffmangel indessen fort, versucht das Baby mehrfach, nach Luft zu schnappen und tritt dann in eine Phase *sekundärer Apnoe* ein (s. Abb. 1-6). Während der sekundären Apnoe führt eine Stimulation *nicht* zum Wiedereinsetzen der Atmung des Babys. Um den durch Sauerstoffmangel ausgelösten Prozess umzukehren, bedarf es der assistierten Beatmung.

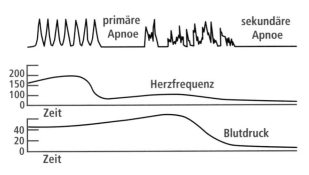

Abbildung 1-7: Veränderungen von Herzfrequenz und Blutdruck während der Apnoe

Die Herzfrequenz beginnt etwa gleichzeitig mit dem Eintritt des Babys in die primäre Apnoe zu sinken. Der Blutdruck bleibt gewöhnlich bis zum Beginn der sekundären Apnoe erhalten (sofern nicht ein Blutverlust zu einem früheren Auftreten einer Hypotonie geführt hat) (Abb. 1-7).

 Beginnt ein Baby nicht unmittelbar nach der Stimulation zu atmen, befindet es sich wahrscheinlich in sekundärer Apnoe und bedarf der Überdruckbeatmung. Ein Fortsetzen der Stimulation ist nutzlos.

Meist wird Ihnen das Baby irgendwo in der Mitte des oben beschriebenen Ablaufs vorgestellt. Oft ist das gefährdende Ereignis vor oder während der Wehen eingetreten. Zum Zeitpunkt der Geburt lässt sich daher nur schwer feststellen, wie lange das Baby bereits gefährdet war. Die körperliche Untersuchung erlaubt Ihnen keine Unterscheidung zwischen primärer und sekundärer Apnoe. Unter Umständen hilft Ihnen jedoch das Ansprechen der Atmung auf die Stimulation, um abzuschätzen, wann das Ereignis begann. Beginnt das Baby zu atmen, sobald es stimuliert wird, befand es sich in primärer Apnoe, atmet es nicht sofort, befindet es sich in sekundärer Apnoe.

Als allgemeine Regel gilt: Je länger sich ein Baby in sekundärer Apnoe befand, desto länger braucht es auch, bis die Spontanatmung wieder einsetzt. Die Kurven in **Abbildung 1-8** zeigen jedoch, dass die Herzfrequenz bei den meisten beeinträchtigten Neugeborenen sehr rasch wieder ansteigt, sobald die Atmung wiederhergestellt ist.

Führt eine effektive Überdruckbeatmung nicht zu einem raschen Anstieg der Herzfrequenz, hat das beeinträchtigende Ereignis unter Umständen so lange gedauert, dass sich die Myokardfunktion verschlechtert hat und der Blutdruck unter einen kritischen Wert abgesunken ist. Unter diesen Umständen sind zur Reanimation die Herzdruckmassage und möglicherweise auch Medikamente erforderlich.

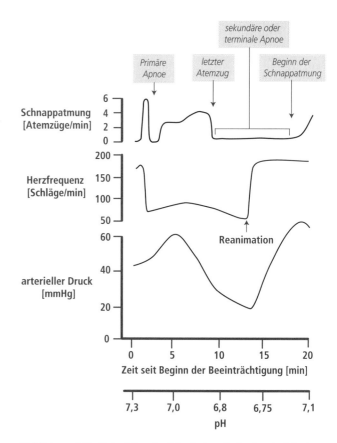

Abbildung 1-8: Ablauf der physiologischen Ereignisse bei Asphyxie in Tiermodellen verschiedener Spezies. Beachten Sie den sofortigen Anstieg der Herzfrequenz nach Beginn der Reanimation.

Prüfen Sie sich selbst!

(Die Antworten finden sich im vorangehenden Abschnitt und am Schluss des Kapitels.)

4. Vor der Geburt sind die Alveolen in der Lunge eines Babys (kollabiert) (<u>dilatiert</u>) und mit (<u>Flüssigkeit</u>) (Luft) gefüllt.

5. Die Luft, welche die Alveolen in der Lunge eines Babys während einer normalen Adaptation befüllt, enthält ___*21*___ % Sauerstoff.

6. Der Sauerstoff in der Lunge des Babys führt dann dazu, dass sich die Lungenarteriolen (<u>dilatieren</u>) (kontrahieren), sodass der Sauerstoff von den Alveolen absorbiert und an alle Organe weiterverteilt werden kann.

7. Wenn das Baby trotz Stimulierung nicht zu atmen beginnt, sollten Sie davon ausgehen, dass es sich in *der sekundären* Apnoe befindet und für *assistierende Beatmung* sorgen. *(Perivent./Überdruckbeatmung)*

8. Wenn ein Baby unter Sauerstoffmangel ins Stadium der sekundären Apnoe eintritt, dann (steigt) (<u>sinkt</u>) seine Herzfrequenz, und (steigt) (<u>sinkt</u>) sein Blutdruck.

9. Die Wiederherstellung einer ausreichenden Atmung führt gewöhnlich zu einem (<u>raschen</u>) (allmählichen) (langsamen) Anstieg der Herzfrequenz.

Das Reanimationsfließdiagramm

Dieses Fließdiagramm beschreibt alle Reanimationsprozeduren des NRP. Es beginnt mit der Geburt des Babys. Jeder Reanimationsschritt wird in einem Block dargestellt. Unter jedem Block findet sich ein Entscheidungspunkt, der Ihnen bei der Entscheidung, zum nächsten Schritt überzugehen, helfen soll.

Studieren Sie das Fließdiagramm beim Lesen der Beschreibung eines jeden Schrittes und Entscheidungspunktes. Dieses Fließdiagramm wird in späteren Kapiteln wiederholt. Nutzen Sie es als Gedächtnisstütze für die Schritte einer Reanimation.

Erstbeurteilungsblock. Zum Zeitpunkt der Geburt sollten Sie sich vier Fragen über das Neugeborene stellen. Sie finden sich im Beurteilungsblock des Diagramms. Lautet eine Antwort «Nein», sollten Sie zu den ersten Schritten der Reanimation übergehen.

A *Block A (Atemwege).* Dies sind die ersten Schritte, einen Weg für die Atmung zu schaffen und mit der Reanimation eines Neugeborenen zu beginnen:

- Kind warm halten
- Kopf in Neutralposition; Atemwege bei Bedarf frei machen
- Abtrocknen, Stimulieren, ggf. Kopfposition korrigieren, (um die Atemwege frei zu machen).

Achten Sie darauf, wie rasch Sie das Baby evaluieren und die ersten Schritte unternehmen können. Wie Ihnen die Zeitachse zeigt, sollten Sie diese Blöcke in etwa 30 Sekunden abgeschlossen haben.

Evaluation des Erfolgs der Maßnahmen aus Block A. Sie evaluieren das Neugeborene nach etwa 30 Sekunden. Dabei sollten Sie gleichzeitig Atmung, Herzfrequenz und Hautfarbe evaluieren. Wenn das Neugeborene nicht atmet (eine Apnoe hat oder nach Luft schnappt) oder die Herzfrequenz weniger als 100 Schläge/min beträgt oder zyanotisch ist, gehen Sie zu einem der beiden Blöcke B über.

B *Block B (Atmung).* Hat das Baby eine Apnoe oder liegt seine Herzfrequenz unter 100 Schlägen/min, unterstützen Sie seine Atmung durch Beatmung. Ist es zyanotisch, sollten Sie Sauerstoff verabreichen.

Evaluation des Erfolgs der Maßnahmen aus Block B. Nach zirka 30 Sekunden Beatmung und/oder Sauerstoffgabe evaluieren Sie das Neugeborene erneut. Liegt die Herzfrequenz unter 60 Schlägen/min, gehen Sie zu Block C über.

C *Block C (Kreislauf).* Sie unterstützen den Kreislauf durch Herzdruckmassage bei gleichzeitig fortgesetzter Beatmung.

Evaluation des Erfolgs der Maßnahmen aus Block C. Nach zirka 30 Sekunden Herzdruckmassage und Beatmung evaluieren Sie das Neugeborene erneut. Liegt die Herzfrequenz noch immer unter 60 Schlägen/min, gehen Sie zu Block D über.

D *Block D (Medikamente).* Während Sie mit Überdruckbeatmung und Herzdruckmassage fortfahren, verabreichen Sie Epinephrin (Adrenalin). = Suprarenin 1:10

Evaluation des Erfolgs der Maßnahmen aus Block D. Liegt die Herzfrequenz auch weiterhin unter 60 Schlägen/min, werden die Maßnahmen aus den Blöcken C und D fortgesetzt und wiederholt. Dies wird durch den rückläufigen Pfeil wiedergegeben.

> **!** **Vergewissern Sie sich, dass jeder Schritt korrekt und effektiv durchgeführt wurde, bevor Sie zum nächsten Schritt übergehen.**

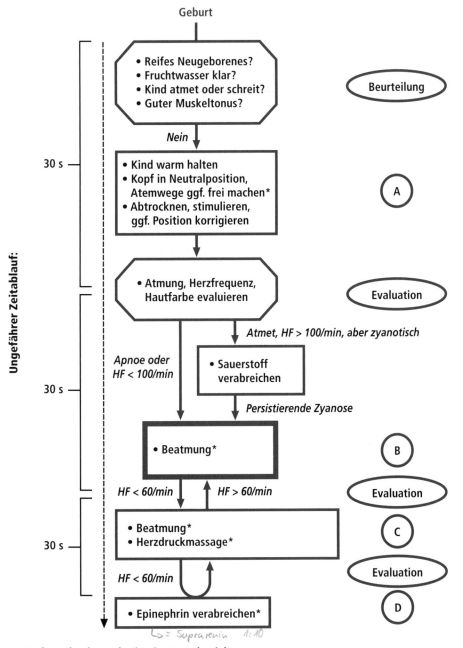

* Endotracheale Intubation in Betracht ziehen.

Bessert sich die Herzfrequenz und übersteigt 60 Schläge/min, wird die Herzdruckmassage eingestellt. Die Überdruckbeatmung wird fortgesetzt, bis die Herzfrequenz über 100 Schlägen/min liegt und das Baby atmet.

Bitte beachten Sie folgende wichtigen Punkte zum Fließdiagramm:

- Sie müssen sich zwei Herzfrequenzen – 60/min und 100/min – merken. Gererell gilt, dass bei einer Herzfrequenz unter 60/min zusätzliche Reanimationsschritte erforderlich sind. Eine Herzfrequenz über 100/min bedeutet, dass Reanimationsprozeduren, die über die in Block A beschriebenen hinausgehen, eingestellt werden können, sofern der Patient nicht apnoisch ist.

- Die Asteriske (*) im Fließdiagramm weisen auf Punkte hin, an denen eine endotracheale Intubation erforderlich sein kann. Diese Punkte werden in den folgenden Kapiteln beschrieben.

- Die Zeitschiene neben dem Diagramm zeigt, wie schnell die Reanimationsmaßnahmen Stufe um Stufe weitergeführt werden. Wenn Sie sicher sind, dass die Reanimationsmaßnahmen effektiv durchgeführt werden, sollten Sie die jeweiligen Maßnahmen einer Stufe nicht über 30 Sekunden hinaus fortführen, wenn das Neugeborene darunter keine Besserung zeigt. Gehen Sie vielmehr zum nächsten Schritt im Fließdiagramm über. Sollten Sie den Eindruck haben, dass die Maßnahmen einer Stufe nicht effektiv durchgeführt werden, benötigen Sie unter Umständen länger als 30 Sekunden, um das Problem zu beheben.

- Die wichtigsten Maßnahmen bei der Neugeborenen-Reanimation zielen darauf ab, die Lunge des Babys zu belüften (Blöcke A und B). Ist dies erreicht, bessern sich Herzfrequenz, Blutdruck und Lungendurchblutung gewöhnlich spontan. Sind die Sauerstoffkonzentrationen in Blut und Gewebe jedoch niedrig, muss der Auswurf des Herzens unter Umständen durch Herzdruckmassage und Adrenalin (Blöcke C und D) unterstützt werden, damit das Blut in die Lungen gelangt, und dort Sauerstoff aufnehmen kann.

Nehmen Sie sich jetzt Zeit, um mit dem Fließdiagramm vertraut zu werden, und lernen Sie die Reihenfolge der Schritte, die in den folgenden Kapiteln dargestellt werden. Merken Sie sich die Herzfrequenzen, bei deren Überschreitung Sie entcheiden müssen, ob der nächste Schritt nötig ist.

Schauen Sie sich die Farbabbildungen in der Mitte des Buches (Seite A bis F) an. Das Neugeborene in Abbildung A-1 zeigt alle Merkmale eines vitalen, reifgeborenen Babys, das nur Routineversorgung benötigt. Das Baby in Abbildung B-2 hat einen schlaffen Muskeltonus und eine zynotische Hautfarbe und bedarf der Reanimation.

Kapitel 1

Wie setzen Sie Prioritäten bei Ihren Maßnahmen?

Die Evaluation beruht primär auf den folgenden drei Parameter:

- Atmung
- Herzfrequenz
- Hautfarbe.

Ob ein bestimmter Schritt effektiv ist, entscheiden Sie durch Beurteilen eines jeden dieser drei Parameter. Zwar werden Sie alle drei Parameter gleichzeitig evaluieren, ist es jedoch am wichtigsten eine niedrige Herzfrequenz zu erkennen, um zu entscheiden, ob Sie zum nächsten Schritt übergehen sollten. Dieser Prozess der Evaluation, Entscheidung und Handlung wiederholt sich während der Reanimation oftmals.

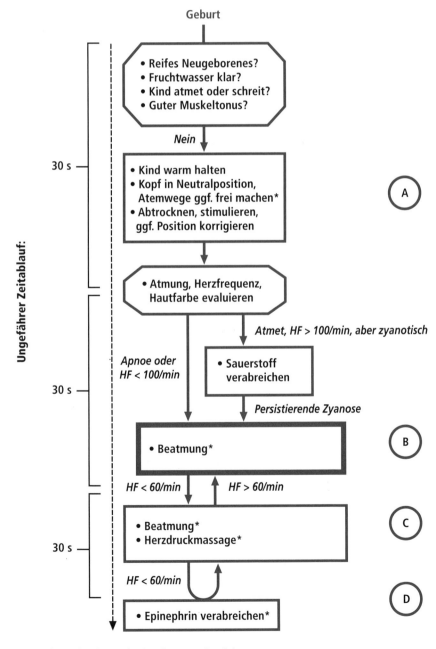

* Endotracheale Intubation in Betracht ziehen.

Übersicht und Grundlagen der Reanimation

Warum wird der Apgar-Score bei der Reanimation *nicht* verwendet, um Entscheidungen zu treffen?

Der Apgar-Score ist eine objektive Methode zur Quantifizierung des Zustands eines Neugeborenen und dient der Vermittlung von Informationen über den Gesamtzustand des Neugeborenen und dessen Ansprechen auf die Reanimationsmaßnahmen. Diese müssen jedoch begonnen werden, bevor der 1-Minuten Apgar-Score bestimmt wird. Der Apgar-Score wird daher weder zur Bestimmung des Reanimationsbedarfs noch zur Festlegung, welche Schritte wann durchgeführt werden, eingesetzt. Die drei Parameter, die Ihnen bei der Entscheidung dienen, wie und wann reanimiert wird (Atmung, Herzfrequenz, Hautfarbe), sind Teil dieses Scores. Zwei zusätzliche Elemente (Muskeltonus und Auslösbarkeit von Reflexen) spiegeln den neurologischen Status wider. Es sollte beachtet werden, dass sich die Werte der einzelnen Elemente des Scores verändern, wenn das Baby reanimiert wird. Die Patientenakte sollte daher bei jeder Erhebung des Apgar-Scores erkennen lassen, welche Reanimationsmaßnahmen zu diesem Zeitpunkt ggf. durchgeführt wurden.

Gewöhnlich wird der Apgar-Score 1 Minute und 5 Minuten nach der Geburt bestimmt. Liegt der 5-Minuten-Wert unter 7, sollte der Apgar-Score bis zu 20 Minuten lang alle 5 Minuten bestimmt werden. Er ist zwar kein guter Prädiktor für das Ergebnis, seine Veränderung im Zuge aufeinander folgender Messungen nach der Geburt kann jedoch widerspiegeln, wie gut das Baby auf Reanimationsmaßnahmen anspricht. Die Parameter des Apgar-Scores werden im Anhang am Schluss dieses Kapitels beschrieben.

Wie bereiten Sie sich auf eine Reanimation vor?

Bei jeder Geburt sollten Sie darauf vorbereitet sein, das Neugeborene zu reanimieren, da dies ganz überraschend notwendig werden kann. Daher sollte jede Geburt von mindestens einer Person begleitet werden, die in Neugeborenen-Reanimation geübt ist und deren einzige Verantwortung in der Betreuung des Neugeborenen liegt. Sind komplexere Situationen zu erwarten, wird zusätzliches Personal benötigt.

Bei sorgfältiger Berücksichtigung der Risikofaktoren lässt sich mehr als die Hälfte aller Neugeborenen, bei denen eine Reanimation erforderlich wird, schon vor der Geburt identifizieren. Wenn Sie den Reanimationsbedarf vorhersehen, können Sie:

- zusätzlich geübtes Personal vor Ort anfordern
- die nötigen Gerätschaften und Instrumente vorbereiten.

Bei welchen Risikofaktoren ist eine Neugeborenen-Reanimation häufiger erforderlich?

Gehen Sie diese Liste von Risikofaktoren sorgfältig durch.

Überlegen Sie, ob Sie nicht ein Exemplar davon leicht zugänglich im Wehenzimmer und im Kreissaal zur Verfügung halten möchten.

Antepartale Faktoren

- Diabetes der Mutter
- schwangerschaftsbedingte Hypertonie
- chronische Hypertonie
- fetale Anämie oder Isoimmunisierung
- früherer fetaler oder neonataler Todesfall
- Blutung im 2. oder 3. Trimenon
- Infektion der Mutter
- Herz-, Nieren-, Lungen-, Schilddrüsenleiden oder neurologische Erkrankung der Mutter
- Polyhydramnion
- Oligohydramnion
- Hydrops fetalis
- übertragene Schwangerschaft
- Mehrlingsschwangerschaft
- Diskrepanz zwischen Größe und Schwangerschaftsdauer
- medikamentöse Therapie, wie z. B. Magnesium, Betablocker
- mütterlicher Drogenabusus
- Fehlbildungen oder Anomalien des Feten
- verminderte Aktivität des Feten
- keine Schwangerschaftsvorsorge
- Alter der Mutter < 16 oder > 35 Jahre
- vorzeitiger Blasensprung

Intrapartale Faktoren

- Notfall-Sektio
- Zangen- oder Saugglockengeburt
- Steißlage oder eine andere Lageanomalie
- vorzeitige Wehen
- Wehensturm
- Chorioamnionitis
- prolongierter Blasensprung (> 18 h vor der Geburt)
- prolongierte Wehen (> 24 h)
- prolongierte Austreibungsphase (> 2 h)
- Makrosomie
- Bradykardie des Feten
- «suspektes CTG»
- Allgemeinanästhesie
- uterine Hyperstimulierung
- Narkotika, die der Mutter innerhalb von 4 Stunden vor der Geburt verabreicht werden
- Mekonium in der Amnionflüssigkeit
- Nabelschnurprolaps
- Abruptio placentae
- Placenta praevia
- signifikante intrapartale Blutung

Warum sind Frühgeborene stärker gefährdet?

Viele dieser Risikofaktoren können dazu führen, dass ein Baby vor dem Ende der 37. Schwangerschaftswoche geboren wird. Frühgeborene haben anatomische und physiologische Merkmale, die sie von Reifgeborenen unterscheiden:

- Surfactant-Mangel der Lunge, was die Atmung erschwert
- Unreife des Gehirns, die den Atemantrieb beeinträchtigen kann
- schwache Muskulatur, welche die Spontanatmung weiter erschweren kann
- dünne Haut, große Hautoberfläche und vermindertes Fettgewebe, die allesamt zu einem raschen Wärmeverlust beitragen
- erhöhte Wahrscheinlichkeit, mit einer Infektion geboren zu werden
- sehr fragile Blutgefäße im Gehirn, die zu einer Hirnblutung führen können
- niedriges Blutvolumen erhöht die Anfälligkeit für Hypovolämie bei Blutverlust
- unreife Gewebe, die durch übermäßigen Sauerstoff leichter zu schädigen sind.

Diese und andere Aspekte der Frühgeburtlichkeit sollten für Sie Anlass dazu sein, zusätzliche Hilfe anzufordern, sobald Sie ein Frühgeborenes versorgen. Die Einzelheiten und Vorsichtsmaßnahmen in Verbindung mit der Versorgung/Reanimation eines Frühgeborenen werden in Kapitel 8 beschrieben.

Welche Mitarbeiter sollten bei der Geburt anwesend sein?

Bei jeder Geburt sollte mindestens eine Person zugegen sein, die sich vollständig und ausschließlich um die Versorgung des Babys kümmern kann, und die in der Lage ist, eine Reanimation einzuleiten. Entweder diese Person oder jemand anderes, der unmittelbar zur Verfügung steht, sollte über die notwendigen Fertigkeiten verfügen, um eine komplette Reanimation einschließlich endotrachealer Intubation und Verabreichung von Medikamenten durchzuführen. Es genügt für Neugeborenen-Reanimationen im Kreißsaal nicht, jemanden «in Rufbereitschaft» (zu Hause oder in einem abgelegenen Teil der Klinik) zu haben. Wenn eine Reanimation nötig ist, muss umgehend damit begonnen werden.

Ist eine Hochrisikogeburt absehbar und daher unter Umständen eine weiter gehende Neugeborenen-Reanimation erforderlich, sollten zur ausschließlichen Betreuung des Babys mindestens zwei Personen verfügbar sein: eine Person mit umfassenden Fertigkeiten im Reanimieren und eine oder mehrere Personen zur Assistenz. Ziel sollte das Konzept eines «Reanimationsteams» mit einer als solche benannten Führungsperson und einer abgesprochenen Aufgabenverteilung für jedes Mitglied des Teams sein. Bei Mehrlingsgeburten sollte für jedes Baby ein eigenes Team organisiert werden.

Ist beispielsweise eine in der Geburtshilfe tätige Pflegeperson bei einer unkomplizierten Geburt zugegen, könnte sie zunächst die Atemwege frei machen, für taktile Stimulation sorgen sowie die Atem- und Herzfrequenz messen. Falls das Neugeborene sich unter diesen Maßnahmen nicht stabilisiert, beginnt diese Pflegeperson mit der Überdruckbeatmung und ruft Unterstützung herbei. Eine zweite Person würde dann helfen, die Effektivität der Überdruckbeatmung zu beurteilen. Ein Arzt oder eine Pflegeperson mit umfassenden Fertigkeiten in der Neugeborenenreanimation sollte sich in unmittelbarer Nähe befinden und in der Lage sein, endotracheal zu intubieren sowie bei koordinierter Herzdruckmassage und Beatmung zu assistieren oder Medikamente zu verordnen.

Im Falle einer absehbaren Hochrisikogeburt kann bei der Geburt die Anwesenheit von zwei, drei oder gar vier Personen mit jeweils unterschiedlichem Grad an Reanimationskenntnissen erforderlich werden. Eine von ihnen, mit umfassenden Reanimationsfertigkeiten, wäre dann die Teamleitung und möglicherweise diejenige, welche das Baby positioniert, die Atemwege öffnet und ggf. die Trachea intubiert. Zwei andere Personen würden dann beim Positionieren, Absaugen, Abtrocknen und Verabreichen von Sauerstoff assistieren. Sie könnten nach Anweisung der Teamleitung Überdruckbeatmung und Herzdruckmassage durchführen. Eine vierte Person wäre hilfreich, um Medikamente zu verabreichen und/oder den Ablauf zu dokumentieren.

Denken Sie daran, dass bei einer Geburt reichlich Blut und Körperflüssigkeiten fließen und eine Neugeborenen-Reanimation daher reichlich Gelegenheit zur Übertragung von Infektionserregern bietet. Stellen Sie sicher, dass das gesamte Personal geeignete Standard-Vorsichtsmaßnahmen entsprechend den hygienischen Vorgaben der Klinik und den allgemeinen arbeitsrechtlichen Bestimmungen einhält.

Welche Ausrüstung sollte zur Verfügung stehen?

Alle für eine komplette Reanimation erforderlichen Gerätschaften müssen sich im Kreißsaal befinden und voll funktionstüchtig sein. Wird ein Hochrisiko-Neugeborenes erwartet, sollte die geeignete Ausrüstung einsatzbereit sein. Eine komplette Liste mit Gerätschaften und Instrumenten zur Neugeborenen-Reanimation findet sich im Anhang am Schluss dieses Kapitels.

Was ist nach einer Reanimation zu tun?

Babys, bei denen eine Reanimation erforderlich war, laufen nach der Normalisierung ihrer Vitalparameter Gefahr, dass sich ihr Zustand wieder verschlechtert. An früherer Stelle in diesem Kapitel haben Sie gelernt, dass es umso länger dauert, bis ein Baby auf Reanimationsbemühungen reagiert, je länger es zuvor beeinträchtigt war. Das NRP empfiehlt folgende drei Ebenen der Versorgung nach einer Reanimation:

Routineversorgung: Nahezu 90 % der Neugeborenen sind vitale, reifgeborene Babys ohne Risikofaktoren und mit klarem Fruchtwasser. Sie müssen nach der Geburt nicht von ihrer Mutter getrennt werden, um die ersten Maßnahmen der Versorgung/Reanimation zu durchlaufen. Für eine thermoneutrale Umgebung kann gesorgt werden, indem man sie der Mutter direkt auf die Brust legt, sie abtrocknet und mit einem trockenen Tuch bedeckt. Die Wärme bleibt durch den direkten Hautkontakt mit der Mutter erhalten. Nach Bedarf können die Atemwege frei gemacht werden, indem man Mund und Nase des Babys abwischt. Während sich die ersten Schritte in modifizierter Form durchführen lassen, müssen fortlaufend Atmung, Aktivität und Hautfarbe beobachtet werden, um festzustellen, ob zusätzlich interveniert werden muss.

Beobachtende Versorgung (Nachbeobachtung): Babys, bei denen pränatale und intrapartale Risikofaktoren vorliegen, bei denen sich Mekonium in der Amnionflüssigkeit oder auf der Haut findet, deren Atmung oder Aktivität beeinträchtigt ist und/oder die zyanotisch sind, benötigen nach der Geburt eine Phase der Nachbeobachtung. Diese Babys sollte man anfänglich unter einem Wärmestrahler untersuchen und behandeln, und die ersten Schritte sollten entsprechend vorgenommen werden. Bei diesen Babys besteht immer noch das Risiko von Störungen der Adaptation, und sie sollten in der unmittelbaren Neonatalphase *häufig* untersucht werden. In vielen Fällen wird dies bedeuten, das Baby in einen Überwachungsbereich der Neugeborenenstation zu verlegen, wo eine Herz-Kreislauf-Überwachung verfügbar ist und die Vitalzeichen engmaschig gemessen werden können. Die Eltern sollten jedoch Zugang zu ihrem Kind haben und ermutigt werden, ihr Baby je nach dessen Stabilität zu besuchen, es zu berühren und möglicherweise auch im Arm zu halten.

Postreanimationsversorgung (Überwachung): Babys, bei denen Überdruckbeatmung oder ausgedehntere Reanimation erforderlich war, bedürfen unter Umständen auch weiterhin der Unterstützung, sind hochgradig durch erneute Verschlechterung ihres Zustands gefährdet, und es besteht ein hohes Risiko nachfolgender Komplikationen einer gestörten Adaptation. Diese Babys sollten im Allgemeinen in einer Umgebung betreut werden, in der eine kontinuierliche Evaluation und Überwachung möglich sind. Unter Umständen ist die Verlegung auf eine Neugeborenen-Intensivstation erforderlich. Eltern sollten auch in diesen Settings freien Zugang zu ihrem Baby haben. Einzelheiten der Weiterversorgung finden sich in Kapitel 7.

Kapitel 1

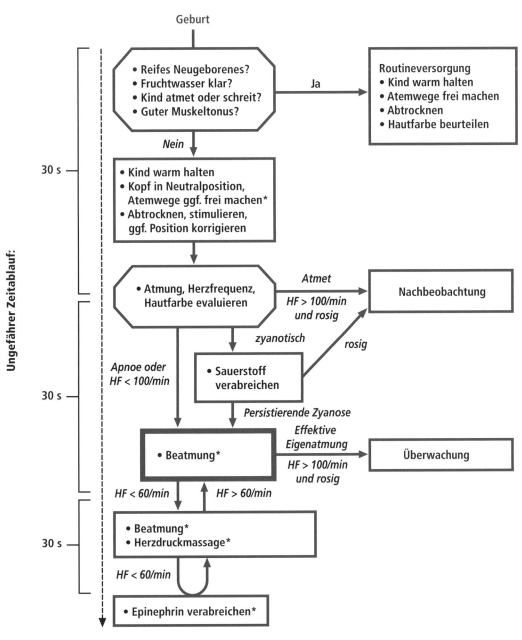

* Endotracheale Intubation in Betracht ziehen.

Übersicht und Grundlagen der Reanimation

Prüfen Sie sich selbst!

(Die Antworten finden sich im vorangehenden Abschnitt und am Schluss des Kapitels.)

10. Ergänzen Sie die fehlende Teile des Diagramms.

    a) Apnoe oder Herzfrequenz < _____

    b) _____

    c) Herzfrequenz < _____

    d) Beatmung mit positivem Druck und _____

    e) Herzfrequenz < _____

11. Die Reanimation (sollte) (sollte nicht) verzögert werden, bis der 1-Minuten-Apgar-Score ermittelt ist.

12. Frühgeborene können bei der Reanimation ganz eigene Herausforderungen bedeuten, und zwar auf Grund folgender Punkte:

    a) fragile Hirnkapillaren, die bluten können

    b) Surfactant-Mangel der Lunge, der die Beatmung erschwert

    c) Wärmeverlust

    d) höhere Wahrscheinlichkeit einer Infektion

    e) alle oben genannten Punkte.

13. Jede Geburt sollte von mindestens _____ erfahrenen Person(en) begleitet werden, deren einzige Verantwortlichkeit die Betreuung des Neugeborenen ist.

14. Ist eine Hochrisikogeburt zu erwarten, sollten mindestens _____ erfahrene Person(en) bei der Geburt anwesend sein, deren einzige Verantwortlichkeit die Versorgung/Reanimation des Neugeborenen ist.

15. Wird bei der Geburt ein beeinträchtigtes Neugeborenes erwartet, (sollten) (sollten nicht) das Material und Gerätschaften ausgepackt und einsatzbereit sein.

16. Bei einem bei der Geburt beeinträchtigten Neugeborenen mit mekoniumverfärbter Haut wurde Mekonium aus der Trachea abgesaugt. Daraufhin begann es wieder zu atmen und erholte sich. Dieses Baby sollte nun eine (Routineversorgung) (Nachbeobachtung) (Überwachung) erhalten.

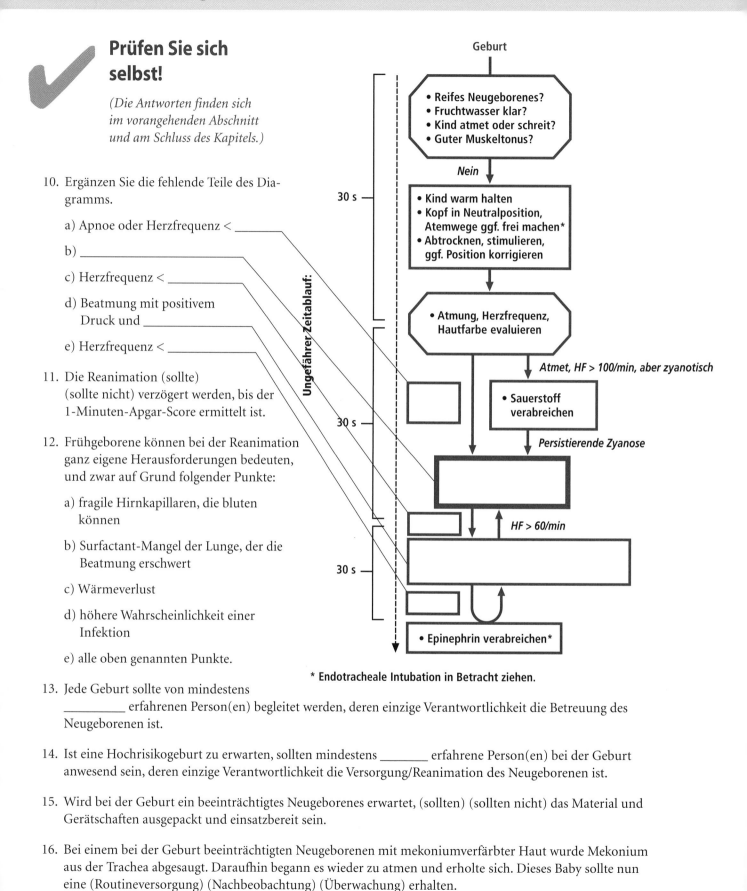

Kernpunkte

1. Die meisten Neugeborenen sind vital. Bei etwa 10 % ist ein gewisses Maß an Unterstützung/Reanimation erforderlich, und nur 1 % benötigt ausgedehntere Reanimationsmaßnahmen (Intubation, Herzdruckmassage und/oder Medikamente), um zu überleben.

2. Die wichtigste und effektivste Maßnahme der Neugeborenen-Reanimation ist die Ventilation der Lunge des Babys.

3. Wird die Lunge des Neugeborenen nicht ventiliert, führt dies zu anhaltender Vasokonstriktion der Lungenarteriolen, wodurch verhindert wird, dass das Blut aus dem großen Kreislauf oxygeniert wird. Verlängertes Ausbleiben einer adäquaten Durchblutung und Oxygenierung der Organe des Babys kann zu Hirnschäden und Schäden anderer Organe oder zum Tod führen.

4. Erfährt ein Fet/Neugeborenes einen Sauerstoffmangel, kommt es zunächst nach einer anfänglichen Phase beschleunigter Atmung zur primären Apnoe und sinkender Herzfrequenz, die sich durch taktile Stimulation bessern. Besteht der Sauerstoffmangel fort, folgt eine sekundäre Apnoe, begleitet von weiterem Absinken der Herzfrequenz und des Blutdrucks. Eine sekundäre Apnoe lässt sich nicht durch Stimulation umkehren, es muss beatmet werden.

5. Der Beginn einer effektiven Überdruckbeatmung während einer sekundären Apnoe führt gewöhnlich zum raschen Wiederanstieg der Herzfrequenz.

6. Die meisten, aber nicht alle Fälle von Neugeborenen-Reanimation sind vorhersehbar, indem man die ante- und intrapartalen Risikofaktoren beachtet, die eine Neugeborenen-Reanimation erfordern könnten.

7. Bei allen Neugeborenen ist eine Erstbeurteilung erforderlich, um festzustellen, ob weitere Maßnahmen notwendig sind.

8. Jede Geburt sollte von mindestens einer Person begleitet werden, die allein für das Baby verantwortlich und in der Lage ist, mit einer Reanimation zu beginnen. Entweder diese oder eine andere, sofort verfügbare Person sollte über die erforderlichen Fertigkeiten zur Durchführung einer vollständigen Reanimation verfügen. Sollte eine Reanimation absehbar sein, sollte schon vor der Geburt zusätzliches Personal im Kreißsaal präsent sein.

9. Der Ablauf einer Reanimation sollte rasch erfolgen.
   - Nach etwa 30 Sekunden sollte eine erfolgreiche Reaktion auf eingeleitete Maßnahmen zu beobachten sein, ansonsten sollten Sie zum nächsten Schritt übergehen.
   - Evaluation und Entscheidungsfindung beruhen primär auf der Atmung, der Herzfrequenz und der Hautfarbe.

Kernpunkte *(Forts.)*

10. Die Schritte der Neugeborenen-Reanimation sind folgende:

    a) Initiale Schritte:
    - Kind warm halten
    - Kopf in Neutralposition bringen und Atemwege bei Bedarf freimachen*
    - Abtrocknen des Babys und Stimulieren der Atmung
    - Evaluieren von Atmung, Herzfrequenz und Hautfarbe.

    b) Beatmung mit einem Beatmungsbeutel und zusätzlichem Sauerstoff*

    c) Herzdruckmassage unter Fortsetzen der Beatmung*

    d) Verabreichen von Adrenalin unter Fortsetzen der Beatmung und der Herzdruckmassage*.

* An diesen Punkten sollte die endotracheale Intubation in Betracht gezogen werden.

Kapitel 1 – Übungsfragen

(Die Antworten finden sich im Anschluss.)

1. Etwa _____ % der Neugeborenen benötigen etwas Unterstützung, bis die regelmäßige Atmung einsetzt.

2. Etwa _____ % benötigen in erheblichem Umfang Reanimationsmaßnahmen, um zu überleben.

3. Herzdruckmassage und Medikamente sind bei der Reanimation Neugeborener (selten) (häufig) erforderlich.

4. Vor der Geburt sind die Alveolen in der Lunge eines Babys (kollabiert) (entfaltet) und mit (Flüssigkeit) (Luft) gefüllt.

5. Die Luft, welche in die Alveolen in der Lunge eines Babys während einer normalen Adaptation gelangt, enthält _____ % Sauerstoff.

6. Der Sauerstoff in der Lunge des Babys führt dann dazu, dass sich die Lungenarteriolen (dilatieren) (kontrahieren), sodass der Sauerstoff von den Alveolen absorbiert und an alle Organe weitertransportiert werden kann.

7. Wenn das Baby trotz Stimulierung nicht zu atmen beginnt, sollten Sie davon ausgehen, dass es sich in _____ Apnoe befindet und für _____ sorgen.

8. Ein Baby erfährt einen Sauerstoffmangel und es tritt ins Stadium der sekundären Apnoe ein. Seine Herzfrequenz (steigt) (sinkt), und sein Blutdruck (steigt) (sinkt).

9. Die Wiederherstellung einer ausreichenden Atmung führt gewöhnlich zu einem (raschen) (allmählichen) (langsamen) Anstieg der Herzfrequenz.

Übersicht und Grundlagen der Reanimation

Kapitel 1 – Übungsfragen *(Forts.)*

10. Ergänzen Sie die fehlende Teile des Diagramms.

    a) Apnoe oder Herzfrequenz < _____

    b) _____

    c) Herzfrequenz < _____

    d) Beatmung mit positivem Druck und _____

    e) Herzfrequenz < _____

11. Die Reanimation (sollte) (sollte nicht) verzögert werden, bis der 1-Minuten-Apgar-Score ermittelt ist.

12. Frühgeborene können bei der Reanimation ganz eigene Herausforderungen darstellen, und zwar auf Grund folgender Punkte:

    a) fragile Hirnkapillaren, die bluten können

    b) Surfactant-Mangel der Lunge, der die Beatmung erschwert

    c) Wärmeverlust

    d) höhere Wahrscheinlichkeit einer Infektion

    e) alle oben genannten Punkte.

13. Jede Geburt sollte von mindestens _____ erfahrenen Person(en) begleitet werden, deren einzige Verantwortlichkeit die Betreuung des Neugeborenen ist.

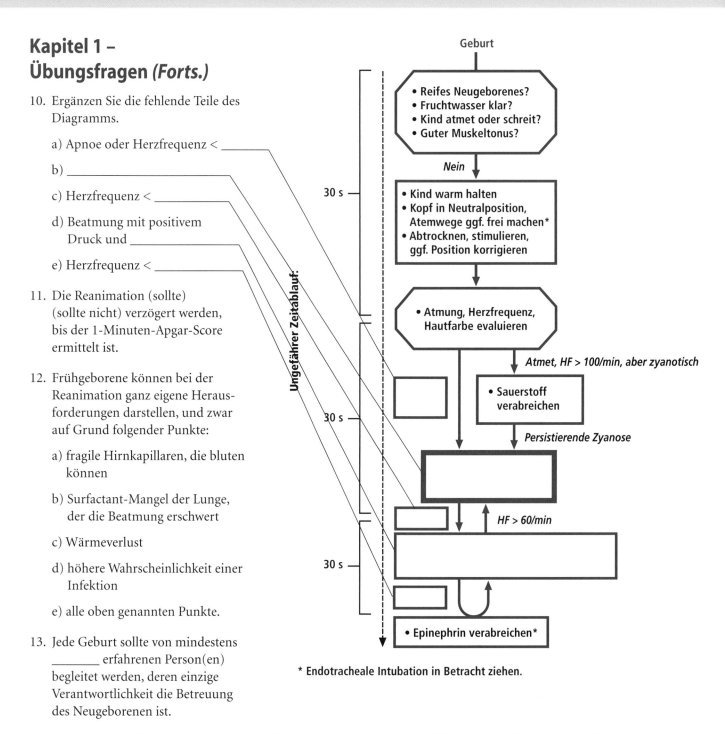

14. Ist eine Hochrisikogeburt zu erwarten, sollten mindestens _____ erfahrene Person(en) bei der Geburt anwesend sein, deren einzige Verantwortlichkeit die Versorgung/Reanimation des Neugeborenen ist.

15. Wird bei der Geburt ein beeinträchtigtes Neugeborenes erwartet, (sollten) (sollten nicht) das Material und Gerätschaften ausgepackt und einsatzbereit sein.

16. Bei einem bei der Geburt beeinträchtigten Neugeborenen mit mekoniumverfärbter Haut wurde Mekonium aus der Trachea abgesaugt. Daraufhin begann es wieder zu atmen und erholte sich. Dieses Baby sollte nun eine (Routineversorgung) (Nachbeobachtung) (Überwachung) erhalten.

Antworten

1. 10 %

2. 1 %

3. Herzdruckmassage und Medikamente sind bei der Reanimation Neugeborener nur **selten** erforderlich.

4. Vor der Geburt sind die Alveolen **entfaltet** und mit **Flüssigkeit** gefüllt.

5. Die Luft, welche bei einer normalen Adaptation in die Lunge des Neugeborenen gelangt, enthält **21 %** Sauerstoff.

6. Sauerstoff führt zur **Dilatation** der Lungenarteriolen.

7. Sie sollten von einer **sekundären Apnoe** ausgehen und **beatmen**.

8. Die Herzfrequenz des Babys **sinkt** und sein Blutdruck **fällt**.

9. Beatmung führt gewöhnlich zu einem **raschen** Anstieg der Herzfrequenz.

10. a) Apnoe oder Herzfrequenz < **100 Schläge/min**

    b) **Beatmung** durchführen

    c) Herzfrequenz < **60 Schläge/min**

    d) Beatmung und **Herzdruckmassage** durchführen

    e) Herzfrequenz < **60 Schläge/min**.

11. Die Reanimation sollte **nicht** bis zum 1-Minuten-Apgar-Score hinausgezögert werden.

12. Frühgeborene haben fragile Hirnkapillaren, eine unreife Lunge, unzureichende Temperaturkontrolle und mit höherer Wahrscheinlichkeit eine Infektion. Die korrekte Antwort lautet daher: **alle oben genannten Punkte**.

13. Bei jeder Geburt sollte mindestens **eine** erfahrene Person anwesend sein.

14. Bei einer Hochrisikogeburt sollten mindestens **zwei** erfahrene Personen anwesend sein.

15. Wenn vorhersehbar ist, dass sich ein Neugeborenes in reduziertem Zustand befinden wird, sollte die Ausrüstung bei der Entbindung **bereits ausgepackt** sein.

16. Da bei dem Baby das Absaugen von Mekonium aus den Atemwegen erforderlich war, sollte es **Nachbeobachtung** erhalten.

Übersicht und Grundlagen der Reanimation

Anhang

Neugeborenen-Reanimation – Material und Ausrüstung

Absaugen

- Einfache Absaughilfe
- mechanische Absaugpumpe und Schlauchverbindungen
- Absaugkatheter, 5 F oder 6 F, 8 F, 10 F, 12 F oder 14 F
- 8-F-Magensonde und 20-ml-Spritze
- Adapter zum Absaugen von Mekonium

Beatmungsbeutel und -masken

- Gerät zur Überdruckbeatmung, mit dem sich 90–100 % Sauerstoff verabreichen lassen
- Gesichtsmasken in den Größen für Neu- und Frühgeborene (vorzugsweise mit gepolstertem Rand)
- Sauerstoffquelle mit Flowmeter (Durchflussrate bis zu 10 l/min) und Schlauchverbindungen.

Intubation

- Laryngoskop mit graden Spateln, Größe 0 (Frühgeborene) und Größe 1 (Reifgeborene)
- Ersatzbirnen und -batterien für das Laryngoskop
- Endotrachealtuben, 2,5, 3,0, 3,5 und 4,0 mm Innendurchmesser
- Führungsdraht (optional)
- Schere
- Pflaster oder Tubusfixierung für den Endotrachealtubus
- Alkoholtupfer
- CO_2-Detektor oder Kapnograph
- Larynxmaske (optional).

Medikamente

- Adrenalin 1 : 10 000 (0,1 mg/ml) in 3- oder 10-ml-Ampullen
- isotone kristalloide Lösungen (normale Kochsalzlösung oder Ringerlösung) zur Volumenexpansion, 100 oder 250 ml
- Natriumbikarbonat 4,2 % (5 mMol/10 ml) in 10-ml-Ampullen

Anhang *(Forts.)*

Neugeborenen-Reanimation – Material und Ausrüstung

- Naloxonhydrochlorid, 0,4 mg/ml in 1-ml-Ampullen oder 1,0 mg/ml in 2-ml-Ampullen
- Glucose 10 %, 250 ml
- NaCl 0,9 % zum Spülen
- Material zur Nabelgefäßkatheterisierung
    - sterile Handschuhe
    - Skalpell oder Schere
    - Desinfektionsmittel
    - Nabelbändchen
    - Nabelkatheter, 3,5 F, 5 F
    - Dreiwegehahn
- Spritzen, 1, 3, 5, 10, 20 und 50 ml
- Injektionsnadeln, 25, 21, 18 Gauge oder Injektionsvorrichtung für ein nadelloses System.

Verschiedenes

- Handschuhe und ggf. Schutzkleidung
- Wärmestrahler oder eine andere Wärmequelle
- feste, gepolsterte Reanimationsunterlage
- Uhr mit Sekundenzeiger (Stoppuhr optional)
- warme Tücher
- Stethoskop (für Neugeborene geeignet)
- Pflaster, 1,25 cm oder 2,5 cm
- EKG-Monitor mit Elektroden oder Pulsoximeter mit Sensor (Optional für den Kreißsaal)
- Guedel-Tuben (Größe 0, 00 und 000 oder 30, 40 und 50 mm Länge).

Übersicht und Grundlagen der Reanimation

Anhang *(Forts.)*

Neugeborenen-Reanimation – Material und Ausrüstung

Für sehr unreife Frühgeborene

- Druckluftquelle
- Sauerstoffmischer zum Mischen von Sauerstoff und Druckluft
- Pulsoximeter mit Sensor
- wiederverschließbarer Plastikbeutel (ca. 4 l Inhalt) oder Plastikhülle
- chemisch aktivierbares Heizkissen
- Transportinkubator zur Erhaltung der Körpertemperatur des Babys während des Transports auf die Neugeborenenstation.

Der Apgar-Score

Der Apgar-Score beschreibt den Zustand des Neugeborenen unmittelbar nach der Geburt und bietet – richtig angewandt – einen standardisierte Möglichkeit zur Dokumentation der feto-neonatalen Adaptation. Jedes der fünf Zeichen wird mit 0, 1 oder 2 bewertet. Die fünf Werte werden addiert, und die Summe bildet dann den Apgar-Score. Interventionen im Zuge der Reanimation modifizieren Komponenten des Apgar-Scores, daher sollten auch die jeweils zum Zeitpunkt der Bestimmung des Apgar-Scores durchgeführten Reanimationsmaßnahmen dokumentiert werden. Die folgende Tabelle zeigt einen Vorschlag für ein Formblatt zum Ausfüllen bei Entbindungen.

Apgar-Score Gestationsalter _____ Wochen

Zeichen	0	1	2	1 min	5 min	10 min	15 min	20 min
Hautfarbe	blau oder blass	Akrozyanose	vollkommen rosig					
Herzfrequenz	nicht wahrnehmbar	< 100/min	> 100/min					
Reflexe	keine Reaktion	Grimassieren	Schreien oder aktive Abwehrbewegungen					
Muskeltonus	schlaff	leichte Flexion	aktive Bewegung					
Atmung	keine Eigenatmung	schwaches Schreien; Hypoventilation	guter Atemantrieb, kräftiges Schreien					
			Summe					

Anmerkungen:	Reanimation				
	Minuten	1	5	10	15	20
	Sauerstoff					
	PPV/NCPAP					
	ETT					
	Herzdruckmassage					
	Adrenalin					

ETT = endotrachealer Tubus; PPV = Überdruckbeatmung; NCPAP = nasaler kontinuierlicher positiver Atemwegsdruck

Apgar-Scores sollten 1 und 5 Minuten nach der Geburt erhoben werden. Liegt der 5-Minuten-Wert unter 7, sollte bis zu 20 Minuten lang alle 5 Minuten ein Apgar-Score bestimmt werden. Diese Werte sollten weder dazu dienen, geeignete Reanimationsmaßnahmen zu diktieren, noch sollte bei einem Säugling in beeinträchtigtem Zustand bis zum 1-Minuten-Wert gewartet werden. Die Werte sollten in der Geburtsdokumentation des Babys festgehalten werden. Eine vollständige Dokumentation der Ereignisse während einer Reanimation muss auch eine darstellende Beschreibung der durchgeführten Interventionen enthalten.

KAPITEL 2

Initiale Schritte der Reanimation

In Kapitel 2 lernen Sie:

- anhand welcher Kriterien entschieden wird, ob unterstützende Maßnahmen nötig sind.
- das Offenhalten der Atemwege und die Durchführung der initialen Schritte.
- das Vorgehen bei Mekonium-haltigem Fruchtwasser.
- die Indikation und Verbreichung von Sauerstoff.

Initiale Schritte der Reanimation

Die folgenden beiden Fälle sind Beispiele dafür, wie die ersten Schritte der Evaluation und Reanimation umgesetzt werden können. Stellen Sie sich beim Lesen eines jeden Falles vor, Sie seien ein Mitglied des Reanimationsteams. Die Einzelheiten der ersten Schritte werden anschließend in diesem Kapitel beschrieben.

1. Fall – Eine unkomplizierte Geburt

Eine 24-jährige Frau kommt mit termingerechten Wehen in die Klinik. Der Blasensprung erfolgte eine Stunde vor der Ankunft, und die Amnionflüssigkeit war klar. Die Zervix weitet sich kontinuierlich, und nach einigen Stunden wird ein Junge vaginal aus Schädellage geboren.

Die Nabelschnur wird abgeklemmt und durchtrennt. Aus Mund und Nase des Babys wird klares Sekret entfernt. Es beginnt zu schreien, als es mit einem warmen Tuch abgetrocknet wird.

Rasch bekommt es eine rosige Hautfarbe, hat einen guten Muskeltonus und wird der Mutter auf die Brust gelegt, um warm zu bleiben und die Adaptation abzuschließen.

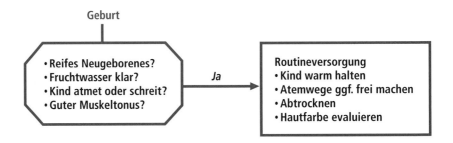

2. Fall – Versorgung bei Mekonium-haltigem Fruchtwasser

Eine Multipara stellt sich zum Termin im frühen Wehenstadium vor. Bald nach der Aufnahme erfolgt der Blasensprung, und es zeigt sich, dass die Flüssigkeit dickes Mekonium, ähnlich einer «Erbsensuppe», enthält. Die Überwachung der fetalen Herzfrequenz zeigt gelegentlich späte Dezelerationen. Man kommt zu dem Schluss, eine vaginale Geburt anzustreben.

Nach vollendeter Geburt hat das Baby einen reduzierten Muskeltonus, macht nur minimale Atemanstrengungen und zeigt eine zentrale Zyanose. Es wird unter einen Wärmestrahler gelegt, während sein Oropharynx mit einem großvolumigen Absaugkatheter gesäubert wird. Die Trachea wird intubiert, und beim Herausziehen des Tubus wird abgesaugt, jedoch kein Mekonium gewonnen. Das Baby unternimmt weiterhin nur schwache Atemanstrengungen.

Nun wird das Baby mit einem warmen Tuch abgetrocknet und durch Anschnipsen der Fußsohlen zum Atmen angeregt. Gleichzeitig wird sein Kopf neu positioniert, um seine Atemwege frei zu halten. Es beginnt sofort effektiver zu atmen, und die Herzfrequenz wird mit > 120 Schlägen/min gemessen. Da es noch immer zyanotisch ist, erhält es zusätzlich Sauerstoff, indem eine Sauerstoffmaske, die 100 % Sauerstoff liefert, dicht vor sein Gesicht gehalten wird.

Zehn Minuten nach der Geburt atmet das Baby regelmäßig, und der Sauerstoff wird nach und nach entwöhnt. Es hat jetzt eine Herzfrequenz von 150 Schlägen/min und bleibt auch ohne zusätzlichen Sauerstoff rosig. Wenige Minuten später wird es seiner Mutter auf die Brust gelegt, wo es sich weiter adaptiert, während Vitalzeichen und Aktivität engmaschig auf eine eventuelle Verschlechterung hin beobachtet und überwacht werden.

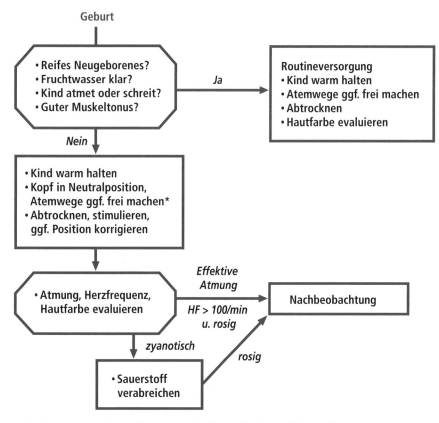

* An diesem Punkt kann die endotracheale Intubation indiziert sein, um Mekonium aus der Trachea zu entfernen.

Initiale Schritte der Reanimation

Wie stellen Sie fest, ob ein Baby unterstützende Maßnahmen benötigt?

- Reifes Neugeborenes?
- Fruchtwasser klar?
- Kind atmet oder schreit?
- Guter Muskeltonus?

• *Wurde das Baby zum Termin geboren (reifes Kind)?*

Über 90 % der Babys vollziehen den Übergang vom intra- zum extrauterinen Leben, ohne Unterstützung zu benötigen, die meisten von ihnen kommen zum Termin auf die Welt. Handelt es sich um ein Frühgeborenes, besteht eine deutlich höhere Wahrscheinlichkeit dafür, dass unterstützende Maßnahmen erforderlich werden. So haben Frühgeborene häufiger eine vermindert dehnbare, unreife Lunge, ihre Muskelkraft reicht für starke initiale Atemanstrengungen nicht aus, und sie können ihre Körpertemperatur nur in geringerem Maße aufrechterhalten. Daher sollten Frühgeborene nicht bei der Mutter verbleiben, sondern unter einem Wärmestrahler evaluiert, und dort die initialen unterstützenden Maßnahmen ergriffen werden. Wenn das Baby fast reif ist, und seine Vitalzeichen stabil sind, kann das Kind der Mutter nach wenigen Minuten wieder auf die Brust gelegt werden, um die Adaptation abzuschließen. Einzelheiten der Betreuung eines instabilen Frühgeborenen werden in Kapitel 8 behandelt.

• *War das Fruchtwasser klar?*

Diese Frage ist sehr wichtig. Die Amnionflüssigkeit sollte klar sein und keine Zeichen einer Mekoniumkontamination zeigen. In utero stark unter Stress stehende Babys scheiden oft Mekonium in die Amnionflüssigkeit aus. Wenn das Fruchtwasser mekoniumhaltig und das Baby nicht vital ist, muss die Trachea intubiert werden, um das Mekonium daraus zu entfernen, bevor das Baby viele Atemzüge macht. Ist die Amnionflüssigkeit klar oder das mekoniumbedeckte Baby vital, ist das Absaugen der Trachea nicht nötig. Diese Feststellung sollte lediglich ein paar Sekunden dauern.

• *Atmet oder schreit das Baby?*

Die Atmung ist gut zu erkennen, wenn man den Thorax des Babys beobachtet. Auch ein kräftiger Schrei zeigt Atmung an. Lassen Sie sich jedoch nicht durch ein Baby mit Schnappatmung täuschen. Schnappatmung bedeutet eine Reihe tiefer, einzelner oder aufeinander folgender Atemzüge, wie sie bei Hypoxie und/oder Ischämie vorkommen. Sie zeigen eine schwere neurologische Beeinträchtigung und Atemdepression an.

 Schnappatmung deutet gewöhnlich auf eine schwere Störung hin und erfordert dieselbe Intervention wie das Ausbleiben jeglicher Atemanstrengungen (Apnoe).

• *Ist der Muskeltonus gut?*

Reifgeborene Babys sollten gebeugte Extremitäten haben und aktiv sein.

Welches sind die ersten Schritte, und wie werden sie durchgeführt?

Wird das Baby reif geboren, und ist es vital, lassen sich die ersten Schritte in modifizierter Form durchführen, wie in Kapitel 1 (s. S. 1–18 unter «Routineversorgung») beschrieben.

Sobald Sie sich entschieden haben, dass unterstützende Maßnahmen notwendig sind, sollten alle ersten Schritte innerhalb weniger Sekunden initiiert werden. Obwohl sie als «initiale» Schritte bezeichnet werden und in einer bestimmten Reihenfolge durchgeführt werden, sollten sie kontinuierlich während des gesamten Reanimationsvorgangs umgesetzt werden.

> **Initiale Schritte**
> - Kind warm halten
> - Kopf in Neutralposition, Atemwege ggf. frei machen
> - Abtrocknen, stimulieren, ggf. Position korrigieren

- *Kind warm halten*

Das Baby sollte unter einen Wärmestrahler gelegt werden, wo das Reanimationsteam leichten Zugang hat und die Wärme verhindert, dass es auskühlt **(Abb. 2-1)**. Das Baby sollte nicht mit Decken oder Handtüchern bedeckt werden. Lassen Sie es unbedeckt, damit es gänzlich sichtbar bleibt und von der Strahlungswärme erreicht werden kann.

- *Kopf in Neutralposition (leichte Streckung des Halses)*

Das Baby sollte bei in «Schnüffelstellung» leicht gestrecktem Hals in Rücken- oder Seitenlage **positioniert** werden. Dies bringt den hinteren Rachenraum, Larynx und Trachea auf eine Linie und erleichtert den ungehinderten Zutritt von Luft. Diese Ausrichtung in Rückenlage ist auch die beste Position für die assistierte Beatmung mit Beutel und Maske und/oder um einen Endotrachealtubus zu legen. Ziel ist, die Nase des Babys so weit wie möglich nach vorn zu bringen und dadurch die «Schnüffelposition» zu erreichen.

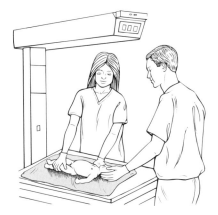

Abbildung 2-1: Wärmestrahler zur Versorgung Neugeborener

Man sollte darauf achten, den Hals nicht zu überstrecken oder zu beugen, da dies den Lufteintritt behindern kann **(Abb. 2-2)**.

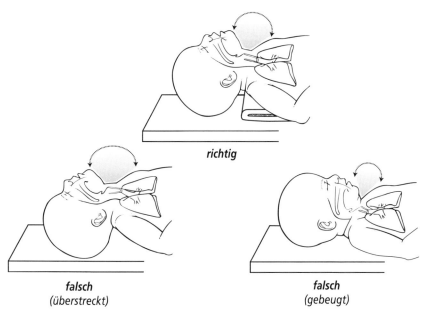

Abbildung 2-2: Richtige und falsche Positionen des Kopfes bei der Versorgung

Initiale Schritte der Reanimation

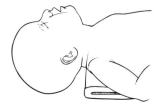

Abbildung 2-3: Optionale Schulterrolle, um den Kopf in «Schnüffelposition» zu halten

Um die korrekte Positionierung erhalten zu helfen, können Sie eine Decke oder ein Handtuch unter den Schultern zusammenrollen **(Abb. 2-3)**. Diese Schulterrolle kann besonders nützlich sein bei Babys mit großem Hinterhaupt infolge einer geburtsbedingten Verformung, eines Ödems oder durch Frühgeburtlichkeit.

- *Atemwege frei machen (b. Bed.)*

Nach der Entbindung hängt die geeignete Methode zum Freimachen der Atemwege von zwei Punkten ab, und zwar vom:

1. Vorliegen von Mekonium und vom
2. Aktivitätsgrad des Babys.

Schauen Sie sich das folgende Fließdiagramm an, um zu verstehen, wann Neugeborene mit Mekonium abgesaugt werden.

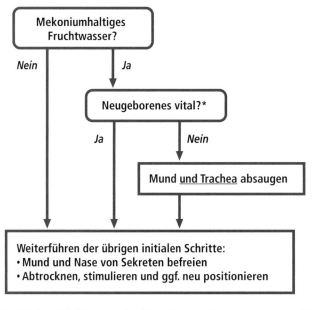

* «Vital» ist definiert als kräftige Atemanstrengungen, guter Muskeltonus und eine Herzfrequenz über 100 Schläge/min. Die Technik des Bestimmens der Herzfrequenz wird am Schluss dieses Kapitels beschrieben.

Was tun Sie, wenn Mekonium vorliegt und das Baby *nicht* vital ist?

Hat das mit mekoniumhaltigem Fruchtwasser geborene Baby eine Atemdepression, schwachen Muskeltonus und/oder eine Herzfrequenz von weniger als 100 Schlägen/min, so ist das direkte Absaugen der Trachea indiziert, und zwar sofort nach der Geburt und noch bevor es zu vielen Atemzügen gekommen ist. Folgende Schritte können die Wahrscheinlichkeit verringern, dass das Baby ein Mekoniumaspirationssyndrom – eine sehr ernste Atemstörung – entwickelt:

- Einführen eines Laryngoskops und Freimachen von Mund und Rachenraum mit einem 12- oder 14-F-Absaugkatheter, um die Glottis darstellen zu können **(Abb. 2-4)**

- Einführen eines Endotrachealtubus in die Trachea

- Anschließen des Endotrachealtubus an eine Absaugvorrichtung (hier wird ein spezieller Adapter benötigt) (s. Abb. 2-4)

- Absaugen bei langsamem Zurückziehen des Tubus

- bei Bedarf wiederholen, bis nur noch wenig weiteres Mekonium gewonnen wird oder bis die Herzfrequenz des Babys signalisiert, dass unverzüglich die Reanimation fortgesetzt werden muss.

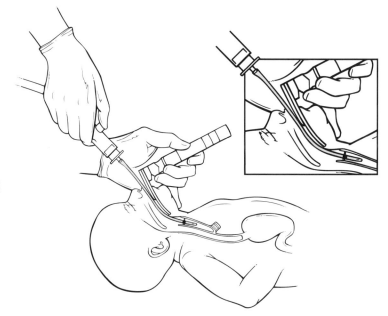

Abbildung 2-4: Darstellen der Glottis und Absaugen des Mekoniums aus der Trachea mittels Laryngoskop und Endotrachealtubus (Einzelheiten s. Kap. 5)

Einzelheiten zur Durchführung der endotrachealen Intubation und des Absaugens werden in Kapitel 5 beschrieben. Personen, welche die Reanimation einleiten, aber Neugeborene nicht intubieren, sollten dennoch in der Lage sein, beim endotrachealen Intubieren zu assistieren. Auch dies wird in Kapitel 5 beschrieben.

Anmerkung: In früheren Empfehlungen hieß es, das endotracheale Absaugen solle danach bestimmt werden, ob das Mekonium von «zäher» oder «dünnflüssiger» Konsistenz sei. Zwar mag es sinnvoll sein, darüber zu spekulieren, dass zähes Mekonium gefährlicher ist als dünnflüssiges, jedoch gibt es gegenwärtig keine klinischen Studien, die es rechtfertigen würden, Absaugleitlinien auf der Konsistenz des Mekoniums gründen zu lassen.

Ferner wurden verschiedene Techniken – wie das Komprimieren des Thorax, das Einführen eines Fingers in den Mund des Babys oder das externe Verschließen der Atemwege – vorgeschlagen, um das Baby am Aspirieren von Mekonium zu hindern. Keine dieser Techniken wurde bislang wissenschaftlich untersucht, und alle können das Baby schädigen. Sie werden nicht empfohlen.

Was tun Sie, wenn Mekonium vorliegt und das Baby *vital* ist?

Wenn das mit mekoniumhaltiger Amnionflüssigkeit geborene Baby normale Atemanstrengungen unternimmt, einen normalen Muskeltonus hat und seine Herzfrequenz über 100 Schlägen/min liegt, nehmen Sie einfach eine einfache Absaughilfe oder einen großvolumigen Absaugkatheter, um Sekret und Mekonium aus Mund und Nase zu entfernen. Diese Prozedur wird im nächsten Abschnitt beschrieben.

Initiale Schritte der Reanimation

Prüfen Sie sich selbst!

(Die Antworten finden sich im vorangehenden Abschnitt und am Schluss des Kapitels.)

1. Bei einem zum Termin geborenen Neugeborenen ohne Mekonium in der Amnionflüssigkeit oder auf der Haut, das gut atmet und einen guten Muskeltonus hat, ist eine Reanimation (nötig) (nicht nötig).

2. Bei einem Neugeborenen mit Mekonium in der Amnionflüssigkeit, das **nicht vital** ist, sind das Einführen eines Laryngoskops und Absaugen mit einem Endotrachealtubus (indiziert) (nicht indiziert). Bei einem Neugeborenen mit Mekonium in der Amnionflüssigkeit, das **vital** ist, sind das Einführen eines Laryngoskops und Absaugen mit einem Endotrachealtubus (nötig) (nicht nötig).

3. Hinsichtlich der Entscheidung, bei welchem Baby endotracheal abgesaugt werden muss, ist der Begriff «vital» definiert durch folgende drei Merkmale:

    1) _____
    2) _____
    3) _____

4. Wenn ein Absaugkatheter verwandt wird, um den Oropharynx von Mekonium zu säubern, bevor ein Endotrachealtubus gelegt wird, so ist die geeignete Größe _____ F oder _____ F.

5. Welche Abbildung zeigt die richtige Positionierung des Kopfes, um die Atemwege eines Neugeborenen abzusaugen?

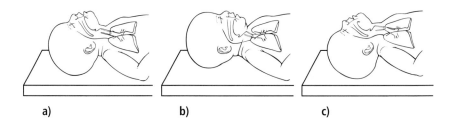

a)   b)   c)

6. Ein Neugeborenes ist von Mekonium bedeckt, atmet gut, hat normalen Muskeltonus, eine Herzfrequenz von 120 Schlägen/min und rosige Hautfarbe. Die richtige Maßnahme besteht im:

    _____ Einführen eines Laryngoskops und Absaugen der Trachea mit einem Endotrachealtubus

    _____ Absaugen von Mund und Nase mit einer einfachen Absaughilfe oder einem Absaugkatheter.

Wie machen Sie die Atemwege frei, wenn kein Mekonium vorliegt?

Sekrete lassen sich von den Atemwegen entfernen, indem man Nase und Mund mit einem Tuch abwischt oder mit einer einfachen Absaughilfe oder einem Absaugkatheter absaugt. Tritt reichlich Sekret aus dem Mund des Neugeborenen, so drehen Sie seinen Kopf zur Seite. Dadurch sammelt sich das Sekret in der Wange, wo es sich leicht entfernen lässt.

Verwenden Sie eine einfachen Absaughilfe oder einen Absaugkatheter, der an eine mechanische Absaugvorrichtung angeschlossen ist, zum Entfernen von Sekreten, welche die Atemwege zu blockieren scheint. Beim Verwenden einer Wandabsaugung oder einer Absaugpumpe sollte der Sog so eingestellt werden, dass der Unterdruck bei blockiertem Absaugschlauch etwa 100 mmHg beträgt.

Der Mund wird vor der Nase abgesaugt, um sicherzustellen, dass es im Mundraum des Neugeborenen nichts mehr zu aspirieren gibt, falls es beim Absaugen der Nase nach Luft schnappen sollte. Anhand des Alphabets («M» vor «N») können Sie sich den Merksatz «Mund vor Nase» einprägen **(Abb. 2-5)**. Wird Material aus Mund und Nase nicht entfernt, bevor das Baby zu atmen beginnt, kann es in die Luftröhre und Lunge aspiriert werden, was schwer wiegende Folgen haben kann.

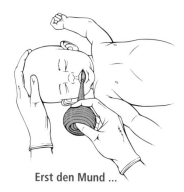

Erst den Mund ...

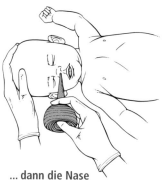

... dann die Nase

Abbildung 2-5: Absaugen von Mund und Nase («M» vor «N»)

 Achtung: Achten Sie – vor allem beim Absaugen mit einem Katheter – darauf, nicht zu heftig oder zu tief abzusaugen. Stimulation der hinteren Rachenwand in den ersten Minuten nach der Geburt löst unter Umständen einen Vagusreflex aus, der zu schwerer Bradykardie und Apnoe führen kann. Kurzes, sanftes Absaugen mit einer einfachen Absaughilfe genügt gewöhnlich, um Sekret zu entfernen.

Kommt es beim Absaugen zur Bradykardie, stellen Sie das Absaugen umgehend ein, und reevaluieren Sie die Herzfrequenz.

Außer dass Absaugen die Atemwege frei macht, um ungehindert Luft in die Lunge gelangen zu lassen, sorgt es für eine gewisse *Stimulation*. In manchen Fällen genügt dies schon, um die Atmung des Neugeborenen in Gang zu bringen.

Initiale Schritte der Reanimation

Was sollte nach Freimachen der Atemwege getan werden, um weiteren Wärmeverlust zu verhindern und die Atmung anzuregen?

- *Abtrocknen, durch Stimulation die Atmung anregen und Kopfposition korrigieren*

Oft sorgen das Positionieren des Babys und das Absaugen von Sekret schon für genügend Stimulation, um die Atmung in Gang zu bringen. Auch das Abtrocknen von Kopf und Körper trägt dazu bei und hilft überdies, einen Wärmeverlust zu verhindern. Sind zwei Personen anwesend, kann die zweite Person das Baby abtrocknen, während die erste den Kopf positioniert und die Atemwege frei macht.

Als Teil der Vorbereitung einer Neugeborenenversorgung sollten Sie mehrere vorgewärmte, saugfähige Tücher oder Decken bereithalten. Das Baby kann zunächst auf eines dieser Tücher gelegt werden, das diese Flüssigkeit zum größten Teil aufsaugt. Dieses Tuch sollte dann entfernt werden, und für das weitere Abtrocknen und die Stimulation sollte man frische, vorgewärmte Tücher nehmen.

Beim und nach dem Abtrocknen sollte der Kopf des Babys in «Schnüffelstellung» gehalten werden, damit die Atemwege gut durchgängig bleiben (Abb. 2-6).

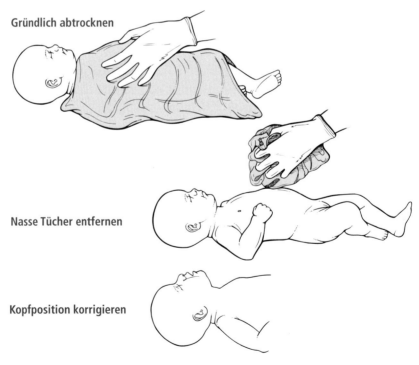

Abbildung 2-6: Abtrocknen und Entfernen der nassen Tücher, um Wärmeverlust zu verhindern, und Korrektur der Kopfposition, um die Atemwege offen zu halten

Kapitel 2

Welche anderen Formen der Stimulation können bei einem Baby die Atmung anregen?

Sowohl Abtrocknen als auch Absaugen stimulieren das Neugeborene. Bei vielen Neugeborenen genügen diese Schritte, um Atemzüge zu induzieren. Atmet das Neugeborene nicht ausreichend, kann *kurz* taktil stimuliert werden, um die Atmung anzuregen.

Es ist wichtig, die korrekten Methoden der Stimulation zu kennen. Die Stimulation kann nicht nur von Nutzen sein, um das Baby während der initialen Schritte der Reanimation zum Atmen zu bringen, sondern kann auch angewandt werden, um es nach einer Überdruckbeatmung zum kontinuierlichen Atmen anzuregen.

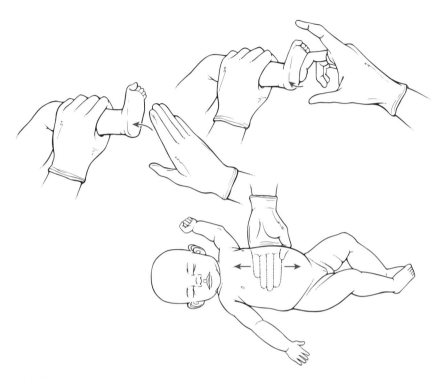

Abbildung 2-7: Akzeptable Methoden, um ein Baby zum Atmen anzuregen

Zu den sicheren und geeigneten Methoden einer zusätzlichen taktilen Stimulation gehören:

- leichte Schläge auf die Fußsohlen oder Anschnipsen der Fußsohlen
- sanftes Reiben von Rücken, Stamm oder Extremitäten des Babys **(Abb. 2-7)**.

 Eine allzu kräftige Stimulation ist nicht hilfreich und kann zu schweren Schäden führen. Schütteln Sie keinesfalls das Baby.

Denken Sie daran, dass bei einem Neugeborenen im Zustand der primären Apnoe nahezu jede Stimulation das Atmen initiiert. Befindet es sich in sekundärer Apnoe, hilft keine noch so starke Stimulation. Daher sollten ein oder zwei Klapse auf die Fußsohlen oder deren ein- bis zweimaliges Anschnipsen oder ein ein- bis zweimaliges Reiben des Rückens genügen. Bleibt das Neugeborene apnoisch, sollte sofort mit Überdruckbeatmung begonnen werden, wie in Kapitel 3 beschrieben.

 Ein Fortsetzen der taktilen Stimulation bei einem Neugeborenen, das nicht atmet, verschwendet wertvolle Zeit. Besteht die Apnoe weiter, dann beatmen Sie.

Initiale Schritte der Reanimation

Welche Formen der Stimulation können gefährlich sein?

In der Vergangenheit kamen gewisse Maßnahmen der taktilen Stimulation apnoischer Neugeborener zum Einsatz, die ein Baby schädigen können und nicht angewandt werden sollten.

Schädliche Maßnahmen	Mögliche Folgen
Schläge auf den Rücken oder das Gesäß	Hämatome
Zusammendrücken des Brustkorbs	Frakturen, Pneumothorax, Atemnot, Tod
Oberschenkel gegen das Abdomen pressen	Leber- oder Milzruptur
Dilatieren des M. sphincter ani	Riss des Analsphinkters
heiße(s) oder kalte(s) Kompressen/Bad	Hyperthermie, Hypothermie, Verbrennungen
Schütteln	Hirnschäden

Prüfen Sie sich selbst!

(Die Antworten finden sich im vorangehenden Abschnitt und am Schluss des Kapitels.)

7. Beim Absaugen von Nase und Mund eines Babys lautet die Regel, zunächst _____ und dann _____ .

8. Kreuzen Sie die korrekten Formen der Stimulation eines Neugeborenen an:

   ___ Schlag auf den Rücken   ___ leichter Schlag auf die Fußsohle

   ___ Reiben des Rückens   ___ Zusammenpressen des Brustkorbs

9. Befindet sich ein Baby im Zustand der sekundären Apnoe, wird die Atmung allein durch Stimulation (angeregt) (nicht angeregt).

10. Ein Neugeborenes atmet, auch nachdem es stimuliert wurde, nicht. Die nächste Maßnahme sollte folgende sein:

    ___ zusätzliche Stimulation

    ___ Beatmung.

Nun haben Sie das Baby gewärmt, gelagert, die Atemwege frei gemacht, es abgetrocknet, stimuliert und seinen Kopf neu positioniert. Wie geht es weiter?

Evaluieren des Babys

Ihr nächster Schritt besteht im Evaluieren des Neugeborenen, um festzustellen, ob weitere Reanimationsmaßnahmen indiziert sind. Sie evaluieren folgende Vitalzeichen:

- *Atmung*

Die Thoraxbewegungen sollten gut sichtbar sein, und Frequenz und Tiefe der Atemzüge sollten nach ein paar Sekunden taktiler Stimulation steigen.

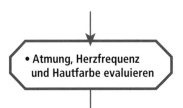

 Denken Sie daran, dass Schnappatmung ineffektiv ist und dieselben Interventionen wie bei Apnoe erfordert.

- *Herzfrequenz*

Die Herzfrequenz sollte über 100 Schlägen/min liegen. Die leichteste und rascheste Methode, sie zu bestimmen, besteht im Ertasten des Pulses an der Basis der Nabelschnur, direkt am Abdomen des Babys **(Abb. 2-8)**. Bisweilen sind die Nabelgefäße aber auch enggestellt, sodass der Puls nicht tastbar ist. Sollten Sie also keinen Puls fühlen, versuchen Sie, den Herzschlag mit einem Stethoskop auf der linken Seite des Thorax zu hören. Wenn Sie einen Puls spüren oder den Herzschlag hören, klopfen Sie in dessen Rhythmus auf das Bett, damit auch andere über die Herzfrequenz Bescheid wissen.

Die Anzahl der Herzschläge in 6 Sekunden zählen und mit 10 multiplizieren liefert eine rasche Schätzung der Schläge pro Minute.

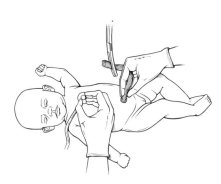

Abbildung 2-8: Bestimmen der Herzfrequenz durch Palpieren an der Nabelschnurbasis und durch Abhören mit dem Stethoskop

- *Hautfarbe*

Das Baby sollte rosige Lippen und am Stamm eine rosige Hautfarbe haben. Nachdem sich eine ausreichende Herzfrequenz und Atmung eingestellt haben, sollte keine *zentrale Zyanose* mehr bestehen. Diese wäre ein Zeichen einer Hypoxämie.

Initiale Schritte der Reanimation

Was tun Sie, wenn Atmung, Herzfrequenz oder Hautfarbe nicht normal sind?

! Die effektivste und wichtigste Maßnahme bei der Reanimation eines gefährdeten Neugeborenen besteht im Unterstützen der Atmung.

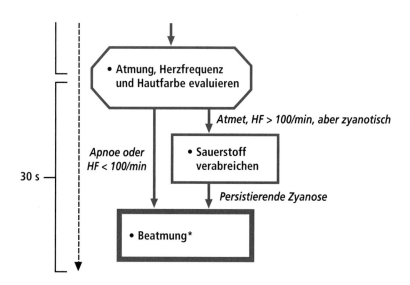

* An diesem Punkt kann die endotracheale Intubation nötig sein, wenn die Beatmung mittels Maske erfolglos ist.

Unabhängig davon, welches Vitalzeichen betroffen ist, reagieren fast alle beeinträchtigten Neugeborenen auf das In-Gang-Bringen oder Verbessern der Atmung. Innerhalb einiger Sekunden können Sie den Wärmeverlust minimierende Atemwege freimachen, und die Spontanatmung stimulieren. Ist das Baby weiterhin apnoisch, besteht die nächste geeignete Maßnahme im Unterstützen der Atmung. Dies lässt sich durch Beatmung mit Beatmungsbeutel und Maske oder mit einem Beatmungssystem mit T-Stück erreichen, wie in Kapitel 3 beschrieben.

Beachten Sie, dass der gesamte Vorgang bis zu diesem Punkt nicht mehr als 30 Sekunden benötigen sollte – oder vielleicht ein wenig länger, wenn Mekonium aus der Trachea abgesaugt werden musste.

! Einem nicht atmenden Neugeborenen oder einem Neugeborenen mit einer Herzfrequenz unter 100 Schlägen/min Sauerstoff zu verabreichen oder es taktil zu stimulieren ist nutzlos und verzögert nur die richtige Behandlung.

Kapitel 2

Was tun Sie, wenn das Baby atmet, aber eine zentrale Zyanose hat?

Die Hautfarbe eines Babys, welche von Blau nach Rosig wechselt, kann der schnellste und am besten erkennbare Indikator einer adäquaten Atmung und Zirkulation sein. Die Hautfarbe eines Babys lässt sich am besten durch Betrachten des Körperstamms bestimmen. Eine durch Sauerstoffmangel im Blut verursachte Zyanose erscheint als bläuliche Verfärbung von Lippen und Zunge sowie am Stamm. Gesunde Neugeborene haben manchmal eine zentrale Zyanose, werden jedoch ein paar Sekunden nach der Geburt rosig. Selbst Babys, deren Haut stark pigmentiert wird, erscheinen «rosig», wenn sie nach der Geburt ausreichend mit Sauerstoff versorgt sind. Eine Akrozyanose, d.h. eine bläuliche Verfärbung ausschließlich der Hände und der Füße, kann länger bestehen bleiben. Eine Akrozyanose ohne zentrale Zyanose weist nicht auf einen niedrigen Sauerstoffspiegel im Blut des Babys hin und sollte für sich genommen nicht mit Sauerstoff behandelt werden. **Nur die zentrale Zyanose bedarf der Intervention.** Abbildungen einer zentralen Zyanose im Vergleich zur Akrozyanose finden sich in den Farbabbildungen im Mittelteil des Buches (Abb. A-2 und A-4).

> Farbabbildungen einer zentralen Zyanose und einer Akrozyanose finden sich im Mittelteil des Buches auf Seite A.

Wenn das Baby atmet, aber bläulich erscheint, ist die zusätzliche Gabe von Sauerstoff indiziert. Die Verabreichung von Sauerstoff kann auch erforderlich werden, wenn die Atmung mit einem Beatmungsbeutel und einer Maske oder einem Beatmungssystem mit T-Stück unterstützt wird, wie in Kapitel 3 beschrieben.*

---

* **Anmerkung:** Es gibt einige Belege dafür, dass die Reanimation mit Raumluft (21 % Sauerstoff) ebenso effektiv ist wie die Reanimation mit Sauerstoff. Bis weitere Evidenz zur Verfügung steht, wird in diesem Programm auch weiterhin die zusätzliche Verabreichung von Sauerstoff empfohlen, sobald ein reanimationsbedürftiges Baby zyanotisch ist oder wann immer Überdruckbeatmung nötig wird, um die Herzfrequenz wieder zu normalisieren. Diese Kontroverse wird in Kapitel 3 und 8 weiter erörtert.

Initiale Schritte der Reanimation

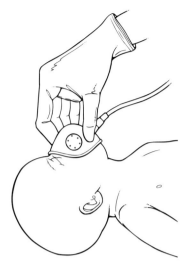

Abbildung 2-9: Dicht vor das Gesicht des Babys gehaltene Sauerstoffmaske zur Verabreichung von nahezu 100%igem Sauerstoff

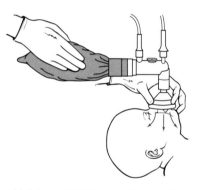

Abbildung 2-10: Einsatz eines durch Flow entfaltenden Beatmungsbeutels zur Verabreichung von Sauerstoff. Halten Sie die Maske dicht vor das Gesicht des Babys, aber nicht so dicht, dass sich Druck aufbaut.

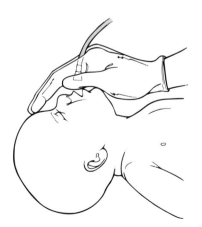

Abbildung 2-11: Sauerstoffgabe über einen Schlauch, der in der Hohlhand über das Gesicht des Babys gehalten wird

- **Verabreichung von *Sauerstoff***

Die Verabreichung von Sauerstoff wird zu Beginn einer Reanimation nicht routinemäßig benötigt. Ist ein Baby beim Reanimieren jedoch zyanotisch, lässt sich dies rascher beheben, indem man Sauerstoff in hoher Konzentration verabreicht. Eine Sauerstoffquelle aus der Wandversorgung oder einer transportablen Quelle verabreicht über das Schlauchsystem 100%igen Sauerstoff. Sobald Sauerstoff aus dem Schlauch oder der Maske strömt, mischt er sich mit der Raumluft, die nur 21% Sauerstoff enthält. Die Sauerstoffkonzentration, welche an die Nase des Babys gelangt, hängt ab von der Menge an 100%igem Sauerstoff, der aus dem Schlauch oder der Maske strömt (gewöhnlich 5 l/min), und von der Menge an Raumluft, die dieser durchlaufen muss, um das Baby zu erreichen. Je dichter die Maske dem Gesicht anliegt, desto höher ist die Sauerstoffkonzentration, welche vom Baby eingeatmet wird **(Abb. 2-9)**.

Sauerstoff wird in der Regel dadurch verabreicht, dass Sauerstoff über die Nase des Babys zugeleitet wird, sodass es sauerstoffangereicherte Luft atmet. Für kurze Zeit lässt sich dies mit einer der folgenden Methoden erreichen:

- Sauerstoffmaske
- *sich durch Flow* entfaltender Beatmungsbeutel mit Maske
- Beatmungssystem mit T-Stück
- Sauerstoffschlauch.

Eine hohe Sauerstoffkonzentration lässt sich mittels einer Sauerstoffmaske, eines durch Flow entfaltenden Beatmungsbeutels mit Maske oder eines Beatmungssystems mit T-Stück erreichen, über die Sie in Kapitel 3 mehr erfahren. Unabhängig von der Methode sollte die Maske dicht vors Gesicht gehalten werden, um die Sauerstoffkonzentration möglichst hoch zu halten, nicht aber so dicht, dass sich innerhalb der Maske Druck aufbaut **(Abb. 2-9** und **Abb. 2-10)**.

> **!** **Sauerstoff lässt sich nicht zuverlässig über eine Maske an einem selbstentfaltenden Beatmungsbeutel verabreichen (s. Kap. 3).**

Steht nicht sofort eine Maske zur Verfügung, versuchen Sie, den Sauerstoff mit einem Trichter oder mit der Hohlhand, die Sie über das Gesicht und den Sauerstoffschlauch halten, um die Atemwege des Babys zu konzentrieren **(Abb. 2-11)**.

Wie sollte Sauerstoff verabreicht werden, wenn das Baby ihn länger benötigt?

Nach der Reanimation, wenn Atmung und Herzfrequenz stabil sind und Sie festgestellt haben, dass das Neugeborene auch weiterhin Sauerstoff benötigt, sollten Pulsoximetrie und die Bestimmung der arteriellen Blutgase als Richtschnur für die geeignete Sauerstoffkonzentration dienen. Frühgeborene sind besonders anfällig für Schäden durch zu hohe Sauerstoffkonzentrationen. In Kapitel 8 lernen Sie, dass beim Reanimieren von deutlich vor dem errechneten Termin geborenen Babys der Einsatz von Sauerstoffgemischen und die Oximetrie zur Anpassung der Sauerstoffkonzentration empfohlen werden.

Komprimierter Sauerstoff aus einem entsprechenden Wandanschluss oder einer Flasche ist sehr kalt und trocken. Um einen Wärmeverlust und das Austrocknen der Atemwegsschleimhaut zu verhindern, sollte Sauerstoff bei längerer Verabreichung angewärmt und befeuchtet werden. Während der Versorgung von Neugeborenen kann jedoch für die wenigen Minuten bis zur Stabilisierung des Zustands trockener, nicht befeuchteter Sauerstoff gegeben werden.

Vermeiden Sie es, unerwärmten, nicht befeuchteten Sauerstoff bei hohen Flussraten (> ca. 10 l/min) zu verabreichen, da der konvektionsbedingte Wärmeverlust zu einem erheblichen Problem werden kann. Gewöhnlich reicht ein Flow von 5 l/min völlig aus.

Wie erkennen Sie, dass Sie die Sauerstoffgabe einstellen sollten?

Sobald das Neugeborene keine zentrale Zyanose mehr hat, stellen Sie die Verabreichung von Sauerstoff *schrittweise* ein, bis das Neugeborene auch beim Atmen von Raumluft seine rosige Hautfarbe behält oder setzen Sie den Sauerstoff entsprechend den Werten aus der Pulsoximetrie ab.

Neugeborene, die nach Absetzen des zusätzlichen Sauerstoffs zyanotisch werden, sollten weiterhin genügend Sauerstoff erhalten, um den blauen Farbton von Lippen, Zunge und Stamm zu beseitigen. Sobald wie möglich sollten die Bestimmung der arteriellen Blutgase und die Oximetrie vorgenommen werden, um die Sauerstoffspiegel an den Normalbereich anzugleichen.

Besteht eine Zyanose trotz Verabreichung von Sauerstoff weiter, hat das Baby unter Umständen eine ausgeprägte Lungenerkrankung, und es kann der Versuch einer Überdruckbeatmung indiziert sein (s. Kap. 3). Bleibt das Baby auch bei adäquater Beatmung zyanotisch, sollte als Diagnose eine angeborene Herzerkrankung, die mit Zyanose einhergeht, oder eine persistierende pulmonale Hypertonie des Neugeborenen erwogen werden (s. Kap. 7).

Initiale Schritte der Reanimation

Prüfen Sie sich selbst!

(Die Antworten finden sich im vorangehenden Abschnitt und am Schluss des Kapitels.)

11. Ein Neugeborenes atmet und ist zyanotisch. Ihre ersten Schritte sind:

    (Kreuzen Sie alle Punkte an, die zutreffen.)

    ___ das Baby unter einen Wärmestrahler legen

    ___ alle feuchten Tücher entfernen

    ___ Mund und Nase absaugen

    ___ Sauerstoff verabreichen

    ___ abtrocknen und stimulieren.

12. Welche Abbildung zeigt die korrekte Art der Verabreichung von Sauerstoff bei einem zyanotischen, aber gut atmenden Baby?

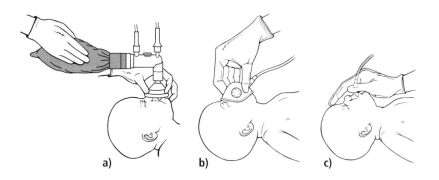

a)   b)   c)

Kernpunkte

1. Falls Mekonium vorliegt und das Neugeborene *nicht vital* ist, saugen Sie die Trachea des Babys ab, bevor Sie mit anderen Schritten fortfahren. Ist das Neugeborene *vital*, saugen Sie nur Mund und Nase ab, und fahren Sie mit der weiteren Versorgung nach Bedarf fort.

2. «Vital» ist definiert als ein Neugeborenes mit kräftigen Atemanstrengungen, gutem Muskeltonus und einer Herzfrequenz von mehr als 100 Schlägen/min.

3. Öffnen Sie die Atemwege, indem Sie das Neugeborene in «Schnüffelstellung» lagern.

4. Geeignete Formen der taktilen Stimulation sind:

- leichte Schläge auf die Fußsohlen oder deren Anschnipsen
- sanftes Reiben am Rücken.

5. Fortgesetzte taktile Stimulation eines apnoischen Neugeborenen verschwendet wertvolle Zeit. Beginnen Sie bei persistierender Apnoe sofort mit der Beatmung.

6. Die Verabreichung von Sauerstoff ist indiziert bei zentraler Zyanose. Akzeptable Methoden zu dessen Verabreichung sind:

- Sauerstoffmaske, fest über das Gesicht des Babys gehalten
- Sauerstoffschlauch, mit der Hohlhand über Mund und Nase des Babys gehalten
- Maske eines durch Flow entfaltenden Beatmungsbeutels, nahe über Mund und Nase des Babys gehalten.

7. Sauerstoff lässt sich über eine Maske, die an einem selbst entfaltenden Beatmungsbeutel befestigt ist, nicht sicher verabreichen.

8. Entscheidungen und Maßnahmen während der Neugeborenen-Reanimation beruhen auf folgenden Merkmalen des Neugeborenen:

- Atmung
- Herzfrequenz
- Hautfarbe.

9. Bestimmen Sie die Herzfrequenz eines Neugeborenen, indem Sie die Schläge innerhalb von 6 Sekunden zählen und mit 10 multiplizieren. Wenn Sie z. B. 8 Schläge in 6 Sekunden zählen, geben Sie die Herzfrequenz des Babys mit 80 Schlägen/min an.

Kapitel 2 – Übungsfragen

(Die Antworten finden sich im Anschluss.)

1. Bei einem zum Termin geborenen Neugeborenen ohne Mekonium in der Amnionflüssigkeit oder auf der Haut, das gut atmet und einen guten Muskeltonus hat, ist eine Reanimation (nötig) (nicht nötig).

2. Bei einem Neugeborenen mit Mekonium in der Amnionflüssigkeit, das **nicht vital** ist, sind das Einführen eines Laryngoskops und Absaugen mit einem Endotrachealtubus (indiziert) (nicht indiziert). Bei einem Neugeborenen mit Mekonium in der Amnionflüssigkeit, das **vital** ist, sind das Einführen eines Laryngoskops und Absaugen mit einem Endotrachealtubus (indiziert) (nicht indiziert).

3. Hinsichtlich der Entscheidung, bei welchem Baby endotracheal abgesaugt werden muss, ist der Begriff «vital» definiert durch folgende drei Merkmale:

   1) _____

   2) _____

   3) _____

4. Wenn ein Absaugkatheter verwandt wird, um den Oropharynx von Mekonium zu säubern, bevor ein Endotrachealtubus gelegt wird, so ist die geeignete Größe _____ F oder _____ F.

5. Welche Abbildung zeigt die richtige Positionierung des Kopfes, um die Atemwege eines Neugeborenen abzusaugen?

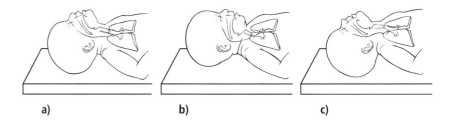

a)   b)   c)

6. Ein Neugeborenes ist von Mekonium bedeckt, atmet gut, hat normalen Muskeltonus, eine Herzfrequenz von 120 Schlägen/min und rosige Hautfarbe. Die richtige Maßnahme besteht im:

   ____ Einführen eines Laryngoskops und Absaugen der Trachea mit einem Endotrachealtubus

   ____ Absaugen von Mund und Nase mit einer einfachen Absaughilfe oder einem Absaugkatheter.

Kapitel 2 – Übungsfragen *(Forts.)*

(Die Antworten finden sich im Anschluss.)

7. Beim Absaugen von Nase und Mund eines Babys lautet die Regel, zunächst _____ und dann _____ .

8. Kreuzen Sie die korrekten Formen der Stimulation eines Neugeborenen an:

    ___ Schlag auf den Rücken   ___ leichter Schlag auf die Fußsohle

    ___ Reiben des Rückens   ___ Zusammenpressen des Brustkorbs

9. Befindet sich ein Baby im Zustand der sekundären Apnoe, wird die Atmung allein durch Stimulation (angeregt) (nicht angeregt).

10. Ein Neugeborenes atmet, auch nachdem es stimuliert wurde, nicht. Die nächste Maßnahme sollte folgende sein:

    ___ zusätzliche Stimulation

    ___ Beatmung.

11. Ein Neugeborenes atmet und ist zyanotisch. Ihre ersten Schritte sind: *(Kreuzen Sie alle Punkte an, die zutreffen.)*

    ___ das Baby unter einen Wärmestrahler legen

    ___ alle feuchten Tücher entfernen

    ___ Mund und Nase absaugen

    ___ Sauerstoff verabreichen

    ___ abtrocknen und stimulieren.

12. Welche Abbildung zeigt die korrekte Art der Verabreichung von Sauerstoff bei einem zyanotischen, aber gut atmenden Baby?

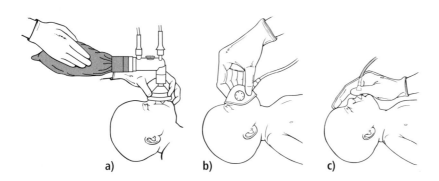

a)   b)   c)

Kapitel 2 – Übungsfragen *(Forts.)*

13. Wenn Sie Sauerstoff über mehr als nur ein paar Minuten verabreichen müssen, sollte er _____ und _____ sein.

14. Sie haben ein Neugeborenes stimuliert, den Mund abgesaugt und ihm Sauerstoff verabreicht. Die Geburt ist 30 Sekunden her, und das Baby atmet noch immer nicht und ist blass. Seine Herzfrequenz beträgt 80 Schläge/min. Ihre nächste Maßnahme sollte sein:

    ___ Stimulation fortsetzen und weiter Sauerstoff verabreichen

    ___ Beatmung mit 100 % Sauerstoff über einen Beatmungsbeutel mit Maske.

15. Sie zählen 6 Sekunden lang die Herzschläge eines Neugeborenen und kommen auf 6 Schläge. Entsprechend würden Sie die Herzfrequenz mit _____ Schlägen/min angeben.

Antworten

1. Eine Reanimation ist **nicht nötig**.

2. Bei einem Neugeborenen mit Mekonium, das nicht vital ist, ist das Einführen eines Laryngoskops und das Absaugen mit einem Endotrachealtubus **indiziert**. Bei einem Neugeborenen mit Mekonium, das vital ist, sind diese Maßnahmen nicht indiziert.

3. «Vital» ist definiert als: 1) **kräftige Atemanstrengungen**, 2) **guter Muskeltonus** und 3) **Herzfrequenz über 100 Schläge/min**.

4. Zum Absaugen von Mekonium sollte ein **12-F-** oder **14-F-Absaugkatheter** verwandt werden.

5. Die korrekte Positionierung des Kopfes ist **A**:

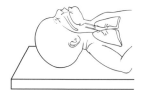

6. Da das Neugeborene aktiv ist, muss seine Trachea nicht abgesaugt werden. Sie sollten jedoch **Mund und Nase mit einer einfachen Absaughilfe oder einem Absaugkatheter absaugen**.

7. Saugen Sie erst den **Mund**, dann die **Nase** ab.

8. Stimulieren Sie durch **leichte Schläge auf die Fußsohle** und/oder **Reiben des Rückens**.

9. Stimulation allein wird die Atmung **nicht** anregen, wenn sich das Baby in sekundärer Apnoe befindet.

10. Sorgen Sie für **Beatmung**, wenn das Baby nach der Stimulation nicht atmet.

11. **Alle Maßnahmen sind indiziert.**

12. **Alle Abbildungen sind korrekt.**

13. Der Sauerstoff sollte **angewärmt** und **befeuchtet** sein.

14. Es sollte **eine Beatmung mit 100 % Sauerstoff über einen Beatmungsbeutel mit Maske** erhalten.

15. Wenn Sie 6 Herzschläge in 6 Sekunden zählen, geben Sie die Herzfrequenz des Babys mit **60 Schlägen/min** an (6 × 10 = 60).

Praktischer Test
Kapitel 2 – Initiale Schritte der Reanimation

Ausbilder: Der Teilnehmer sollte gebeten werden, den Vorgang bei der Durchführung auch zu erläutern. Beurteilen Sie die Leistung bei jedem Schritt, und haken Sie das Kästchen ab (✓), sobald eine Maßnahme korrekt abgeschlossen wurde. Wenn nicht, machen Sie einen Kreis um das Kästchen, um den Schritt später erörtern zu können. An bestimmten Punkten müssen Sie Informationen über den Zustand des Babys liefern.

Teilnehmer: Um diesen Test erfolgreich abzuschließen, sollten Sie alle Schritte dieses Vorgangs erfolgreich durchführen und alle Entscheidungen richtig treffen können. Während der Durchführung sollten Sie den Vorgang erläutern.

Ausrüstung und Material
Übungspuppe für die Neugeborenen-Reanimation
Wärmestrahler oder Tisch zu dessen Simulation
Handschuhe (ggf. simulieren)
Absaughilfe oder Absaugkatheter
Stethoskop
Schulterrolle
Decke oder Handtuch zum Abtrocknen des Neugeborenen
selbstentfaltender Beatmungsbeutel
oder
durch Flow entfaltender Beatmungsbeutel mit Druckmanometer und Sauerstoffquelle
oder
Beatmungssystem mit T-Stück
Durchflussmesser (ggf. simulieren)
Masken (Größen für Reif- und Frühgeborene)
Mittel zur Verabreichung von Sauerstoff (Sauerstoffmaske, Sauerstoffsonde, flow-entfaltender Beatmungsbeutel mit Maske oder Beatmungssystem mit T-Stück)
Laryngoskop und Spatel
Absaugkatheter
Endotrachealtubus
Mekoniumadapter
Uhr mit Sekundenzeiger
mechanische Absaugpumpe und Schläuche (ggf. simulieren)

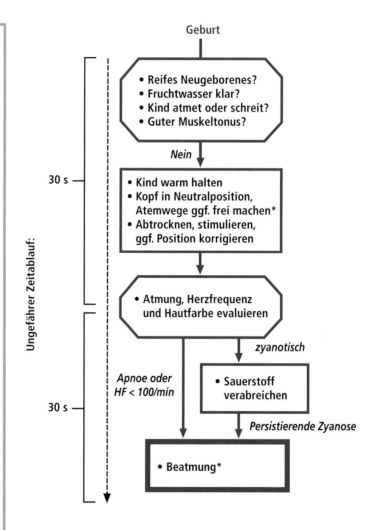

* Endotracheale Intubation in Betracht ziehen.

Praktischer Test
Kapitel 2 – Initiale Schritte der Reanimation

Name: _____ Ausbilder: _____ Datum: _____

Anmerkungen und Fragen des Ausbilders stehen in Anführungszeichen. Die Fragen und richtigen Antworten des Teilnehmers sind fett gesetzt. Wenn der Teilnehmer korrekt antwortet, sollte der Ausbilder einen Haken in das entsprechende Kästchen setzen.

«Ein Kind ist soeben geboren worden. Zeigen Sie, wie Sie dieses Neugeborene evaluieren und versorgen würden. Während Sie dies tun, können Sie mich alles über den Zustand des Neugeborenen fragen.»

☐ **Der Teilnehmer fragt, ob das Baby zum Termin geboren wurde.**

«Ja, das Baby wurde zum Termin geboren.»

☐ **Der Teilnehmer prüft, ob sich Mekonium auf der Haut befindet.**

«Ja, Mekonium ist vorhanden.» / «Nein, Mekonium ist nicht vorhanden.»

☐ **Prüft, ob das Baby vital ist:**
- **gute Atemanstrengung?**
- **guter Muskeltonus?**
- **Herzfrequenz > 100 Schläge/min?**

«Nein.» (auf eine der Fragen) / «Ja.» (auf alle Fragen)

☐ **Zeigt auf, dass endotracheales Absaugen nötig ist.**

☐ **Prüft die übrigen Punkte des Evaluationsblocks:**
- **Atmet oder schreit das Baby?**
- **Hat es einen guten Muskeltonus?**

«Nein.» (auf eine der Fragen) / «Ja.» (auf alle Fragen)

☐ **Zeigt auf, dass die ersten Schritte nötig sind.**

☐ **Zeigt auf, dass das Baby die Routineversorgung erhalten kann:**
- **Kind warm halten**
- **freie Atemwege sicherstellen**
- **abtrocknen**
- **Hautfarbe beurteilen.**

Initiale Schritte der Reanimation

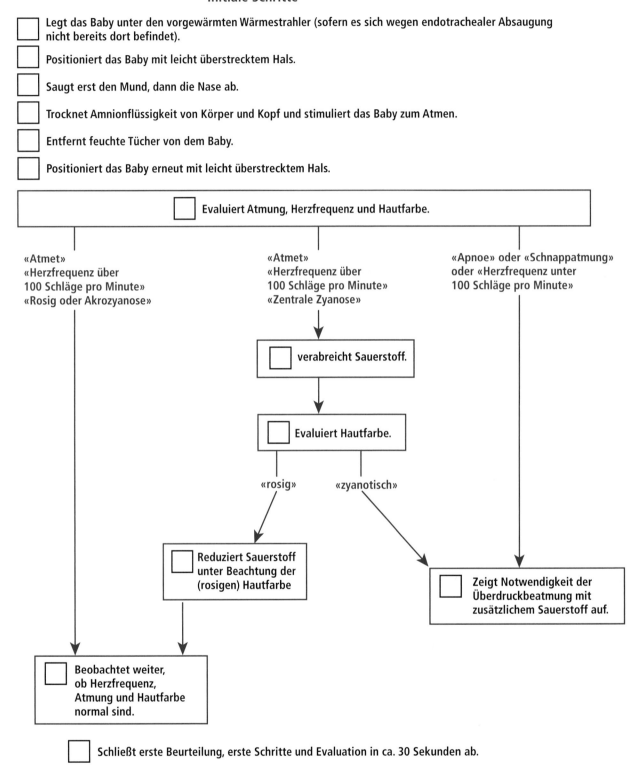

KAPITEL 3

Beatmung

In Kapitel 3 lernen Sie:

- wann Sie eine Beatmung durchführen sollten.
- die Gemeinsamkeiten und Unterschiede zwischen flow- und selbstentfaltenden Beatmungsbeuteln und Beatmungssystemen mit T-Stück.
- die Handhabung der einzelnen Beatmungssysteme.
- das korrekte Aufsetzen von Masken auf dem Gesicht des Neugeborenen.
- das Testen und Beseitigen von Störungen der einzelnen Beatmungssysteme.
- das Evaluieren des Erfolgs einer Beatmung.

Beatmung

Der folgende Fall ist ein Beispiel dafür, wie man bei der Reanimation Überdruckbeatmung durchführen kann. Stellen Sie sich beim Lesen des Fallbeispiels vor, Sie seien Mitglied des Reanimationsteams. Die Einzelheiten der Überdruckbeatmung werden in diesem Kapitel beschrieben.

3. Fall – Reanimation mit Beatmungsbeutel, Maske und Sauerstoff

Bei einer 20-Jährigen mit Schwangerschaftshypertonie werden in der 37. SSW die Wehen eingeleitet. Mehrere späte Dezelerationen werden beobachtet, jedoch kommen die Wehen rasch voran, und nach kurzer Zeit wird ein Junge geboren.

Er ist apnoisch und schlaff und wird zum Wärmestrahler gebracht, wo das Reanimationsteam seinen Kopf entsprechend positioniert, um die Atemwege zu öffnen, während Mund und Nase mit einer einfachen Absaughilfe von Sekret befreit werden. Er wird mit warmen Tüchern abgetrocknet, feuchte Tücher werden entfernt, sein Kopf wird neu positioniert, und durch Anschnipsen der Fußsohlen wird er weiter zum Atmen stimuliert.

Nach diesen Stimulationsmaßnahmen sind keine spontanen Atemzüge wahrzunehmen, und es besteht eine zentrale Zyanose. Das Baby erhält Überdruckbeatmung mittels Beutel und Maske unter Verabreichung von Sauerstoff. Eine zweite Person kommt zur Hilfe und beurteilt die Herzfrequenz und die Atemgeräusche. Die Herzfrequenz war initial 70 Schläge/min. Sie steigt im Verlauf der positiven Druckbeatmung an.

Nach 30 Sekunden Überdruckbeatmung ist das Baby noch immer apnoisch, seine Herzfrequenz wird jedoch mit 120 Schlägen/min angegeben. Nach weiteren 30 Sekunden beginnt das Baby spontan zu atmen. Die Überdruckbeatmung wird abgesetzt, während sich die Spontanatmung normalisiert. Die Verabreichung von Sauerstoff wird mit nachlassender Zyanose allmählich reduziert.

Ein paar Minuten nach der Geburt atmet das Baby regelmäßig, hat eine Herzfrequenz von 150 Schlägen/min und bleibt ohne zusätzlichen Sauerstoff rosig. Es wird seiner Mutter gezeigt, die ermutigt wird, es zu berühren, während ihr die nächsten Schritte erläutert werden. Nach einigen weiteren Minuten unter Beobachtung wird es zur Überwachung auf die Neugeborenenstation verlegt, wo die Stabilität der Vitalzeichen und die Aktivität engmaschig beobachtet werden.

Kapitel 3

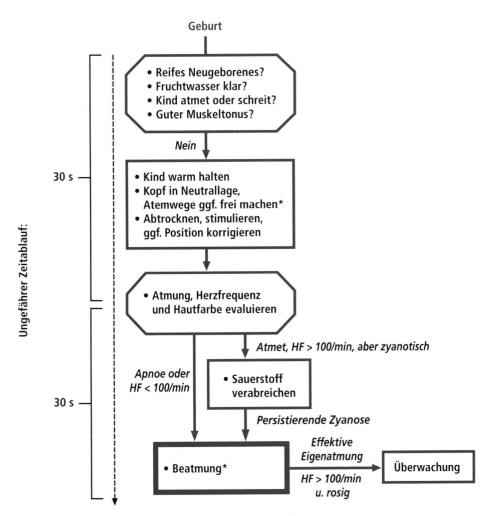

* Endotracheale Intubation in Betracht ziehen.

Beatmung

Was wird in diesem Kapitel behandelt?

In diesem Kapitel lernen Sie, einen Beatmungsbeutel mit Maske oder ein Beatmungssystem mit T-Stück für die Reanimation vorzubereiten, um Überdruckbeatmung zu geben.

In Kapitel 2 haben Sie gelernt, innerhalb weniger Sekunden festzustellen, ob Reanimation in irgendeiner Form erforderlich ist, und entsprechend die ersten Schritte vorzunehmen.

Sie beginnen die Reanimation damit, den Wärmeverlust auf ein Minimum zu reduzieren. Es folgen Positionieren, Freimachen der Atemwege, Stimulieren des Babys, um die Atmung anzuregen, indem Sie es abtrocknen, während Sie seinen Kopf neu positionieren. Danach erfolgt eine Evaluation von Atmung, Herzfrequenz und Hautfarbe. Wenn das Baby atmet, aber zentral zyanotisch ist, verabreichen Sie zusätzlich Sauerstoff.

Atmet das Baby nicht oder zeigt es Schnappatmung, liegt die Herzfrequenz unter 100 Schlägen/min und/oder bleibt die Hautfarbe trotz zusätzlichem Sauerstoff zyanotisch, besteht der nächste Schritt in der Überdruckbeatmung.

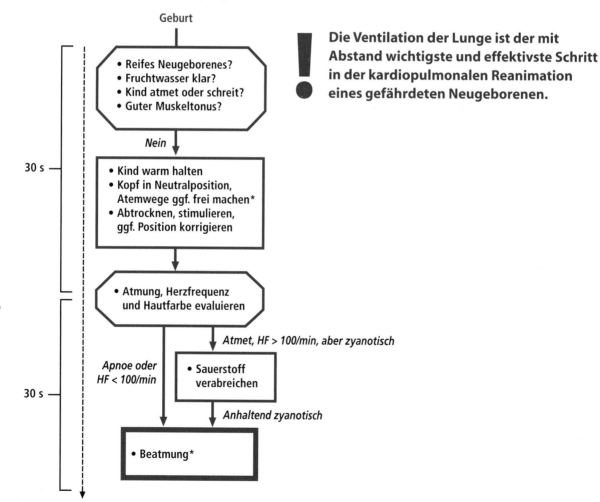

Die Ventilation der Lunge ist der mit Abstand wichtigste und effektivste Schritt in der kardiopulmonalen Reanimation eines gefährdeten Neugeborenen.

* Endotracheale Intubation in Betracht ziehen.

Welche Arten von Beatmungssystemen zur Reanimation Neugeborener gibt es?

Es gibt drei Arten von Beatmungssystem, die auf unterschiedliche Weise funktionieren:

1. Der *selbstentfaltende Beatmungsbeutel* füllt sich spontan, nachdem er zusammengedrückt wurde, und zieht Gas (Sauerstoff, Luft oder eine Mischung aus beiden) ein.

2. Der *durch Flow entfaltende Beatmungsbeutel* (auch Anästhesie-Beutel genannt) füllt sich nur, wenn Gas aus einer Druckquelle einströmt.

3. Auch das *Beatmungssystem mit T-Stück* arbeitet nur, wenn Gas aus einer Druckquelle einströmt. Durch Verschließen oder Freigeben der Öffnung in einem T-förmigen Rohr mit dem Finger oder Ihrem Daumen wird das Gas entweder in die Umgebung oder zum Baby geleitet.

Finden Sie heraus, welche Art von Reanimationsgerät in Ihrer Klinik verwandt wird. Auch wenn im Entbindungsbereich Ihrer Klinik das Beatmungssystem mit T-Stück eingesetzt wird, sollten Sie dennoch die Details desjenigen der beiden Arten von Beatmungsbeuteln lernen, der gewöhnlich außerhalb des Entbindungsbereichs verwandt wird. Ein selbstentfaltender Beatmungsbeutel sollte – wo immer eine Reanimation erforderlich werden könnte – als Ersatz verfügbar sein, für den Fall, dass eine Druckquelle für Gas ausfällt oder das Beatmungssystem mit T-Stück nicht funktioniert. Einzelheiten zu allen drei Systemen finden sich im Anhang dieses Kapitels. Sie sollten den/die Abschnitt(e) des Anhangs lesen, die sich auf das/die in Ihrer Klinik verwandte(n) System(e) beziehen.

Der *selbstentfaltende Beatmungsbeutel*, wie der Name schon sagt, füllt sich automatisch und ohne eine unter Druck stehende Gasquelle **(Abb. 3-1)** auf. Er bleibt stets gefüllt, solange er nicht komprimiert wird. Der maximale Inspirations- bzw. Blähdruck (PIP) wird dadurch gesteuert, wie fest man den Beatmungsbeutel komprimiert. Positiver endexspiratorischer Druck (PEEP) ist nur durch Anschließen eines zusätzlichen Ventils am Beatmungsbeutel möglich. Ein kontinuierlicher positiver Atemwegsdruck (CPAP) bei einem spontan atmenden Patienten lässt sich mit einem selbstentfaltenden Beatmungsbeutel nicht zuverlässig verabreichen. (PEEP und CPAP werden in Kapitel 8 eingehender behandelt.)

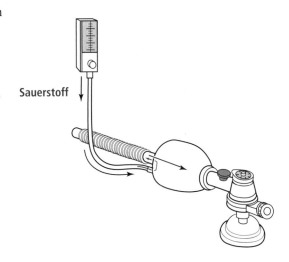

Abbildung 3-1: Ein selbstentfaltender Beatmungsbeutel bleibt auch dann gefüllt, wenn kein Gas hindurchströmt und die Maske nicht dicht auf dem Gesicht aufliegt. Er wird hier mit einem Schlauch für die Sauerstoffzufuhr dargestellt, da bei der Überdruckbeatmung in der Regel zusätzlich Sauerstoff empfohlen wird.

Beatmung

Der **durch Flow entfaltende Beatmungsbeutel** ist – sofern nicht in Gebrauch – in sich zusammengefallen wie ein leerer Luftballon **(Abb. 3-2)**. Er füllt sich nur, wenn Gas aus einer Druckquelle hineingeleitet und die Öffnung verschlossen wird, etwa wenn man die Maske dicht auf das Gesicht eines Babys aufsetzt. Füllung und Funktion hängen von einer unter Druck stehenden Gasquelle ab. Der maximale Inspirations- bzw. Blähdruck (PIP) wird gesteuert durch die Durchflussrate des einströmenden Gases, die Einstellung des Durchflussreglers und die Kraft, mit der der Beatmungsbeutel komprimiert wird. Kontinuierlicher positiver Atemwegsdruck (oder CPAP) wird über einen regulierbaren Durchflussregler gesteuert.

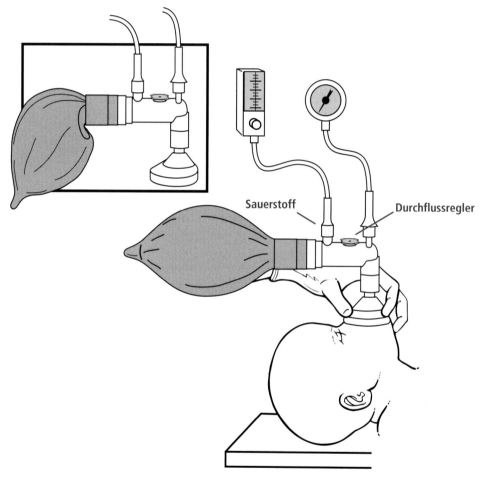

Abbildung 3-2: Ein durch Flow entfaltender Beatmungsbeutel füllt sich nur unter Verwendung einer unter Druck stehenden Gasquelle und auf das Gesicht gesetzter Maske, ansonsten bleibt er schlaff (Innenbild).

Das **Beatmungssystem mit T-Stück** ist ein durch Flow reguliertes und druckbegrenztes Beatmungssstem **(Abb. 3-3)**. Wie der durch Flow entfaltende Beatmungsbeutel erfordert dieses System eine unter Druck stehende Gasquelle. Der maximale Inspirations- bzw. Blähdruck und der positive endexspiratorische Druck (PEEP) (oder CPAP) werden ggf. manuell an Reglern eingestellt. Intermittierender Blähdruck wird verabreicht, wenn eine Öffnung am T-Stück abwechselnd verschlossen und wieder freigegeben wird.

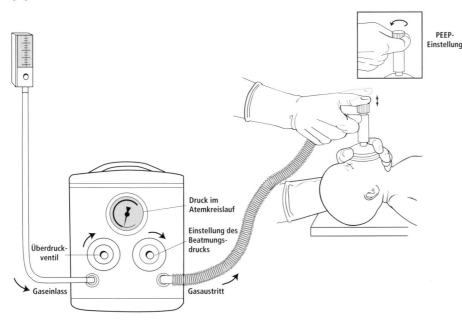

Abbildung 3-3: Durch Flow gesteuertes, druckbegrenztes System (Beatmungssystem mit T-Stück). Die Drücke (PIP und PEEP) werden an den Regulierungsknöpfen voreingestellt und übertragen, indem man eine Öffnung hinter der Maske verschließt bzw. freigibt.

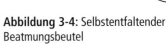

Abbildung 3-4: Selbstentfaltender Beatmungsbeutel

Vorteile
- Füllt sich nach jedem Komprimieren neu, auch ohne Druckquelle.
- Ein Überdruckventil macht Überblähen weniger wahrscheinlich.

Nachteile
- Füllt sich auch, wenn die Maske dem Gesicht des Patienten nicht gut anliegt.
- Erfordert ein Sauerstoffreservoir, um hohe Sauerstoffkonzentrationen zu liefern.
- Ist nicht zur zuverlässigen Verabreichung von frei fließendem Sauerstoff über die Maske einsetzbar.
- Kann nicht für einen kontinuierlichen positiven Atemwegsdruck (CPAP) verwandt werden und vermag einen positiven endexspiratorischen Druck nur mit angeschlossenem PEEP-Ventil zu liefern.

Welche Vor- und Nachteile haben die jeweiligen Beatmungssysteme?

Der **selbstentfaltende Beatmungsbeutel (Abb. 3-4)** ist in Kreißsälen und auf Notfallwagen häufiger zu finden. Er gilt oft als leichter anwendbar, da er sich nach dem Komprimieren wieder selbst enfaltet, und zwar auch dann, wenn er nicht an eine unter Druck stehende Gasquelle angeschlossen ist, und selbst dann, wenn die Maske nicht dem Gesicht des Patienten anliegt. Der dadurch bedingte Nachteil liegt darin, dass Sie schwerer merken, ob Ihnen ein guter Abschluss zwischen der Maske und dem Gesicht des Babys gelungen ist. Dieser ist nötig, damit der Druck aus dem komprimierten Beutel zu einem effektiven Atemgasstrom in die Lunge des Babys führt.

Beatmung

Wenn ein selbstentfaltender Beutel nicht zusammengedrückt wird, hängt die Menge des auf der Patientenseite austretenden Gas- oder Sauerstoffstroms von dem relativen Widerstand und den Lecks der im Beutel befindlichen Ventile ab. Selbst wenn der selbstentfaltende Beutel an eine Gasquelle mit 100 % Sauerstoff angeschlossen ist, wird der größte Teil des Sauerstoffs über das dem Patienten abgewandte Ende des Beutels ausgeleitet, und eine nicht vorhersehbare Menge gelangt zum Patienten, sofern der Beutel nicht komprimiert wird. Daher ist ein selbstentfaltender Beatmungsbeutel nicht geeignet, zuverlässig 100 % frei fließenden Sauerstoff über die Maske zu verabreichen. Wie in Kapitel 2 beschrieben, muss überdies ein Sauerstoffreservoir an den selbstentfaltenden Beutel angeschlossen werden, um eine hohe Sauerstoffkonzentration zu verabreichen, und zwar auch dann, wenn der Beutel komprimiert wird.

Manche Neonatologen empfehlen CPAP für ein spontan atmendes Baby und PEEP für ein Baby unter Überdruckbeatmung, vor allem, wenn es sich um ein Frühgeborenes handelt (s. Kap. 8). Kontinuierlicher positiver Atemwegsdruck ist mit einem selbstentfaltenden Beutel nicht effektiv zu erzielen, und PEEP lässt sich nur unter Verwendung eines «PEEP-Ventils» verabreichen.

Als Vorsichtsmaßnahme zur Sicherheit haben die meisten selbstentfaltenden Beatmungsbeutel ein Überdruckventil, das den erreichbaren Spitzendruck begrenzt. Verfügt ein selbstentfaltender Beatmungsbeutel nicht über ein Überdruckventil, wird zur Überwachung des Spitzendrucks ein Druckmesser benötigt.

Der *durch Flow entfaltende Beatmungsbeutel* (Abb. 3-5) erfordert zur Füllung eine unter Druck stehende Gasquelle. Sobald das Gas in den Beutel strömt, nimmt es den Weg des geringsten Widerstands und strömt entweder durch den Patientenauslass wieder ins Freie oder in den Beutel. Damit der Beutel sich füllt, muss man das Gas am Austritt hindern, indem die Maske dicht auf das Gesicht des Neugeborenen aufgesetzt wird. Wenn daher ein Neugeborenes beatmet wird, so wird sich der Beutel erst aufblähen, wenn ein Gasstrom vorhanden ist und die Maske eng über Mund und Nase des Babys anliegt. Bläht sich ein flowentfaltender Beatmungsbeutel gar nicht oder nur teilweise, zeigt dies, dass kein luftdichter Abschluss erreicht wurde.

Da die Konzentration des aus einem durch Flow entfaltenden Beatmungsbeutel austretenden Sauerstoffs dieselbe ist wie die des einströmenden Sauerstoffs, kann ein flowentfaltender Beatmungsbeutel zur zuverlässigen Verabreichung frei fließenden Sauerstoffs in Konzentrationen von 21–100 % dienen.

Der bedeutendste Nachteil eines flowentfaltenden Beatmungsbeutels besteht darin, dass mehr Übung erforderlich ist, um ihn effektiv einzusetzen. Da er zur Füllung eine Gasquelle benötigt, steht er auch manchmal nicht so rasch zur Verfügung, wenn der Reanimationsbedarf unerwartet eintritt.

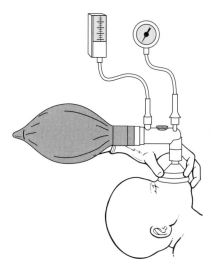

Abbildung 3-5: Durch Flow entfaltender Beatmungsbeutel

Vorteile
- Liefert 21–100 % Sauerstoff, je nach Gasquelle.
- Es ist leicht erkennbar, ob die Maske dem Gesicht des Patienten dicht anliegt.
- Kann zum Verabreichen von 21–100 % Sauerstoff dienen.

Nachteile
- Erfordert einen dichten Abschluss zwischen Maske und Gesicht des Patienten, um gefüllt zu bleiben.
- Erfordert eine Gasquelle, um sich zu füllen.
- Hat gewöhnlich kein Überdruckventil.

Da die meisten flowentfaltenden Beatmungsbeutel kein Sicherheitsventil haben, ist es wichtig, auf Veränderungen der Herzfrequenz und der Hautfarbe sowie auf das Ausmaß der Thoraxbewegungen zu achten, um ein Überblähen der Lunge zu vermeiden. Gelegentliches Beachten des Druckes auf dem Manometers hilft, die Konstanz der assistierten Atemzüge zu wahren.

Das **Beatmungssystem mit T-Stück (Abb. 3-6)** gleicht in Vielem dem durch Flow entfaltenden Beatmungsbeutel, mit der zusätzlichen Sicherheit einer mechanischen Begrenzung der Artemwegsdrücke. Wie der durch Flow entfaltende Beatmungsbeutel erfordert das Beatmungssystem mit T-Stück einen Gasstrom aus einer unter Druck stehenden Gasquelle und hat einen regelbaren Durchflussregler, um das gewünschte Maß an CPAP oder PEEP einzustellen. Auch das Beatmungssystem mit T-Stück erfordert einen luftdichten Abschluss zwischen Gesicht und Maske, um eine Beatmung zu ermöglichen und kann zuverlässig 21–100 % Sauerstoff liefern. Außerdem braucht es eine gewisse Zeit, um das System zusammenzusetzen, den Gasstrom zu öffnen und die für den erwarteten Bedarf des Neugeborenen geschätzten Grenzwerte für den Druck einzustellen.

Das Beatmungssystem mit T-Stück unterscheidet sich vom durch Flow entfaltenden Beatmungsbeutel insofern, als der Spitzenbeatmungsdruck mechanisch statt durch die Stärke des Zusammendrückens reguliert wird. Das Beatmungssystem mit T-Stück liefert einen konstanteren Druck, und der Beatmende «ermüdet» nicht vom Zusammendrücken des Beutels. Der Gasstrom ist auf das Baby oder in die Umgebung gerichtet, je nachdem ob Sie die Verschlusskappe mit einem Finger oder dem Daumen schließen und öffnen.

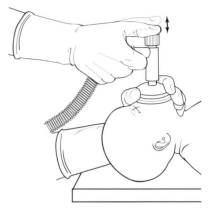

Abbildung 3-6: Beatmungssystem mit T-Stück

Vorteile
- Konstanter Druck
- Zuverlässige Kontrolle des Spitzeninspirationsdrucks und des positiven endexspiratorischen Drucks
- Zuverlässige Verabreichung von 100 % frei fließendem Sauerstoff
- Der Beatmende ermüdet nicht durch das Zusammenpressen eines Beutels.

Nachteile
- Erfordert eine Gasversorgung.
- Die Compliance der Lunge ist nicht «spürbar».
- Erfordert Einstellen des Drucks vor dem Einsatz.
- Wechsel des Beatmungsdrucks während der Reanimation ist schwieriger.

Sie werden lernen, das Baby hinsichtlich der wichtigsten Zeichen einer effektiven Überdruckbeatmung zu beurteilen: rascher Anstieg der Herzfrequenz, Besserung von Hautfarbe und Muskeltonus, mit dem Stethoskop hörbare Atemgeräusche und adäquate Thoraxexkursionen. Wenn Sie auf diese wichtigen Zeichen achten, kann eine effektive Überdruckbeatmung mit jedem der in dieser Lektion beschriebenen Überdruckbeatmungssysteme durchgeführt werden.

Zeichen einer effektiven Überdruckbeatmung
- **Rascher Anstieg der Herzfrequenz**
- **Besserung von Hautfarbe und Muskeltonus**
- **Hörbare Atemgeräusche**
- **Adäquate Thoraxexkursionen**

Beatmung

Welche wichtigen Merkmale haben die zur Beatmung Neugeborener verwandten Reanimationssysteme?

Die Ausrüstung sollte speziell für Neugeborene ausgelegt sein. Folgende Punkte sollten berücksichtigt werden.

Masken von passender Größe

In jedem Kreißsaal sollte eine Reihe verschieden großer Masken, geeignet für Babys verschiedener Größe, zur Verfügung stehen, da es schwierig ist, die richtige Maskengröße schon vor der Geburt abzuschätzen. Die Maske sollte Kinn, Mund und Nase, nicht jedoch die Augen bedecken, dabei aber immer noch klein genug sein, um einen luftdichten Abschluss auf dem Gesicht zu erreichen.

Möglichkeit zur Verabreichung unterschiedlicher Sauerstoffkonzentrationen bis 100 %

In diesem Programm wird empfohlen, ein Baby, das bei der Geburt Überdruckbeatmung benötigt, zunächst mit einer hohen Sauerstoffkonzentration zu beatmen. Diese lässt sich erreichen, indem man eine Sauerstoffquelle, die 100 % O_2 liefert, an einen selbstentfaltenden Beatmungsbeutel mit Sauerstoffreservoir, einen durch Flow entfaltenden Beutel oder ein Beatmungssystem mit T-Stück anschließt. Hohe Sauerstoffkonzentrationen lassen sich mit einem selbstentfaltenden Beutel ohne Reservoir nicht erreichen. Bei Frühgeborenen oder bei Babys, die über mehr als nur ein paar Minuten der assistierten Beatmung bedürfen, sollte die Sauerstoffkonzentration gesenkt werden, sobald das Baby rosig wird oder sich die Sauerstoffsättigung normalisiert. Dazu müssen sich Sauerstoff und Luft mischen lassen, und dafür sind eine Druckluft- und eine Sauerstoffquelle sowie ein Sauerstoffmischer erforderlich, um Sauerstoff in variabler Konzentration in den Beatmungsbeutel oder das Beatmungssystem mit T-Stück zu leiten. Der Einsatz von Sauerstoff wird an späterer Stelle in diesem Kapitel erörtert, und das Mischen von Luft und Sauerstoff wird in Kapitel 8 beschrieben.

Möglichkeit zur Kontrolle von Spitzendruck, endexspiratorischem Druck und Inspirationszeit

Eine adäquate Ventilation der Lungen zu erreichen ist der wichtigste Schritt bei der Reanimation Neugeborener. Die Höhe des Überdrucks richtet sich nach dem Zustand der Lunge des Babys, und exzessiver Überdruck kann die Lunge schädigen. Positiver endexspiratorischer Druck (PEEP) (oder CPAP) kann zur Beatmung von Babys mit unreifer Lunge hilfreich sein, wie in Kapitel 8 erörtert. Selbstentfaltende Beatmungsbeutel können ohne zusätzliches spezielles PEEP-Ventil keinen PEEP liefern. Ein Manometer kann hilfreich sein, um die Höhe des Spitzendrucks und des endexspiratorischen Drucks zu messen.

Die Dauer der Inspirationszeit ist ein Faktor, der zur Blähung der Lunge beiträgt. Eine Verlängerung der Inspirationszeit wird erreicht, indem man den Beutel für längere Zeit zusammendrückt oder den Finger länger auf der PEEP-Kappe des Beatmungssystems mit T-Stück hält. Die optimale Insufflationszeit während der Reanimation eines Neugeborenen ist derzeit aber nicht bekannt.

Angemessene Größe des Beatmungsbeutels

Beatmungsbeutel für Neugeborene sollten ein Volumen von 200–750 ml haben. Reifgeborene erfordern mit jedem Atemzug nur 15–25 ml (5–8 ml/kg KG). Beatmungsbeutel mit einem Volumen von mehr als 750 ml, die für ältere Kinder und Erwachsene ausgelegt sind, machen das Verabreichen derart geringer Volumina schwierig. Zu kleine Beatmungsbeutel erlauben nicht die Verwendung längerer Inspirationszeiten.

Sicherheitsvorkehrungen

Um Komplikationen infolge zu hoher Beatmungsdrücke möglichst gering zu halten, sollten die Beatmungssysteme gewisse Sicherheitseinrichtungen haben, um eine versehentliche Anwendung hoher Drücke zu verhindern bzw. davor zu schützen. Diese Sicherheitseinrichtungen sind bei jedem System anders.

Welche Sicherheitsvorrichtungen verhindern, dass der Druck im Beatmungssystem zu hoch wird?

Einen Beatmungsbeutel zur Reanimation schließen Sie entweder an eine Atemmaske, die Sie dicht auf das Gesicht des Patienten halten, oder an einen Endotrachealtubus in der Luftröhre des Patienten an. In beiden Fällen können, wenn Sie mit zu hohem Druck beatmen, die Lungen überbläht werden, was zur Ruptur der Alveolen mit nachfolgendem Austritt von Luft, wie z. B. einem Pneumothorax, führt.

Selbstentfaltende Beatmungsbeutel sollten ein Druckbegrenzungsventil haben, das gewöhnlich als *Überdruckventil* (Abb. 3-7) bezeichnet wird und im Allgemeinen auf 30–40 cm H_2O eingestellt ist. Werden darüber hinausgehende Spitzendrücke erzeugt, öffnet sich das Ventil und begrenzt damit den auf das Neugeborene übertragenen Druck. Die Druckgrenzen, an denen sich ein Überdruckventil öffnet, variieren unter Umständen erheblich. Bauart und Alter des Beutels sowie die Methode, nach der er gereinigt wurde, wirken sich auf den Öffnungsdruck des Ventils aus.

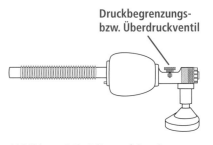

Abbildung 3-7: Selbstentfaltender Beatmungsbeutel mit Druckbegrenzungs- bzw. Überdruckventil

Bei manchen selbstentfaltenden Beatmungsbeuteln lässt sich das Druckbegrenzungsventil vorübergehend verschließen oder umgehen, um hohe Drücke anwenden zu können. Dies ist normalerweise nicht notwendig, kann aber gelegentlich erforderlich werden, um die nichtbelüfteten Lunge eines Neugeborenen zu beatmen, vor allem bei den ersten paar Atemzügen. Sorgfältig muss darauf geachtet werden, bei den ersten Atemzügen mit nicht aktivem Überdruckventil nicht zu viel Druck auszuüben. Viele selbstentfaltende Beatmungsbeutel sind auch mit einem Manometer oder einem entsprechenden Anschluss ausgestattet, der die Überwachung des Spitzeninspirationsdrucks beim Zusammendrücken des Beutels ermöglicht.

Beatmung

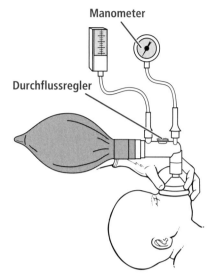

Abbildung 3-8: Durch Flow entfaltender Beatmungsbeutel mit Durchflussregler und Manometer

Durch Flow entfaltende Beatmungsbeutel haben einen Durchflussregler (Abb. 3-8), mit dem sich der gewünschte positive endexspiratorische Druck einstellen lässt. Bei falsch eingestelltem Durchflussregler kann es zur versehentlichen Überblähung der Lunge des Babys kommen. Das Manometer dient dazu, allzu hohe Drücke zu vermeiden.

 Achten Sie darauf, dass Sie den Sauerstoffschlauch nach den Vorgaben des Herstellers am entsprechenden Anschluss des Beatmungsbeutels angeschlossen haben. Wird der Sauerstoffschlauch am Manometerstutzen angeschlossen, kann dies Berichten zufolge zu versehentlich zu hohen Blähdrücken am Patienten führen.

Beatmungssysteme mit T-Stück haben zwei Regler zum Einstellen des Inspirationsdrucks. Mit dem Regler für den Inspirationsdruck wird die Höhe des bei einem normalen assistierten Atemzug gewünschten Drucks eingestellt. Der Überdruckregler ist eine Sicherheitsvorrichtung, die verhindert, dass der Druck über einen voreingestellten Wert (gewöhnlich 40 cm H_2O, jedoch einstellbar) hinaus ansteigt. Exzessive Drücke lassen sich auch vermeiden, indem man das Manometer für den Druck im Atemkreislauf beobachtet (Abb. 3-9).

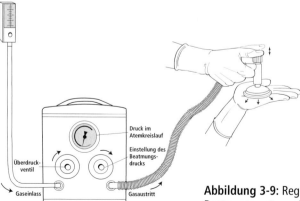

Abbildung 3-9: Regler für die Überdrucksicherung und den Inspirationsdruck an einem Beatmungssystem mit T-Stück

Tabelle 3-1: Kontrollmöglichkeiten zur Begrenzung von Atemzügen während der Überdruckbeatmung mit Beatmungssystemen bei der Neugeborenenreanimation. Jedes dieser Merkmale wird im Anhang bei der Darstellung der einzelnen Systeme eingehend beschrieben.

Merkmal	Selbstentfaltender Beutel	Durch Flow entfaltender Beutel	Beatmungssystem mit T-Stück
Masken geeigneter Größe	verfügbar	verfügbar	verfügbar
Sauerstoffkonzentration: • 90–100 % möglich? • variable Konzentration möglich?	• nur mit Reservoir • nur mit Mischer plus Reservoir • etwa 40 % O_2 ohne Reservoir	• ja • nur mit Mischer	• ja • nur mit Mischer
Spitzeninspirationsdruck	Grad des Zusammenpressens, gemessen anhand des optionalen Manometers	Grad des Zusammenpressens, gemessen mit dem Manometer	Spitzeninspirationsdruck, bestimmt durch mechanische Regler
Positiver endexspiratorischer Druck (PEEP)	keine direkte Kontrolle (sofern nicht optionales PEEP-Ventil angeschlossen)	Regulieren mit dem Durchflussregler	Kontrolle des positiven endexspiratorischen Drucks möglich
Inspirationszeit	Dauer des Zusammenpressens	Dauer des Zusammenpressens	Dauer des Verschlusses der PEEP-Kappe (T-Stück)
Beutel geeigneter Größe	verfügbar	verfügbar	nicht zutreffend
Sicherheitsvorrichtungen	• Überdruckventil • optionales Manometer	• Manometer	• Überdruckventil • Manometer

Beatmung

Prüfen Sie sich selbst!

(Die Antworten finden sich im vorangehenden Abschnitt und am Schluss des Kapitels.)

1. Durch Flow entfaltende Beatmungsbeutel (funktionieren) (funktionieren nicht) ohne eine Gasdruckquelle.

2. Ein Baby wird geboren, es ist apnoisch und zyanotisch. Sie machen seine Atemwege frei und stimulieren es. 30 Sekunden nach der Geburt hat sich sein Zustand nicht gebessert. Der nächste Schritt besteht darin, (weiter zu stimulieren) (mit Beatmung zu beginnen).

3. Der mit Abstand wichtigste und effektivste Schritt in der Neugeborenen-Reanimation ist (die Stimulation) (die Ventilation der Lungen).

4. Benennen Sie die folgenden Beatmungsbeutel mit «durch Flow entfaltend», «selbstentfaltend» bzw. Beatmungssystem mit T-Stück.

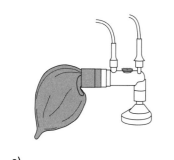

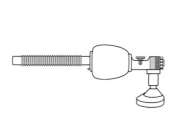

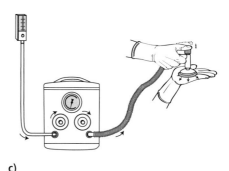

a) _____ b) _____ c) _____

5. Bei jeder Geburt müssen Masken verschiedener Größe (vorhanden sein) (nicht vorhanden sein).

6. Bei selbstentfaltenden Beatmungsbeuteln muss ein _____ angebracht werden, um 90–100 % Sauerstoff zu verabreichen.

7. Beatmungssysteme mit T-Stück (funktionieren) (funktionieren nicht) ohne eine Gasdruckquelle.

8. Beatmungsbeutel für Neugeborene sind (viel kleiner als) (genauso groß wie) Beatmungsbeutel für Erwachsene.

9. Nennen Sie die wichtigsten Sicherheitsmerkmale zu jedem der folgenden Systeme:

   selbstentfaltender Beatmungsbeutel: _____

   durch Flow entfaltender Beatmungsbeutel: _____

   Beatmungssystem mit T-Stück: _____

Welche Sauerstoffkonzentration sollte bei der Überdruckbeatmung während der Reanimation gegeben werden?

In diesem Programm wird empfohlen, 100 %igen Sauerstoff zu verabreichen, wenn während der Reanimation termingerecht geborener Babys eine Beatmung erforderlich wird. Wenn Sie einen selbstentfaltenden Beatmungsbeutel verwenden, sollten Sie ihn daher an eine Sauerstoffquelle anschließen und ein Sauerstoffreservoir verwenden. Wenn Sie einen flowentfaltenden Beatmungsbeutel oder ein Beatmungssystem mit T-Stück verwenden, verbinden Sie diese mit einer Sauerstoffquelle.

Mehreren neueren Studien zufolge ist die Reanimation mit 21 %igem Sauerstoff (Raumluft) ebenso erfolgreich wie die Reanimation mit 100 %igem Sauerstoff. Außerdem gibt es einige Belege dafür, dass eine prolongierte Exposition gegenüber Sauerstoff während und nach einer perinatalen Asphyxie schädlich sein kann. Da bei einer Asphyxie jedoch im Körpergewebe ein Sauerstoffmangel vorliegt und sich die Lungendurchblutung unter Sauerstoff bessert, ist es theoretisch möglich, dass während der Reanimation zusätzlich verabreichter Sauerstoff zu einer rascheren Wiederherstellung der Sauerstoffspiegel im Blut, vielleicht zu weniger Dauerschäden des Gewebes und zu einer verbesserten Lungendurchblutung führt.

Die zurzeit verfügbare Evidenz reicht nicht aus, um diese Kontroverse zu klären. Manche Kliniker beschließen, die Reanimation mit weniger als 100 % Sauerstoff zu beginnen, andere ohne zusätzlichen Sauerstoff, d. h. mit Raumluft. Die verfügbare Evidenz unterstützt beide Ansätze. Wenn allerdings die Reanimation mit Raumluft begonnen wird, empfiehlt es sich, zusätzlich bis zu 100 % Sauerstoff zu verabreichen, wenn es innerhalb von 90 Sekunden nach der Geburt nicht zu einer eindeutigen Besserung gekommen ist. Es herrscht ein klarer Konsens dahingehend, dass die Sicherstellung einer effektiven Beatmung Vorrang haben sollte. In Situationen, in denen zusätzlicher Sauerstoff nicht ohne Weiteres zur Verfügung steht, sollte daher Überdruckbeatmung mit Raumluft durchgeführt werden. Der Sonderfall einer möglichen Anwendung von weniger als 100 % Sauerstoff bei der Reanimation Frühgeborener wird in Kapitel 8 erörtert.

Die American Academy of Pediatrics (AAP) und die American Heart Association (AHA) nehmen die Evidenz aus neueren Studien in diesem Bereich zur Kenntnis und unterstützen die Option, weniger Sauerstoff einzusetzen, wie oben beschrieben. Bis jedoch weitere Evidenz zu diesem Thema verfügbar ist, wird in diesem Programm weiterhin die Anwendung zusätzlichen Sauerstoffs empfohlen, und zwar so, wie es in diesem Lehrbuch beschrieben wird.

Beatmung

Lässt sich mit Beutel und Maske bzw. einem Beatmungssystem mit T-Stück frei fließender Sauerstoff verabreichen?

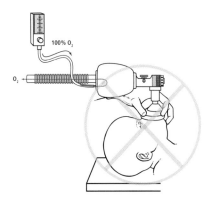

Abbildung 3-10: Eine direkte Applikation von 100%igem Sauerstoff ist mit einem selbstentfaltenden Beatmungsbeutel über die Maske nicht zuverlässig möglich; für zuverlässige 90–100% Sauerstoff muss der Beutel zusammengedrückt werden.

*Über die Maske eines **selbstentfaltenden Beatmungsbeutels** lässt sich Sauerstoff nicht direkt zuverlässig verabreichen* (**Abb. 3-10**).

Der in einen selbstentfaltenden Beatmungsbeutel eintretende Sauerstoff wird normalerweise zum Lufteinlass umgelenkt und dann entweder aus der äußeren Öffnung des Sauerstoffreservoirs oder aus einem daran angeschlossenen Ventil ausgeleitet. Die zum Patienten geleitete Menge an Sauerstoff hängt vom relativen Widerstand der verschiedenen Ventile ab und gelangt unter Umständen erst dann zum Patienten, wenn der Beutel zusammengedrückt wird. Sollte Ihre Klinik mit selbstentfaltenden Beatmungsbeuteln ausgestattet sein, benötigen Sie unter Umständen eine zusätzliche Ausrüstung zur Verabreichung von Sauerstoff, wie in Kapitel 2 beschrieben.

*Ein **durch Flow entfaltender Beatmungsbeutel** oder ein **Beatmungssystem mit T-Stück** kann zur direkten Verabreichung von Sauerstoff verwandt werden* (**Abb. 3-11**).

Die Beatmungsmaske sollte locker auf dem Gesicht aufliegen, sodass an den Rändern etwas Gas entweichen kann. Wird sie dicht auf das Gesicht aufgesetzt, baut sich im Beutel oder im T-Stück Druck in Form eines CPAP oder PEEP auf und wird auf die Lunge des Neugeborenen übertragen (s. Kap. 8). Der Beutel sollte sich beim Verabreichen nicht blähen wenn lediglich Sauerstoff verabreicht werden soll. Ein geblähter Beatmungsbeutel zeigt, dass die Maske eng am Gesicht anliegt und Druck appliziert wird.

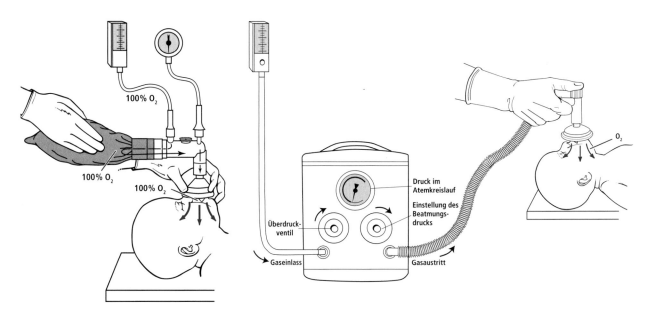

Abbildung 3-11: Direkte Applikation von 100%igem Sauerstoff, verabreicht über einen flowentfaltenden Beatmungsbeutel (links) und über einen Beatmungssystem mit T-Stück (rechts). Man beachte, dass die Atemmaske nicht dicht auf das Gesicht aufgesetzt wird.

Welche Merkmale machen Gesichtsmasken am effektivsten zur Beatmung Neugeborener?

Atemmasken gibt es in vielen Formen, Größen und Materialien. Die Auswahl einer Maske für den Einsatz bei einem bestimmten Neugeborenen hängt davon ab, wie gut die Maske auf dessen Gesicht passt. Die korrekte Maske führt zu einem luftdichten Abschluss zwischen Maske und Gesicht des Neugeborenen.

Die Ränder von Beatmungsmasken sind entweder **gepolstert** oder **ungepolstert**.

Der Rand einer gepolsterten Maske **(Abb. 3-12)** besteht entweder aus einem weichen, flexiblen Material, wie z. B. Schaumstoff, oder aus einem luftgefüllten Ring. Eine Maske mit gepolstertem Rand hat gegenüber einer ungepolsterten mehrere Vorteile:

Abbildung 3-12: Gesichtsmasken mit kissenartig gepolstertem Rand

- Der Rand passt sich leichter an die Gesichtsform des Neugeborenen an und erleichtert einen luftdichten Abschluss.
- Es erfordert weniger Druck auf das Gesicht des Neugeborenen, um einen luftdichten Abschluss zu erreichen.
- Die Wahrscheinlichkeit einer Schädigung der Augen des Neugeborenen durch eine falsch aufgesetzte Maske ist geringer.

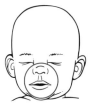

Abbildung 3-13: Runde (links) und anatomisch geformte (rechts) Gesichtsmaske

Manche Masken sind ohne einen gepolsterten, weichen Rand konstruiert. Eine solche Maske hat am Rand gewöhnlich eine sehr harte Kante. Eine Maske mit nichtgepolstertem Rand kann eine Reihe von Problemen verursachen:

- Es ist schwieriger, einen luftdichten Abschluss zu erreichen, da sich die Maske der Gesichtsform des Babys nicht so leicht anpasst.
- Falsch aufgesetzt, kann die Maske die Augen des Babys schädigen.
- Zu fest aufs Gesicht gesetzt, kann die Maske zu Hautabschürfungen im Gesicht des Babys führen.

Masken gibt es überdies in zwei Formen: rund und anatomisch geformt **(Abb. 3-13)**. Anatomisch geformte Masken sind so gestaltet, dass sie zu den Konturen des Gesichts passen. Ihrer Form nach werden sie mit dem spitzen Ende über der Nase aufs Gesicht gesetzt.

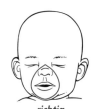

richtig
bedeckt Mund, Nase und Kinn, aber nicht die Augen

Es gibt Masken auch in mehreren Größen, wobei sowohl für kleine Frühgeborene als auch für Reifgeborene Masken verfügbar sein sollten.

Um die richtige Größe zu haben, sollte eine Maske die Spitze des Kinns, Mund und Nase, nicht aber die Augen bedecken **(Abb. 3-14)**:

- Zu groß kann sie die Augen schädigen und schließt nicht gut ab.
- Zu klein bedeckt sie Mund und Nase nicht und kann die Nase verschließen.

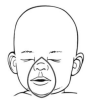

falsch
zu groß: reicht bis zu den Augen und über das Kinn hinaus

falsch
zu klein: deckt Mund und Nase nicht gut ab

Abbildung 3-14: Richtige (oben) und falsche (unten) Größe einer Gesichtsmaske

 Stellen Sie sicher, dass Masken verschiedener Größen verfügbar sind. Es ist unmöglich, ein Frühgeborenes mit einer Maske für termingerecht geborene Kinder effektiv zu beatmen.

Was sollte getan werden, um die Ausrüstung auf eine absehbare Reanimation vorzubereiten?

Zusammenstellen der Ausrüstung

Das jeweilige Überdruckbeatmungssystem sollte zusammengesetzt und so an eine Sauerstoffquelle angeschlossen werden, dass es bei Bedarf die erforderliche Konzentration von 90–100 % Sauerstoff liefert. Wird ein selbstentfaltender Beutel verwandt, achten Sie darauf, dass das Sauerstoffreservoir daran befestigt ist. Stellen Sie fest, wie groß das Baby bei der Geburt voraussichtlich sein wird, und vergewissern Sie sich, dass Masken von entsprechender Größe vorhanden sind. Überprüfen Sie die Masken sorgfältig auf Risse oder Schäden am Rand. Auch wenn ein Sauerstoffmischer für die erfolgreiche Reanimation eines Neugeborenen nicht essenziell ist, kann er bei jedem der Beatmungssysteme nach der initialen Reanimation das Einstellen der Sauerstoffabgabe erleichtern.

Testen der Ausrüstung

Nach dem Auswählen und Zusammensetzen der Gerätschaften sollten Sie Beutel und Maske überprüfen, um sicherzugehen, dass sie richtig funktionieren. Erfolg beim Beatmen mit einer Maske erfordert mehr als nur eine Ausrüstung auf neuestem Stand und geübtes Personal – die Ausrüstung muss auch funktionstüchtig sein. Beutel mit Rissen oder Löchern, Ventile, die klemmen oder ein Leck haben, Systeme, die nicht richtig funktionieren oder beschädigte Masken dürfen nicht verwandt werden. Vor jeder Geburt sollte die Ausrüstung überprüft werden. Unmittelbar vor dem Einsatz sollte der Anwender sie abermals überprüfen. Bei jedem der Systeme sind jeweils unterschiedliche Punkte zu überprüfen, wie im jeweiligen Anhang besprochen.

 Sie sollten mit dem/den Beatmungssystem(en), die Sie verwenden, sehr gut vertraut sein. Sie sollten genau wissen, wie man das jeweilige System überprüft, um rasch festzustellen, ob es richtig funktioniert.

Kapitel 3

Prüfen Sie sich selbst!

(Die Antworten finden sich im vorangehenden Abschnitt und am Schluss des Kapitels.)

10. Sauerstoff lässt sich zuverlässig über eine an einen (durch Flow entfaltenden Beutel) (selbstentfaltenden Beutel) (Beatmungssystem mit T-Stück) angeschlossene Maske verabreichen.

11. Soll über einen durch Flow entfaltenden Beatmungsbeutel über die Maske Sauerstoff verabreicht werden, muss die Maske (fest) (locker) auf dem Gesicht des Babys aufsitzen, damit an den Rändern etwas Gas entweichen kann.

12. Welche Maske wird korrekt eingesetzt?

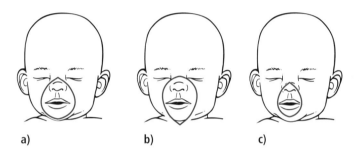

a)   b)   c)

13. Vor einer Reanimation sollte der Beatmungsbeutel an ein/e _____ _____ angeschlossen werden.

Was müssen Sie vor Beginn der Beatmung prüfen?

Wählen Sie eine Maske von geeigneter Größe.
Denken Sie daran: Die Maske sollte Mund, Nase und die Kinnspitze, nicht aber die Augen abdecken **(Abb. 3-15)**.

Vergewissern Sie sich, dass die Atemwege frei sind.
Saugen Sie unter Umständen Mund und Nase nochmals ab, um sicher zu sein, dass die Beatmung nicht auf Hindernisse stößt.

Positionieren Sie den Kopf des Babys.
Wie in Kapitel 2 beschrieben, sollte der Hals des Babys leicht gestreckt, aber nicht überstreckt sein, um die Atemwege offen zu halten. Dies lässt sich erreichen, indem man dem Baby etwa eine kleine Rolle unter die Schultern legt **(Abb. 3-16)**.

Hat sich die Stellung des Babys verändert, positionieren Sie es neu, bevor Sie fortfahren.

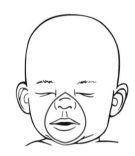

Abbildung 3-15: Eine Maske der richtigen Größe bedeckt Mund, Nase und Kinnspitze, nicht aber die Augen.

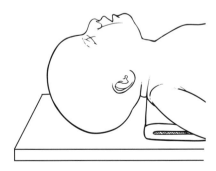

Abbildung 3-16: Korrekte Lagerung für eine Beatmung

Beatmung

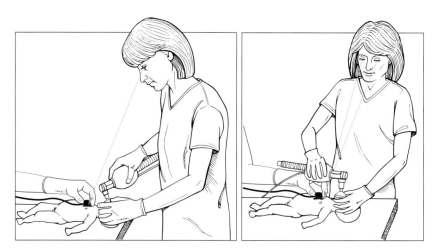

Abbildung 3-17: Zwei korrekte Positionen zur visuellen Kontrolle der Thoraxexkursionen bei assistierter Beatmung

Stellen Sie sich neben den Reanimationsplatz

Stellen Sie sich an die Seite des Babys oder an das Kopfende, um die assistierte Beatmung effektiv durchführen zu können **(Abb. 3-17)**. Beide Positionen gewährleisten Zugang zum Thorax und Abdomen zur visuellen Kontrolle des Babys, für die Herzdruckmassage und für einen Gefäßzugang über die Nabelgefäße, falls dies nötig werden sollte. Wenn Sie Rechtshänder sind, ist es Ihnen vielleicht am angenehmsten, das Beatmungssystem mit der rechten Hand zu kontrollieren und die Maske mit der Linken zu halten. Sollten Sie Linkshänder sein, möchten Sie das Beatmungssystem vielleicht mit der linken Hand kontrollieren und die Maske mit der Rechten halten. Unter Umständen sollte die Maske gedreht werden, um sie richtig auszurichten.

Wie positionieren Sie die Maske auf dem Gesicht?

Die Maske sollte so auf das Gesicht aufgesetzt werden, dass sie Nase und Mund bedeckt und die Kinnspitze innerhalb des Maskenrandes liegt. Vielleicht hilft es Ihnen, wenn Sie zuerst das Kinn mit der Maske «einfangen» und diese dann über Mund und Nase stülpen **(Abb. 3-18)**.

Gewöhnlich wird die Maske mit Daumen, Zeige- und/oder Mittelfinger auf dem Gesicht gehalten, wobei der Mittelfinger einen großen Teil des Maskenrandes umfasst, während Ring- und Kleinfinger das Kinn nach vorn ziehen, um die Atemwege offen zu halten.

Anatomisch geformte Masken sollten mit dem spitzen Ende über der Nase positioniert werden. Nach dem Aufsetzen der Maske lässt sich durch leichten, abwärts gerichteten Druck auf den Maskenrand und sanftes Andrücken des Unterkiefers gegen die Maske ein luftdichter Abschluss erreichen **(Abb. 3-19)**.

Die Maske sollte sorgfältig gehalten werden, und dabei sollten Sie folgende Vorsichtsmaßnahmen einhalten:

- «Rammen» Sie die Maske nicht ins Gesicht. Zu viel Druck kann zu Verletzungen der Gesichtshaut führen.
- Lassen Sie Ihre Finger oder Teile der Hand nicht auf den Augen des Babys ruhen.

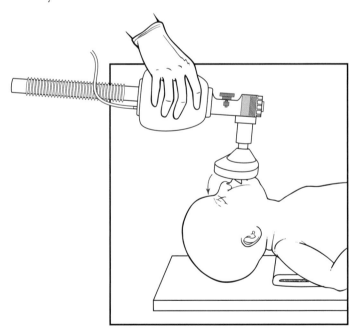

Abbildung 3-18: Korrektes Positionieren der Maske auf dem Gesicht

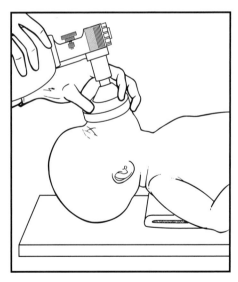

Abbildung 3-19: Leichter Druck auf die Maske hilft, einen luftdichten Abschluss zu erreichen. Auch ein nach vorn gerichteter Druck auf den hinteren Rand des Unterkiefers (nicht dargestellt) kann ebenfalls helfen.

Warum ist es so wichtig, einen luftdichten Abschluss zwischen Maske und Gesicht zu erreichen?

Ein luftdichter Abschluss zwischen Maskenrand und Gesicht ist wichtig, um den für die Inflation der Lunge erforderlichen Überdruck zu erreichen.

Obwohl ein selbstentfaltender Beatmungsbeutel sich bei inadäquater Abdichtung zwischen Maske und Gesicht wieder füllt, werden Sie beim Komprimieren des Beutels nicht den notwendigen Druck erzeugen können, um die Lunge zu dehnen.

Ein durch Flow entfaltender Beatmungsbeutel füllt sich nicht ohne einen guten Abschluss zwischen Maske und Gesicht, und Sie können ihn daher nicht komprimieren, um den gewünschten Druck zu erzeugen.

Ein Beatmungssystem mit T-Stück liefert ohne einen guten Abschluss zwischen Maske und Gesicht keinen Überdruck.

Denken Sie daran:

- Es bedarf eines luftdichten Abschlusses, damit sich ein flowentfaltender Beatmungsbeutel füllt.
- Bei jedem Beatmungssystem bedarf es eines luftdichten Abschlusses, um beim Komprimieren des Beutels Überdruck zur Dehnung der Lunge zu erzeugen.

Woran erkennen Sie, wie viel Druck ausgeübt werden muss?

 Die besten Zeichen dafür, dass die Maske luftdicht abschließt und die Lungen adäquat gedehnt wird, sind ein Anstieg der Herzfrequenz, eine Verbesserung der Hautfarbe und eine Erhöhung des Muskeltonus.

Ein rascher Anstieg der Herzfrequenz des Babys mit anschließender Besserung der Hautfarbe und des Muskeltonus sind die besten Indikatoren für adäquate Beatmungsdrücke. Bessern sich diese Zeichen nicht, sollten Sie bei jedem Atemhub unter Überdruck auf die Thoraxexkursion achten und einen Helfer mit einem Stethoskop beide Seiten des Thorax zur Beurteilung der Atemgeräusche auskultieren lassen. Bewegungen des Abdomens infolge von Luft, die in den Magen gelangt, können als effektive Beatmung fehlgedeutet werden.

Die fetale Lunge ist flüssigkeitsgefüllt, die Lunge eines Neugeborenen muss indessen mit Luft gefüllt werden. Um in der Lunge ein Gasvolumen (funktionelle Residualkapazität) zu schaffen, erfordern die ersten paar Atemzüge oft einen höheren Druck als die folgenden. Ein höherer Druck ist mit höherer Wahrscheinlichkeit bei einem Baby erforderlich, das nicht spontan atmet.

Hohe Lungenvolumina und hohe Beatmungsdrücke können die Lunge schädigen, daher wird empfohlen, den Beatmungsbeutel gerade eben so weit zusammenzudrücken, dass sich Herzfrequenz, Hautfarbe und Muskeltonus bessern. Gelegentlich muss der Druck auf 30 cm H_2O oder mehr erhöht werden, wenn es nicht zur Besserung dieser Parameter kommt. Hilfreich ist, den Atemwegsdruck mit einem Manometer zu messen, um hohe Lungenvolumina und Atemwegsdrücke zu vermeiden, die Lungencompliance zu beurteilen, und bei Bedarf Anhaltswerte für anschließende Einstellungen des Beatmungssystems zu bekommen.

Wenn die Atemexkursionen sehr ausgeprägt sind, wird die Lunge überbläht. Sie verwenden einen zu hohen Druck, und es besteht Gefahr eines Pneumothorax. Bedenken Sie, dass das normale Atemzugvolumen eines Neugeborenen erheblich kleiner ist als die Menge an Gas in Ihrem Beatmungsbeutel: etwa ein Zehntel eines selbstentfaltenden 240-ml-Beutels und ein Dreißigstel eines flowentfaltenden 750-ml-Beutels **(Abb. 3-20)**.

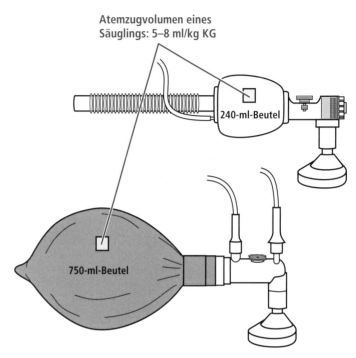

Abbildung 3-20: Volumenvergleich zwischen dem normalen Atemzug eines Neugeborenen und dem Volumen gängiger Beatmungsbeutel

Welche Atemfrequenz sollten Sie bei der Beatmung anwenden?

In den ersten Stadien der Neugeborenen-Reanimation sollte mit einer Frequenz von **40–60 Atemzügen pro Minute** bzw. etwas weniger als einem Atemzug pro Sekunde beatmet werden.

Um diese Frequenz von 40–60 Atemzügen pro Minute einzuhalten, kann es helfen, beim Beatmen des Neugeborenen laut zu zählen:

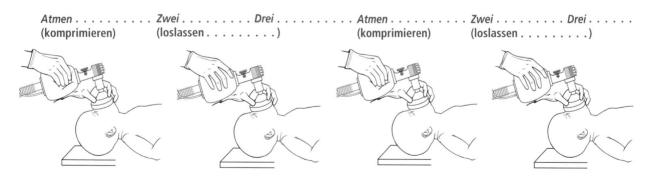

Abbildung 3-21: Lautes Mitzählen hilft, eine Frequenz von 40–60 Atemzügen pro Minute beizubehalten.

Wenn Sie den Beutel bei «Atmen» komprimieren oder die PEEP-Kappe des Beatmungssystems mit T-Stück verschließen und ihn bei «Zwei…, Drei…» loslassen bzw. die Kappe freigeben, werden Sie ggf. feststellen, dass Sie mit der richtigen Frequenz beatmen **(Abb. 3-21)**.

Woran erkennen Sie, ob es dem Baby besser geht und die Überdruckbeatmung eingestellt werden kann?

Eine Besserung ist an vier Zeichen zu erkennen:

- steigende Herzfrequenz
- sich verbessernde Hautfarbe
- Spontanatmung
- zunehmender Muskeltonus.

Prüfen Sie nach 30 Sekunden Beatmung, ob sich diese Zeichen verbessert haben. Dies erfordert die Unterstützung durch eine zweite Person. Liegt die Herzfrequenz auch weiterhin unter 60 Schlägen/min, müssen Sie zum nächsten Schritt, der Herzdruckmassage, übergehen, wie in Kapitel 4 beschrieben. Liegt die Herzfrequenz über 60 Schlägen/min, sollten Sie die Beatmung fortsetzen und die vier Zeichen alle 30 Sekunden überprüfen.

Nähert sich die Herzfrequenz weiter dem Normalbereich, sollten Sie das Baby weiter in einer Frequenz von 40–60 Atemzügen pro Minute beatmen. Mit zunehmender Besserung des Zustands sollte das Baby auch eine rosige Hautfarbe bekommen, und der Muskeltonus sollte zunehmen. Achten Sie auf das Heben und Senken des Thorax und auf die Atemgeräusche, um eine Überblähung oder eine zu schwache Beatmung der Lunge zu vermeiden.

Stabilisiert sich die Herzfrequenz oberhalb von 100 Schlägen/min, senken Sie die Frequenz der Beatmung schrittweise, bis Sie eine effektive Spontanatmung beobachten. Wenn sich die Hautfarbe bessert, kann auch der zusätzliche Sauerstoff allmählich abgesetzt werden, soweit dies toleriert wird.

Was tun Sie, wenn sich die Herzfrequenz, die Hautfarbe und der Muskeltonus nicht bessert und sich der Thorax nicht bei jedem Atemzug hebt?

Sollten sich Herzfrequenz, Hautfarbe und Muskeltonus nicht bessern, prüfen Sie, ob es bei jedem Überdruck-Atemhub zu Thoraxexkursionen kommt, und bitten Sie die zweite Person, mit dem Stethoskop die Atemgeräusche zu auskultieren. Wenn sich der Thorax nicht adäquat hebt, kann dies eine oder mehrere der folgenden Ursachen haben:

- Die Maske schließt nicht luftdicht ab.
- Die Atemwege sind blockiert.
- Es wird nicht genügend Druck verabreicht.

Unzureichender Luftabschluss
Wenn Sie hören oder fühlen, dass rings um die Maske Luft entweicht, setzen Sie die Maske erneut auf das Gesicht, um einen besseren Luftabschluss zu erreichen. Drücken Sie ein wenig fester auf den Rand der Maske, und ziehen Sie den Unterkiefer etwas mehr nach vorn. Drücken Sie nicht fest auf das Gesicht des Babys. Ein Leck tritt meist zwischen Wange und Nasenrücken auf **(Abb. 3-22)**.

Blockierte Atemwege
Ein weiterer Grund für eine unzureichende Beatmung der Lunge des Babys sind blockierte Atemwege. Um dies zu korrigieren:

- Überprüfen Sie die Positionierung des Babys, und strecken Sie seinen Hals ein wenig mehr.
- Überprüfen Sie Mund, Rachen und Nase auf Sekret. Saugen Sie Mund und Nase bei Bedarf ab.
- Versuchen Sie, bei leicht geöffnetem Mund des Babys zu beatmen. Dies ist besonders hilfreich bei extrem unreifen Frühgeborenen mit sehr kleinen Nasenöffnungen.

Unzureichender Druck
Unter Umständen komprimieren Sie den Beatmungsbeutel nicht kräftig genug:

- Erhöhen Sie den Druck. Sollten Sie ein Reanimationssystem mit *Manometer* verwenden, achten Sie auf die Höhe des Drucks, der nötig ist, um einen Anstieg der Herzfrequenz, eine Besserung der Hautfarbe, des Muskeltonus und der Atemgeräusche sowie wahrnehmbare Thoraxexkursionen zu bewirken.
- Sollten Sie einen Beutel mit Überdruckventil verwenden, erhöhen Sie den Druck, bis das Ventil anspringt. Sollte mehr Druck nötig sein und das Überdruckventil verschließbar sein, tun Sie dies, und erhöhen Sie den Druck vorsichtig.

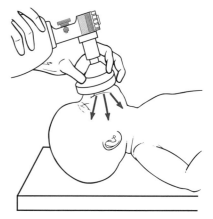

Abbildung 3-22: Eine unzureichende Abdichtung der Maske mit dem Gesicht kann zu schwachen Thoraxexkursionen führen.

Beatmung

- Lassen sich auch dann keine physiologischen Verbesserungen erreichen, ist unter Umständen die endotracheale Intubation erforderlich.

Zusammenfassung: Sollten Sie keine physiologischen Verbesserungen erkennen, prüfen Sie, ob Thoraxexkursionen vorhanden sind. Wenn nicht, versuchen Sie es mit folgenden Schritten, bis sich der Thorax hebt:

Zustände	Maßnahmen
1. unzureichender Luftabschluss	die Maske erneut auf das Gesicht setzen und den Unterkiefer nach vorne anheben.
2. blockierte Atemwege	den Kopf neu positionieren. auf Sekret überprüfen, ggf. absaugen. Mund des Neugeborenen leicht öffnen und beatmen.
3. unzureichender Druck	den Druck erhöhen, bis Thoraxexkursionen erkennbar sind. endotracheale Intubation erwägen.

Wenn Sie nach all diesen Schritten noch immer keine Besserung erreicht haben, ist gewöhnlich die endotracheale Intubation mit Beatmung über den Endotrachealtubus erforderlich.

Kapitel 3

Prüfen Sie sich selbst!

(Die Antworten finden sich im vorangehenden Abschnitt und am Schluss des Kapitels.)

14. Welches Baby ist für die Beatmung mit einem Beatmungsbeutel korrekt positioniert?

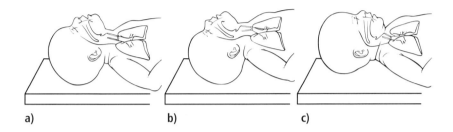

a)   b)   c)

15. Welche Abbildung(en) zeigt/zeigen die korrekte Stellung bei der assistierten Beatmung mit einem Beatmungsbeutel?

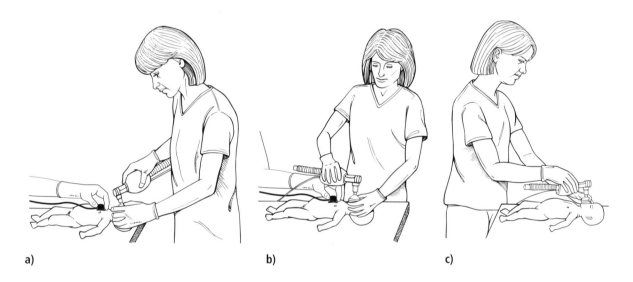

a)   b)   c)

16. Sie müssen den Beatmungsbeutel so halten, dass Sie _____ und _____ des Babys sehen können.

17. Eine anatomisch geformte Atemmaske sollte mit dem (spitzen) (runden) Ende über der Nase des Neugeborenen aufgesetzt werden.

18. Wenn Sie bemerken, dass die Brust des Babys aussieht, als würde es tiefe Atemzüge machen, beatmen Sie die Lunge (zu heftig) (zu wenig), und es besteht die Möglichkeit eines Pneumothorax.

19. Beim Beatmen eines Babys sollten Sie eine Beatmung mit einer Frequenz von _____ bis _____ Atemzügen/min durchführen.

Beatmung

20. Vor dem Beenden einer assistierten Beatmung sollten Sie folgende vier physiologische Parameter überprüfen:

    1) _____

    2) _____

    3) _____

    4) _____

21. Sie verwenden einen selbstentfaltenden Beatmungsbeutel zur Beatmung eines Babys. Er füllt sich nach jeder Kompression des Beutels wieder. Herzfrequenz, Hautfarbe und Muskeltonus des Babys bessern sich nicht, und es zeigen sich keine atemsynchronen Thoraxexkursionen. Nennen Sie drei mögliche Ursachen:

    1) _____

    2) _____

    3) _____

22. Wenn Sie auch nach entsprechenden Anpassungen mit der Überdruckbeatmung weder physiologische Verbesserungen noch Thoraxexkursionen erreichen, müssen Sie gewöhnlich _____

23. Sie beobachten, dass sich Herzfrequenz, Hautfarbe und Muskeltonus bessern und dass sich der Thorax des Babys bei der Überdruckbeatmung bewegt. Eine andere Möglichkeit zur Überprüfung einer guten Belüftung besteht darin, ein/e/n _____ zu verwenden und auf _____-Geräusche in beiden Lungenflügeln zu horchen.

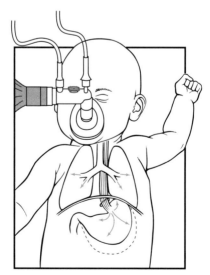

Abbildung 3-23: Überschüssiges Gas im Magen infolge einer Beutel-Maske-Beatmung

Was gibt es noch zu tun, wenn die Beutel-Maske-Beatmung länger als ein paar Minuten fortgesetzt werden muss?

Bei Neugeborenen, die länger als nur ein paar Minuten Beatmung mit einer Maske erhalten müssen, sollte eine orogastrale Sonde gelegt und belassen werden.

Während einer Beatmung mit einer Maske wird Gas in den Rachen gepresst, wo es sowohl in die Trachea als auch in den Ösophagus strömen kann. Korrektes Positionieren des Neugeborenen bewirkt, dass die Luft größtenteils in Trachea und Lunge gelangt. Ein Teil des Atemgases strömt aber unter Umständen auch in den Ösophagus und wird in den Magen gepresst (**Abb. 3-23**).

In den Magen gepresstes Gas stört die Beatmung auf folgende Weise:

- Ein durch Gas geblähter Magen drückt von unten gegen das Zwerchfell und verhindert, dass sich die Lungen vollständig füllen.

- Gas im Magen kann zum Regurgitieren von Mageninhalt führen, der dann wiederum durch Beatmung aspiriert werden kann.

Probleme durch Blähung des Magens bzw. Abdomens und Aspiration von Mageninhalt lassen sich verringern, indem man eine orogastrale Sonde legt, Mageninhalt absaugt und die Sonde unverschlossen belässt, um während der restlichen Reanimation als Luftauslass zu dienen.

Wie wird eine orogastrale Sonde gelegt?

Um eine orogastrale Sonde zu legen, benötigen Sie Folgendes:

- eine 8-F-Magensonde
- eine 20-ml-Spritze.

Die wichtigsten Schritte sind:

1. Messen Sie als Erstes die Einführlänge der Sonde. Sie muss lang genug sein, um den Magen zu erreichen, darf aber nicht zu lang sein, um darüber hinaus zu gehen. Die Länge des eingeführten Teils sollte dem Abstand zwischen Nasenrücken und Ohrläppchen und von dort zu einem Punkt auf halber Strecke zwischen Xiphoid (untere Spitze des Brustbeins) und Nabel entsprechen. Beachten Sie die Zentimeterangabe an dieser Stelle auf der Sonde **(Abb. 3-24)**.
Um die Beatmung nur möglichst kurz unterbrechen zu müssen, kann die Länge der orogastralen Sonde bei aufgesetzter Maske geschätzt werden.

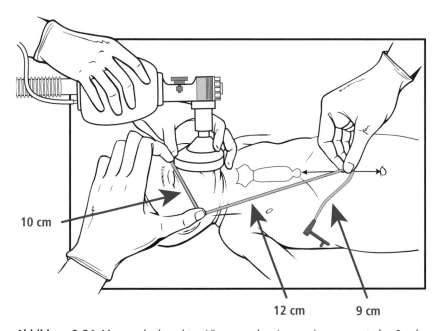

Abbildung 3-24: Messen der korrekten Länge vor dem Legen einer orogastralen Sonde

Beatmung

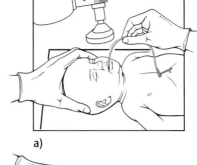
a)

2. Führen Sie die Sonde eher durch den **Mund** als durch die Nase ein (**Abb. 3-25a**). Die Nase sollte für die Beatmung freigehalten werden. Diese kann wieder aufgenommen werden, sobald die Sonde liegt.

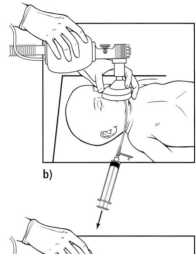
b)

3. Schließen Sie nach Einführen der Sonde in der gewünschten Länge eine Spritze an, und entfernen Sie rasch, aber sanft den Mageninhalt (**Abb. 3-25b**).

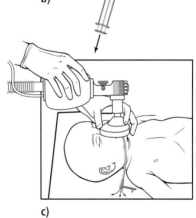
c)

4. Entfernen Sie die Spritze von der Sonde, und lassen Sie die Sonde *offen*, um als Entlüftung für Luft zu dienen, die in den Magen gelangt (**Abb. 3-25c**).

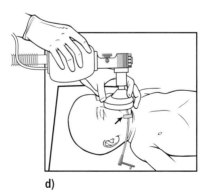
d)

Abbildung 3-25: Legen, Aspirieren und Befestigen einer orogastralen Sonde (von oben nach unten)

5. Befestigen Sie die Sonde mit Pflaster an der Wange des Babys, um sicherzustellen, dass die Spitze im Magen bleibt und nicht in den Ösophagus zurückgezogen wird (**Abb. 3-25d**).

Die Sonde stört den luftdichten Abschluss zwischen Maske und Gesicht nicht, wenn eine 8-F-Magensonde verwandt wird, die seitlich an der Maske über den weichen Teil der Wange austritt. Bei einer dickeren Sonde kann es schwierig werden, einen luftdichten Abschluss zu erreichen. Eine dünnere Sonde wird leicht durch Sekret verstopft.

Was tun Sie, wenn sich der Zustand des Babys *nicht* bessert?

Bei der überwiegenden Mehrheit der Babys, die der Reanimation bedürfen, bessert sich der Zustand nach adäquater Beatmung. Demnach sollten Sie sicherstellen, dass die Lunge ausreichend und mit zusätzlichem Sauerstoff ventiliert wird. Bessert sich der Zustand des Babys noch immer nicht, klären Sie folgende Punkte.

Sind die Thoraxexkursionen adäquat?
Prüfen Sie, ob die Thoraxexkursionen ausreichen, und nehmen Sie ein Stethoskop, um auf beidseitige Atemgeräusche zu auskultieren.

- Schließt die Maske luftdicht mit dem Gesicht ab?
- Sind die Atemwege auf Grund einer falschen Positionierung des Kopfes oder durch Sekret in Nase, Mund oder Rachen blockiert?
- Funktioniert die Reanimationsausrüstung?
- Ist der verwendete Druck adäquat?
- Behindert ein luftgefüllter Magen die Thoraxexpansion?

Wird ausreichend Sauerstoff verabreicht?
- Ist die Sauerstoffzuführung an das Beatmungssystem *und* an den Sauerstoffanschluss angeschlossen?
- Strömt wirklich Gas durch das Flowmeter?
- Falls Sie einen selbstentfaltenden Beatmungsbeutel verwenden: Ist das Sauerstoffreservoir angeschlossen?
- Wenn Sie eine Sauerstoffflasche (statt eines Wandanschlusses) verwenden: Ist Sauerstoff in der Flasche?

Die angesprochenen Punkte erscheinen eigentlich selbstverständlich. In der Eile, die durch ein reanimationsbedürftiges Neugeborenes entsteht, werden jedoch unter Umständen einige dieser Punkte übersehen.

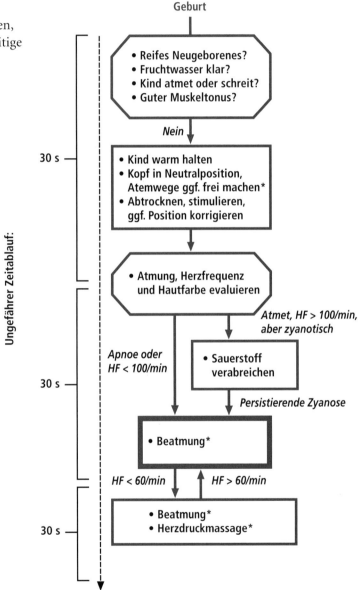

* Endotracheale Intubation in Betracht ziehen.

Eine Überdruckbeatmung mit Maske ist im Allgemeinen nicht so effektiv wie Überdruckbeatmung über einen Endotrachealtubus. Eine Maske schließt auf dem Gesicht nicht so dicht ab wie ein Endotrachealtubus in der Trachea bzw. dem Larynx. Außerdem entweicht bei einer Maske ein Teil des Überdrucks über den Ösophagus in den Magen.

Beatmung

Wenn Sie daher all diese Punkte überprüft haben und die Thoraxexkursionen immer noch nicht zufrieden stellend sind oder Sie beidseits keine guten Atemgeräusche hören, ist gewöhnlich die endotracheale Intubation nötig. Dies wird in Kapitel 5 beschrieben. Atmet das Baby spontan, aber nur mit erhöhter Atemanstrengung, kann ein kurzer CPAP-Versuch erwogen werden, bevor ein Endotrachealtubus gelegt wird. Der Einsatz von CPAP bei Frühgeborenen wird in Kapitel 8 besprochen.

Bessert sich der Zustand eines Babys unter assistierter Beatmung nicht, können auch andere Komplikationen, wie etwa ein Pneumothorax oder Hypovolämie, vorliegen. Diese werden in Kapitel 6 und 7 erörtert.

Der Schlüssel zu fast jeder erfolgreichen Reanimation eines Neugeborenen liegt in der Sicherstellung einer effektiven Ventilation.

Sollte sich der Zustand des Babys weiter verschlechtern oder sich nicht bessern, und liegt die Herzfrequenz trotz 30 Sekunden ausreichender Beatmung unter 60 Schlägen/min, besteht Ihr nächster Schritt im Beginn der Herzdruckmassage. Dies wird in Kapitel 4 beschrieben.

Prüfen Sie sich selbst!

(Die Antworten finden sich im vorangehenden Abschnitt und am Schluss des Kapitels.)

24. Wenn Sie die Beatmung über ein paar Minuten hinaus fortsetzen müssen, sollte ein(e) _____ gelegt werden, um während der restlichen Reanimation als Entlüftung für Gas im Magen zu dienen.

25. Wie weit sollte diese Magensonde vorgeschoben werden (____ cm)?

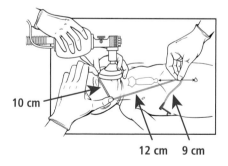

26. Sobald die orogastrale Sonde liegt, wird eine Spritze angeschlossen und der Mageninhalt entfernt. Dann wird die Spritze entfernt, und die Sonde bleibt _____, damit Luft aus dem Magen abströmen kann.

27. Der Zustand der weitaus meisten reanimationsbedürftigen Babys (bessert sich) (bessert sich nicht) durch Beatmung.

Kernpunkte

1. Die Ventilation der Lungen ist der mit Abstand wichtigste und effektivste Schritt in der kardiopulmonalen Reanimation des beeinträchtigten Neugeborenen.

2. Indikationen zur Beatmung:
   - Apnoe/Schnappatmung
   - Herzfrequenzen unter 100 Schlägen/min, auch bei erhaltener Eigenatmung
   - Persistierende Zyanose trotz Verabreichung von 100 % Sauerstoff

3. Selbstentfaltende Beatmungsbeutel:
   - füllen sich nach dem Komprimieren von selbst wieder und füllen sich mit Sauerstoff oder Luft.
   - sind jederzeit gefüllt.
   - Die Maske muss dicht mit dem Gesicht abschließen, um die Lunge zu beatmen.
   - können Überdruckbeatmung ohne Druckgasquelle leisten. Der Anwender mus sicherstellen, dass sie bei der Neugeborenen-Reanimation an eine Sauerstoffquelle angeschlossen sind.
   - Ein Sauerstoffreservoir muss angeschlossen sein, um 90–100 % Sauerstoff zu liefern.
   - können nicht zur zuverlässigen Insufflation von Sauerstoff über die Maske verwandt werden.

4. Flowentfaltende Beatmungsbeutel:
   - füllen sich nur mit Atemgas, wenn dieses aus einer Druckquelle in den Beutel einströmt.
   - sind von einer unter Druck stehenden Gasquelle abhängig.
   - erfordern eine dicht sitzende Atemmaske, um sich zu füllen.
   - haben einen Durchflussregler zur Regulierung des Drucks bzw. der Füllung.
   - sehen wie ein leerer Luftballon aus, wenn sie nicht in Gebrauch sind.
   - können zur Sauerstoffinsufflation über die Maske verwandt werden.

5. Der flowentfaltende Beatmungsbeutel funktioniert nicht, wenn:
   - die Maske nicht korrekt über Nase und Mund des Kindes abschließt.
   - der Beutel ein Loch hat.
   - der Durchflussregler zu weit geöffnet ist.
   - das Druckventil fehlt oder der entsprechende Anschluss nicht verschlossen ist.

Beatmung

Kernpunkte *(Forts.)*

6. Beatmungssysteme mit T-Stück:

    - sind von einer unter Druck stehenden Gasquelle abhängig.
    - erfordern eine dicht sitzende Atemmaske, um die Lunge zu beatmen.
    - Der Bediener stellt den Maximaldruck im Überdruckventil, den Spitzenbeatmungsdruck und den positiven endexspiratorischen Druck (PEEP) ein.
    - Der Spitzenbeatmungsdruck muss während der Reanimation angepasst werden, um eine Besserung der Vitalparameter, hörbare Atemgeräusche und wahrnehmbare Thoraxexkursionen zu erreichen.
    - Überdruck wird erzeugt, indem die Öffnung am T-Stück abwechselnd geöffnet und wieder verschlossen wird.
    - kann zur Sauerstoffinsufflation verwendet werden.

7. Jedes Beatmungssystem muss über Folgendes verfügen:

    - ein Druckbegrenzungsventil (Überdruckventil) und/oder
    - einen Druckmesser und Durchflussregler.

8. Der selbstentfaltende Beatmungsbeutel muss ein Sauerstoffreservoir haben, um hohe Sauerstoffkonzentrationen zu verabreichen. Ohne Reservoir liefert er nur ca. 40 % Sauerstoff, was für die Neugeborenen-Reanimation unzureichend sein kann.

9. Kommt es unter Beatmung weder zur Besserung der Vitalparameter noch zu sichtbaren Thoraxexkursionen, sollte Folgendes versucht werden:

    - erneutes Aufsetzen der Maske auf das Gesicht, diesmal unter leichtem Druck und Anheben des Unterkiefers in Richtung Maske.
    - erneutes Positionieren des Kopfes
    - Prüfen auf Vorliegen von Sekret; Absaugen von Mund und Nase
    - Beatmen bei leicht geöffnetem Mund des Babys
    - Erhöhen des Beatmungsdrucks
    - erneutes Überprüfen oder Austauschen des Beatmungsbeutels
    - Intubieren des Babys, falls alle diese Interventionen nicht zum Erfolg führen.

10. Eine Besserung unter einer Beatmung mit Maske zeigt sich an einem raschen Anstieg der Herzfrequenz und anschließender Verbesserung von:

    - der Hautfarbe und der Sauerstoffsättigung
    - des Muskeltonus
    - einsetzende Spontanatmung.

Kernpunkte *(Forts.)*

11. Die gegenwärtig verfügbare Evidenz reicht nicht aus, um alle Fragen in Bezug auf den Einsatz von Sauerstoff bei der Beatmung während einer Reanimation zu klären.

    - Das Neugeborenen-Reanimationsprogramm (NRP) empfiehlt 100 % Sauerstoff, wenn bei einer Neugeborenen-Reanimation eine Beatmung erforderlich ist.

    - Die Forschungsergebnisse sprechen indessen dafür, dass eine Reanimation auch mit weniger als 100 % Sauerstoff erfolgreich sein kann.

    - Wird die Reanimation mit Raumluft begonnen und zeigt sich innerhalb von 90 Sekunden nach der Geburt keine nennenswerte Besserung, sollte Sauerstoff in einer Konzentration bis zu 100 % verabreicht werden.

    - Steht Sauerstoff nicht zur Verfügung, führen Sie die Beatmung mit Raumluft durch.

Kapitel 3 – Übungsfragen

(Die Antworten finden sich im Anschluss.)

1. Durch Flow entfaltende Beatmungsbeutel (funktionieren) (funktionieren nicht) ohne eine Gasdruckquelle.

2. Ein Baby wird geboren, es ist apnoisch und zyanotisch. Sie machen seine Atemwege frei und stimulieren es. 30 Sekunden nach der Geburt hat sich sein Zustand nicht gebessert. Der nächste Schritt besteht darin, (weiter zu stimulieren) (mit Beatmung zu beginnen).

3. Der mit Abstand wichtigste und effektivste Schritt in der Neugeborenen-Reanimation ist (die Stimulation) (die Ventilation der Lungen).

4. Benennen Sie die folgenden Beatmungsbeutel mit «durch Flow entfaltend», «selbstentfaltend» bzw. Beatmungssystem mit T-Stück.

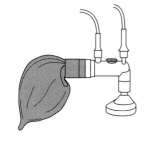 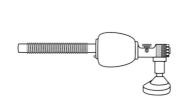 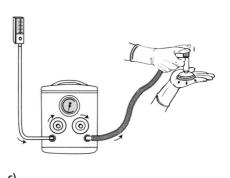

a) _____ b) _____ c) _____

5. Bei jeder Geburt müssen Masken verschiedener Größe (vorhanden sein) (nicht vorhanden sein).

6. Bei selbstentfaltenden Beatmungsbeuteln muss ein _____ angebracht werden, um 90–100 % Sauerstoff zu verabreichen.

7. Beatmungssysteme mit T-Stück (funktionieren) (funktionieren nicht) ohne eine Gasdruckquelle.

8. Beatmungsbeutel für Neugeborene sind (viel kleiner als) (genauso groß wie) Beatmungsbeutel für Erwachsene.

9. Nennen Sie die wichtigsten Sicherheitsmerkmale zu jedem der folgenden Systeme:

   selbstentfaltender Beatmungsbeutel: _____

   durch Flow entfaltender Beatmungsbeutel: _____

   Beatmungssystem mit T-Stück: _____

10. Frei fließender Sauerstoff lässt sich zuverlässig über eine an einen (durch Flow entfaltenden Beutel) (selbstentfaltenden Beutel) (Beatmungssystem mit T-Stück) angeschlossene Maske verabreichen.

Kapitel 3 – Übungsfragen *(Forts.)*

(Die Antworten finden sich im Anschluss.)

11. Soll über einen durch Flow entfaltenden Beatmungsbeutel über die Maske Sauerstoff verabreicht werden, muss die Maske (fest) (locker) auf dem Gesicht des Babys aufsitzen, damit an den Rändern etwas Gas entweichen kann.

12. Welche Maske wird korrekt eingesetzt?

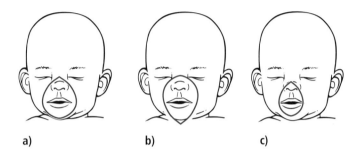

a) b) c)

13. Vor einer Reanimation sollte der Beatmungsbeutel an ein/e _____ _____ angeschlossen werden.

14. Welches Baby ist für die Beatmung mit einem Beatmungsbeutel korrekt positioniert?

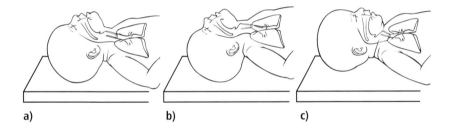

a) b) c)

15. Welche Abbildung(en) zeigt/zeigen die korrekte Stellung bei der assistierten Beatmung mit einem Beatmungsbeutel?

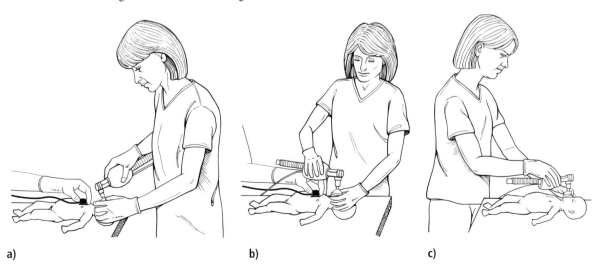

a) b) c)

Kapitel 3 – Übungsfragen *(Forts.)*

(Die Antworten finden sich im Anschluss.)

16. Sie müssen den Beatmungsbeutel so halten, dass Sie _____ und _____ des Babys sehen können.

17. Eine anatomisch geformte Atemmaske sollte mit dem (spitzen) (runden) Ende über der Nase des Neugeborenen aufgesetzt werden.

18. Wenn Sie bemerken, dass die Brust des Babys aussieht, als würde es tiefe Atemzüge machen, beatmen Sie die Lunge (zu heftig) (zu wenig), und es besteht die Möglichkeit eines Pneumothorax.

19. Beim Beatmen eines Babys sollten Sie Überdruckbeatmung mit einer Frequenz von _____ bis _____ Atemzügen/min durchführen.

20. Vor dem Beenden einer Beatmung sollten Sie folgende vier physiologische Parameter überprüfen:

    1) _____
    2) _____
    3) _____
    4) _____.

21. Sie verwenden einen selbstentfaltenden Beatmungsbeutel zur Beatmung eines Babys. Er füllt sich nach jeder Kompression des Beutels wieder. Herzfrequenz, Hautfarbe und Muskeltonus des Babys bessern sich nicht, und es zeigen sich keine atemsynchronen Thoraxexkursionen. Nennen Sie drei mögliche Ursachen:

    1) _____
    2) _____
    3) _____

22. Wenn Sie auch nach entsprechenden Korrekturen der Beatmung weder physiologische Verbesserungen noch Thoraxexkursionen erreichen, müssen Sie gewöhnlich _____

23. Sie beobachten, dass sich Herzfrequenz, Hautfarbe und Muskeltonus bessern und dass sich der Thorax des Babys bei der Beatmung bewegt. Eine andere Möglichkeit zur Überprüfung einer guten Belüftung besteht darin, ein/e/n _____ zu verwenden und auf _____ -Geräusche in beiden Lungenflügeln zu auskultieren.

24. Wenn Sie eine Beatmung über ein paar Minuten hinaus fortsetzen müssen, sollte ein(e) _____ gelegt werden, um während der restlichen Reanimation als Entlüftung für Gas im Magen zu dienen.

Kapitel 3 – Übungsfragen *(Forts.)*

(Die Antworten finden sich im Anschluss.)

25. Wie weit sollte diese Magensonde vorgeschoben werden (_____ cm)?

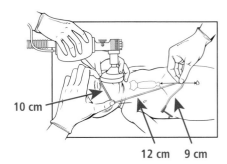

26. Sobald die orogastrale Sonde liegt, wird eine Spritze angeschlossen und der Mageninhalt entfernt. Dann wird die Spritze entfernt, und die Sonde bleibt _____, damit Luft aus dem Magen abströmen kann.

27. Der Zustand der weitaus meisten reanimationsbedürftigen Babys (bessert sich) (bessert sich nicht) durch Überdruckbeatmung.

Beatmung

Antworten

1. Durch Flow entfaltende Beatmungsbeutel funktionieren **nicht ohne** eine unter Druck stehende Gasquelle.

2. Der nächste Schritt besteht in der **Überdruckbeatmung**.

3. Die **Ventilation der Lungen** ist der wichtigste und effektivste Schritt in der Neugeborenen-Reanimation.

4. a) **durch Flow entfaltend**;
   b) **selbstentfaltend**;
   c) **Beatmungssystem mit T-Stück**

5. Bei jeder Geburt **müssen** Atemmasken verschiedener Größen vorhanden sein.

6. Selbstentfaltende Beatmungsbeutel brauchen ein **Sauerstoffreservoir**, um 100 % Sauerstoff liefern zu können.

7. Beatmungssysteme mit T-Stück funktionieren **nicht ohne** eine Druckgasquelle.

8. Beatmungsbeutel für Neugeborene sind **viel kleiner** als Beatmungsbeutel für Erwachsene.

9. Selbstentfaltender Beatmungsbeutel:
   Überdruckventil und **optionales Manometer**
   durch Flow entfaltender Beatmungsbeutel: **Manometer**
   Beatmungssystem mit T-Stück: **Überdruckventil** und **Manometer**

10. Frei fließender Sauerstoff lässt sich zuverlässig über eine an einen durch **Flow entfaltenden Beatmungsbeutel** und über eine an einem **Beatmungssystem mit T-Stück** angeschlossene Maske, aber nicht mit einem selbstentfaltenden Beatmungsbeutel verabreichen.

11. Beim Verabreichen von Sauerstoff setzen Sie die Maske **locker** auf das Gesicht des Babys, um an den Rändern der Maske etwas Gas entweichen zu lassen.

12. Situation **a)** ist korrekt.

13. Das Beatmungssystem sollte an eine **Sauerstoffquelle** angeschlossen werden.

14. Das Baby in Teilabbildung **a)** ist korrekt positioniert.

15. Abbildungen **a) und b)** sind korrekt.

Antworten *(Forts.)*

16. Sie sollten **Thorax** und **Abdomen** des Babys sehen können.

17. Eine anatomisch geformte Maske sollte **mit dem spitzen Ende** über der Nase des Neugeborenen aufgesetzt werden.

18. Sie beatmen die Lungen **zu heftig**, und es besteht Gefahr eines Pneumothorax.

19. Komprimieren Sie den Beatmungsbeutel mit einer Frequenz von **40 bis 60 Atemzügen pro Minute**.

20. Sie sollten eine Besserung feststellen bei:
    1) **Herzfrequenz**,
    2) **Hautfarbe**,
    3) **Atmung**,
    4) **Muskeltonus**.

21. Bessern sich Herzfrequenz, Hautfarbe und Muskeltonus nicht, und hebt sich auch der Thorax nicht, kann dies folgende Gründe haben:
    1) **ungenügender Abschluss zwischen Maske und Gesicht**,
    2) **blockierte Atemwege** oder
    3) **nicht genügend Druck**.

22. Für gewöhnlich werden **endotracheal intubieren** müssen.

23. Verwenden Sie ein **Stethoskop**, um auf **Atemgeräusche** in beiden Lungenflügeln zu auskultieren.

24. Eine **orogastrale Sonde** sollte gelegt werden, um als Entlüftung für das Gas im Magen zu dienen.

25. Die **orogastrale Sonde** sollte **22 cm** (10 cm + 12 cm) tief eingeführt werden.

26. Die Spritze wird entfernt, und die Sonde bleibt **offen**, damit Luft aus dem Magen abströmen kann.

27. Bei den weitaus meisten reanimationsbedürftigen Babys **bessert** sich der Zustand unter Überdruckbeatmung mit Beutel und Maske.

Beatmung

Praktischer Test
Kapitel 3 – Beatmung

Ausbilder: Der Teilnehmer sollte gebeten werden, den Vorgang bei der Durchführung auch zu erläutern. Beurteilen Sie die Leistung bei jedem Schritt, und haken Sie das Kästchen ab (✓), sobald eine Maßnahme korrekt abgeschlossen wurde. Wenn dies nicht der Fall ist, machen Sie einen Kreis um das Kästchen, um den Schritt später erörtern zu können. An bestimmten Punkten müssen Sie Informationen über den Zustand des Babys liefern. Wenn im Kreißsaal Ihrer Einrichtung normalerweise ein Beatmungssystem mit T-Stück eingesetzt wird, sollte der Teilnehmer sein Können im Umgang mit diesem System zeigen. Allerdings sollte er auch seine Fähigkeit im Umgang mit Beatmungsbeutel und Maske zeigen.

Teilnehmer: Um diesen Test erfolgreich abzuschließen, sollten Sie alle Schritte dieses Vorgangs erfolgreich durchführen und alle Entscheidungen richtig treffen können. Während der Durchführung sollten Sie den Vorgang erläutern.

Ausrüstung und Material

Übungspuppe für die Neugeborenen-Reanimation

Wärmestrahler oder Tisch zu dessen Simulation

Handschuhe (ggf. simulieren)

Einfache Absaughilfe oder Absaugkatheter

Stethoskop

Schulterrolle

selbstentfaltender Beatmungsbeutel
 • mit PEEP-Ventil (optional)
 oder
durch Flow entfaltender Beatmungsbeutel mit Druckmesser und Sauerstoffquelle
 und
Beatmungssystem mit T-Stück (falls lokal verwendet)

Durchflussmesser (ggf. simulieren)

Sauerstoff/Luft-Mischer (optional)

Masken (Größen für Reif- und Frühgeborene)

Mittel zur Verabreichung von Sauerstoff (Sauerstoffmaske, Sauerstoffsonde, durch Flow entfaltender Beatmungsbeutel mit Maske oder Beatmungssystem mit T-Stück)

Magensonde und Spritze

Pflaster

Uhr mit Sekundenzeiger.

Ungefährer Zeitablauf:

Geburt
↓
- Reifes Neugeborenes?
- Fruchtwasser klar?
- Kind atmet oder schreit?
- Guter Muskeltonus?

↓ *Nein*

30 s

- Kind warm halten
- Kopf in Neutrallage, Atemwege ggf. frei machen*
- Abtrocknen, stimulieren, ggf. Position korrigieren

↓

- Atmung, Herzfrequenz und Hautfarbe evaluieren

→ *Atmet, HF > 100/min, aber zyanotisch* → • Sauerstoff verabreichen

Apnoe oder HF < 100/min

30 s

Persistierende Zyanose

- Beatmung*

→ *Effektive Eigenatmung HF > 100/min u. rosig* → Überwachung

* Endotracheale Intubation in Betracht ziehen.

3-42

Praktischer Test
Kapitel 3 – Beatmung

Name: _____ Ausbilder: _____ Datum: _____

Anmerkungen und Fragen des Ausbilders stehen in Anführungszeichen.
Die Fragen und richtigen Antworten des Teilnehmers sind fett gesetzt.
Wenn der Teilnehmer korrekt antwortet, sollte der Ausbilder einen Haken
in das entsprechende Kästchen setzen.

«Sie werden zur Geburt eines Babys im geschätzten Gestationsalter von ___ Wochen gerufen. Wie würden Sie die Beatmungsausrüstung für dieses Baby vorbereiten? Sie können mich im weiteren Verlauf alles über den Zustand des Babys fragen, was Sie wissen möchten.»

☐ **Wählt ein Beatmungssystem und schließt es an eine Sauerstoffquelle an, die 90–100 % Sauerstoff liefern kann.**

☐ **Wählt Maske von geeigneter Größe.**

☐ **Testet den Beatmungsbeutel:**
- **Guter Druck?**
- **Druckbegrenzungsventil funktionstüchtig (selbstentfaltender Beutel)?**
- **Nichtrückatemventil vorhanden und funktionstüchtig (selbstentfaltender Beutel)?**
- **Durchflussregler eingestellt (durch Flow entfaltender Beutel)**
- **Regler am System eingestellt (Beatmungssystem mit T-Stück)?**
    - **Maximaler Druck im Atemkreislauf (Überdruckventil)?**
    - **Spitzeninspirationsdruck?**
    - **Positiver endexspiratorischer Druck?**

«Das Baby ist soeben zur Welt gekommen, wurde unter einen Wärmestrahler gelegt, positioniert, abgesaugt, abgetrocknet und erhielt taktile Stimulation. Es ist noch immer apnoisch. Zeigen Sie, was Sie für dieses Baby tun würden.»

☐ **Stellt sich ans Kopfende oder an die Seite des Babys und positioniert dessen Kopf in «Schnüffelstellung».**

☐ **Bittet um Unterstützung.**

☐ **Positioniert Maske korrekt auf dem Baby.**

☐ **Beginnt Beatmung in geeigneter Frequenz und mit korrektem Druck.**

☐ **Bittet Assistenz um Erhebung der Herzfrequenz und Auskultation auf hörbare Atemgeräusche**

«Herzfrequenz steigt.» «Herzfrequenz steigt nicht.»

☐ **Schaut nach Thoraxexkursionen; fragt nach Atemgeräuschen.**

Thoraxexkursionen — Keine Thoraxexkursionen

☐ **Prüft auf unzureichenden Luftabschluss und überprüft die Kopfposition.**

Korrigiert Luftabschluss und Kopfposition. — Guter Luftabschluss, gute Kopfposition.

3-43

Beatmung

Praktischer Test *(Forts.)*

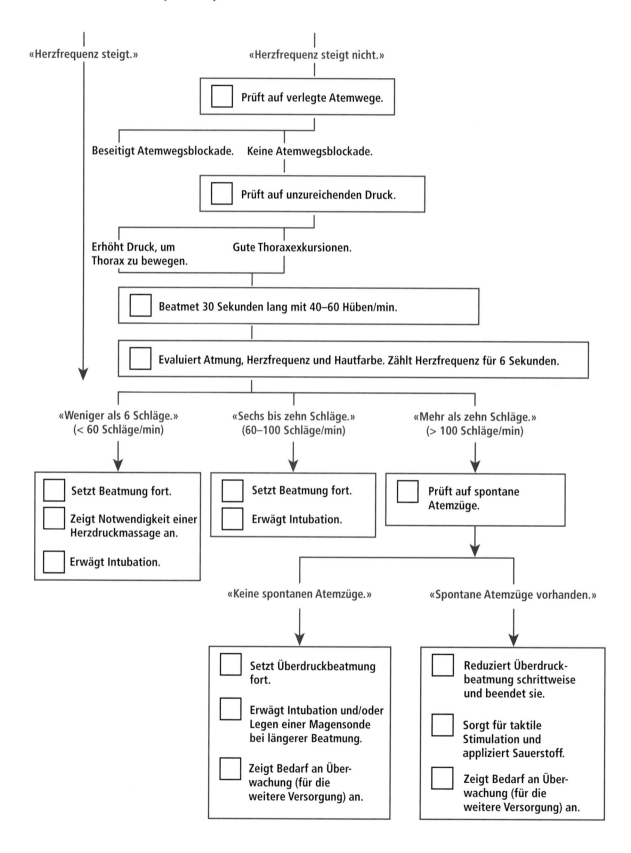

Praktischer Test *(Forts.)*

Der Ausbilder sollte jedes der Szenarien einzeln präsentieren und die Reaktion des Teilnehmers jeweils einzeln evaluieren:

☐ Berechnete die Herzfrequenz aus der 6-Sekunden-Zählphase korrekt.

☐ Ablauf zügig? – keine unnötigen Verzögerungen.

☐ Umgang mit dem Baby war sicher, kein Trauma verursacht.

☐ Beatmete in angemessener Atemfrequenz (40 – 60 Atemzüge/min).

☐ Beatmete mit geeignetem Druck.

☐ Vermied übermäßigen Druck auf die Maske.

☐ Wenn die Beatmung länger als ein paar Minuten dauerte, wurde eine orogastrale Sonde gelegt.

Anhang

Lesen Sie die jeweiligen Abschnitte, die sich auf des in Ihrer Klinik verwandte Modell beziehen.

A. Selbstentfaltende Beatmungsbeutel

Wie ist ein selbstentfaltender Beatmungsbeutel zusammengesetzt?

Ein selbstentfaltender Beatmungsbeutel besteht grundsätzlich aus sieben Teilen **(Abb. 3-A1)**:

1. Lufteinlass und Anschluss für das Sauerstoffreservoir
2. Sauerstoffeinlass
3. Patientenanschluss
4. Ventil
5. Sauerstoffreservoir
6. Druckbegrenzungs-(Überdruck-)ventil
7. Druckmanometer oder Anschluss für Druckmanometer (optional).

Beim Expandieren nach der Kompression des Beutels wird über ein je nach Bauart an dem einen oder dem anderen Ende des Beutels gelegenes Einwegventil Gas in den Beatmungsbeutel gezogen. Dieses Ventil wird **Lufteinlass** genannt.

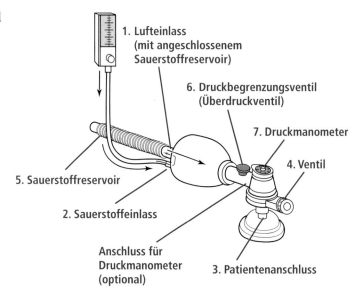

Abbildung 3-A1: Komponenten eines selbstentfaltenden Beatmungsbeutels

Jeder selbstentfaltende Beatmungsbeutel hat einen **Sauerstoffeinlass**, der gewöhnlich nahe dem Lufteinlass gelegen ist. Es handelt sich um einen kleinen Nippel oder Stutzen, an den der Sauerstoffschlauch angeschlossen wird. Bei einem selbstentfaltenden Beatmungsbeutel braucht kein Sauerstoffschlauch angeschlossen zu werden, damit der Beutel funktioniert. Der Sauerstoffschlauch sollte angeschlossen werden, wenn der Beutel zur Neugeborenen-Reanimation eingesetzt wird.

Über den **Patientenanschluss** gelangt das Gas aus dem Beutel zum Baby, und dort wird auch die Atemmaske oder der Endotrachealtubus aufgesetzt bzw. angeschlossen.

Die meisten selbstentfaltenden Beatmungsbeutel haben ein **Druckbegrenzungs- bzw. Überdruckventil**, welches verhindert, dass sich im Beutel ein zu hoher Druck aufbaut. Manche selbstentfaltenden Beatmungsbeutel haben einen **Druckmesser** oder einen **Anschluss für einen Druckmesser**. Dieser Ansatz besteht gewöhnlich aus einer kleinen Öffnung oder einem Stutzen nahe dem Auslass zum Patienten. Sollte Ihr Beatmungsbeutel über einen solchen Anschluss verfügen, muss entweder die Öffnung verschlossen oder ein Druckmesser angeschlossen werden. Andernfalls tritt Gas durch die Öffnung aus und verhindert damit, dass sich ausreichend Druck aufbaut. Es sollte darauf geachtet werden, den Schlauch für die Sauerstoffzufuhr nicht an den Stutzen für das Manometer – soweit vorhanden – anzuschließen. Dadurch könnte im Baby ein hoher Druck erzeugt werden und zu einem Pneumothorax oder einer anderen Form extraalveolärer Luft führen. Schließen Sie den Sauerstoffschlauch und den Druckaufnehmer entsprechend den Vorgaben des Herstellers an.

Anhang (Forts.)

Selbstentfaltende Beatmungsbeutel haben ein (**Nichtrückatem-**)**Ventil**, das zwischen Beutel und Patientenanschluss liegt (**Abb. 3-A2**). Wird der Beutel beim Beatmen zusammengedrückt, öffnet sich das Ventil und gibt Sauerstoff bzw. Luft an den Patienten ab. Wenn sich der Beutel wieder füllt (während der Ausatemphase des Zyklus), ist das Ventil geschlossen. Dies verhindert, dass die Ausatemluft vom Patienten in den Beutel gelangt und rückgeatmet wird. Sie sollten sich mit dem Nichtrückatemventil, seiner Form und Funktion beim Komprimieren und Loslassen des Beutels, vertraut machen. Bei fehlendem oder defektem Nichtrückatemventil sollte der Beatmungsbeutel nicht verwandt werden.

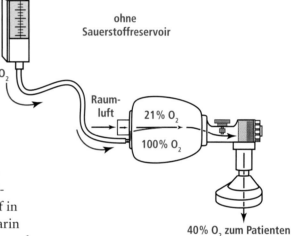

Abbildung 3-A2: Prinzip des (Nichtrückatem-)Ventils bei einem selbstentfaltenden Beatmungsbeutel

Warum ist bei einem selbstentfaltenden Beatmungsbeutel ein Sauerstoffreservoir nötig?

Aktuellen Empfehlungen zufolge sollten die meisten Babys, die bei der Geburt mittels assistierter Beatmung reanimiert werden müssen, anfänglich mit zusätzlichem Sauerstoff beatmet werden. Die Menge an zusätzlichem Sauerstoff bei einer Überdruckbeatmung wird später in diesem Kapitel sowie in Kapitel 8 erörtert.

In einen selbstentfaltenden Beatmungsbeutel gelangt der Sauerstoff über eine Schlauchverbindung zwischen einer Sauerstoffquelle und dem Sauerstoffeinlass am Beutel. Allerdings wird bei jedem Entfalten nach dem Komprimieren über den Lufteinlass Raumluft mit 21 % Sauerstoff in den Beutel gesogen, welche die Sauerstoffkonzentration darin senkt. Dadurch wird der durch den Sauerstoffeinlass eintretende Sauerstoff, auch wenn er 100 % beträgt, durch die bei jedem Wiederaufblähen des Beutels eintretende Luft verdünnt. Damit sinkt auch die Konzentration des Sauerstoffs, den der Patient letztlich erhält, auf etwa 40 % (**Abb. 3-A3**). (Die tatsächliche Konzentration hängt davon ab, mit welcher Flussrate der Sauerstoff aus der Gasquelle austritt und wie oft der Beutel komprimiert wird.)

Abbildung 3-A3: Ein selbstentfaltender Beatmungsbeutel ohne Sauerstoffreservoir führt nur 40 % Sauerstoff zum Patienten.

Sauerstoffkonzentrationen über 40 % lassen sich bei einem selbstentfaltenden Beatmungsbeutel durch den Einsatz eines **Sauerstoffreservoirs** erreichen. Es handelt sich um eine Vorrichtung, die über dem Lufteinlass des Beutels angebracht wird (**Abb. 3-A4**). Das Reservoir erlaubt es, dass sich 90- bis 100%iger Sauerstoff am Lufteinlass sammelt und damit verhindert, dass der Sauerstoff durch Raumluft verdünnt wird. Dennoch gelangt der Sauerstoffstrom nur dann zuverlässig zum Patienten, wenn der Beutel komprimiert wird. Wenn der Beutel nicht komprimiert wird, tritt eine hohe Konzentration an Sauerstoff aus dem offenen Ende des Sauerstoffreservoirs aus.

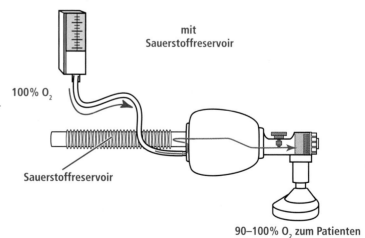

Abbildung 3-A4: Ein selbstentfaltender Beatmungsbeutel mit Sauerstoffreservoir führt 90–100 % Sauerstoff zum Patienten.

Anhang (Forts.)

Es gibt verschiedene Typen von Sauerstoffreservoiren, die jedoch alle dieselbe Funktion haben. Manche sind am Ende offen, andere haben ein Ventil, das ein wenig Luft ins Reservoir gelangen lässt **(Abb. 3-A5)**. Daher liegt die Sauerstoffkonzentration, die sich mit einem selbstentfaltenden Beatmungsbeutel mit angeschlossenem Sauerstoffreservoir erreichen lässt, zwischen 90 % und 100 %.

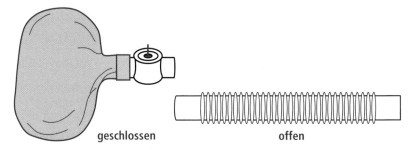

Abbildung 3-A5: Verschiedene Typen von Sauerstoffreservoiren für selbstentfaltende Beatmungsbeutel

Wie testen Sie einen selbstentfaltenden Beatmungsbeutel vor dem Einsatz?

Vergewissern Sie sich als Erstes, ob Sauerstoffschlauch und -reservoir angeschlossen sind, und stellen Sie den Flow auf 5–10 l/min ein.

Um die Funktionstüchtigkeit eines selbstentfaltenden Beatmungsbeutels zu testen, verschließen Sie die Maske oder den Patientenauslass mit der Handfläche, und komprimieren Sie dann den Beutel **(Abb. 3-A6)**:

- Spüren Sie einen Druck gegen Ihre Hand?
- Lässt sich das Druckbegrenzungsventil aufdrücken?
- Zeigt der Druckmesser (soweit vorhanden) einen Druck von 30–40 cm H_2O an, wenn sich das Überdruckventil öffnet?

Wenn dies nicht zutrifft:

- Hat der Beutel einen Riss oder ein Leck?
- Fehlt der Druckmesser, und ist daher der Stutzen noch offen?
- Fehlt das Druckbegrenzungsventil, oder klemmt es in geschlossenem Zustand?
- Ist der Patientenauslass hinreichend verschlossen?

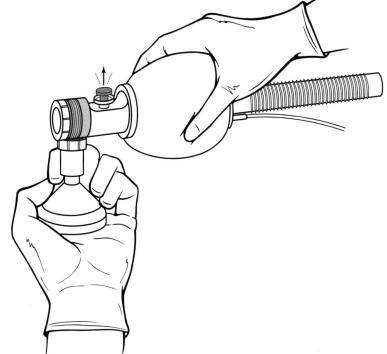

Abbildung 3-A6: Testen eines selbstentfaltenden Beatmungsbeutels

Wenn Ihr Beatmungsbeutel ausreichend Druck erzeugt und die Sicherheitseinrichtungen bei verschlossenem Patientenanschluss funktionieren:

- Füllt sich der Beutel rasch wieder, wenn Sie Ihren Griff lockern?

Sollte es irgendein Problem mit dem Beutel geben, nehmen Sie einen anderen. Selbstentfaltende Beatmungsbeutel haben gewöhnlich mehr Komponenten als flowentfaltende. Beim Reinigen können Teile vergessen oder falsch zusammengesetzt werden. Wenn Teile nach dem Reinigen feucht bleiben, können sie aneinanderkleben.

Anhang (Forts.)

Wie kontrollieren Sie den Druck bei einem selbstentfaltenden Beatmungsbeutel?

Die Höhe des über einen selbstentfaltenden Beatmungsbeutel generierten Drucks hängt nicht vom Sauerstoffeinstrom in den Beutel ab. Wenn Sie die Maske luftdicht auf dem Gesicht des Babys aufsetzen oder den Beatmungsbeutel an einen Endotrachealtubus anschließen, verändert sich der Füllvorgang eines selbstentfaltenden Beatmungsbeutels dadurch nicht. Die Höhe des bei jedem Atemzug übermittelten Drucks und des Volumens hängt von drei Faktoren ab, und zwar davon:

- wie kräftig der Beutel zusammengedrückt wird
- ob Lecks zwischen Maske und Gesicht des Babys bestehen und
- wie das Überdruckventil eingestellt ist.

Prüfen Sie sich selbst! – *Anhang A*

(Die Antworten finden sich im vorangehenden Abschnitt und am Schluss des Anhangs.)

A-1. Ein selbstentfaltender Beatmungsbeutel mit einem Anschluss für einen Druckmesser funktioniert nur dann, wenn ein Manometer daran angeschlossen ist oder wenn der Anschluss (offen gelassen) (verschlossen) wird.

A-2. Ein selbstentfaltender Beatmungsbeutel kann (allein) (nur mit angeschlossenem Sauerstoffreservoir) 90–100 % Sauerstoff liefern.

A-3. Ein selbstentfaltender Beatmungsbeutel, der an 100 % Sauerstoff angeschlossen ist, aber kein Sauerstoffreservoir hat, kann nur etwa _____ % Sauerstoff liefern.

A-4. Sie testen einen selbstentfaltenden Beatmungsbeutel. Wenn Sie den Beutel komprimieren, (sollten Sie) (sollten Sie nicht) Druck gegen Ihre Hand spüren.

A-5. Wäre ein Manometer (siehe nebenstehende Abbildung) angeschlossen, was müsste es beim Zusammenpressen des Beatmungsbeutels anzeigen? _____

A-6. Nennen Sie 3 wichtige Faktoren, die den Spitzeninspirationsdruck bestimmen, der sich durch einen selbstentfaltenden Beatmungsbeutel übertragen lässt.

   1) _____
   2) _____
   3) _____

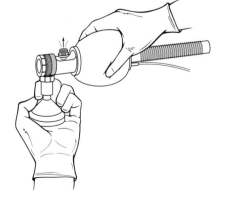

Beatmung

Anhang *(Forts.)*

B. Durch Flow entfaltende Beatmungsbeutel

Woraus besteht ein durch Flow entfaltender Beatmungsbeutel?

Ein durch Flow entfaltender Beatmungsbeutel hat vier Komponenten **(Abb. 3-B1)**:

1. Frischgas- bzw. Sauerstoffeinlass
2. Patientenanschluss
3. Durchflussregler
4. Anschluss für Druckmesser.

Sauerstoff aus einer Druckquelle (oder ein Sauerstoff-Luft-Gemisch aus einem Mischer) gelangt über den *Sauerstoffeinlass* in den Beatmungsbeutel. Der Einlass besteht aus einem kleinen Stutzen, passend für Sauerstoffschläuche. Je nach Hersteller und Modell kann sich der Einlass vorn oder hinten am Beutel befinden.

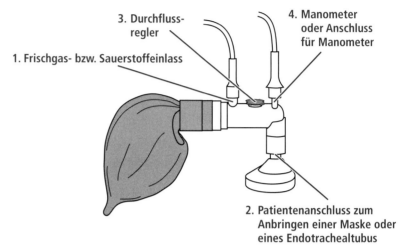

Abbildung 3-B1: Komponenten eines durch Flow entfaltenden Beatmungsbeutels

Sauerstoff (oder die jeweilige, durch den Einlass eingetretene Konzentration) gelangt aus dem Beutel zum Patienten über den *Patientenanschluss*, an dem die Maske oder der Endotrachealtubus befestigt ist.

Der *Durchflussregler* sorgt für ein adaptierbares Leck, das Ihnen ermöglicht, den Druck im Beatmungsbeutel zu regulieren, wenn dieser an einen Endotrachealtubus angeschlossen ist oder die Maske dicht auf das Gesicht des Patienten gehalten wird. Diese veränderbare Öffnung bietet einen zusätzlichen Auslass für das einströmende Atemgas und ermöglicht, dass überschüssiges Atemgas entweichen kann, statt den Beutel zu überblähen oder zwangsweise in den Patienten zu gelangen.

Flowentfaltende Beatmungsbeutel haben oft üblicherweise einen *Stutzen zum Anschluss eines Druckmanometerss* **(Abb. 3-B2)**, der gewöhnlich nahe dem Patientenstutzen liegt. Dieses Manometer zeigt Ihnen den Druck an, mit dem Sie das Neugeborene beatmen. Sollte Ihr flowentfaltender Beatmungsbeutel einen Anschluss für einen Druckmesser haben, dann muss dieser auch angeschlossen werden. Wenn nicht, muss der Stutzen mit einer Kappe oder einem Stöpsel verschlossen werden, da er ansonsten zum Leck wird und sich der Beutel nicht richtig füllt.

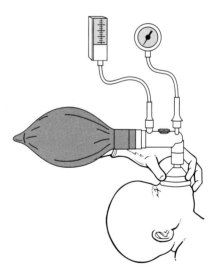

Abbildung 3-B2: Durch Flow entfaltender Beatmungsbeutel mit Druckmanometer, an eine Sauerstoffquelle angeschlossen

Kapitel 3

Anhang *(Forts.)*

Wie funktioniert ein durch Flow entfaltender Beatmungsbeutel?

Damit ein durch Flow entfaltender Beatmungsbeutel richtig funktioniert, sind ein ausreichender Gasstrom aus einer Gasquelle und ein abgeschlossenes System nötig. Der Beutel bläht sich nicht, wenn Folgendes zutrifft **(Abb. 3-B3)**:

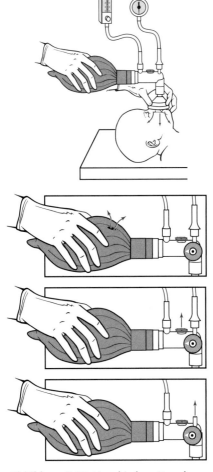

- Die Maske dichtet auf dem Gesicht des Babys nicht richtig ab.
- Der Gaszustrom aus der Gasquelle ist unzureichend.

- Der Beutel hat einen Riss.

- Der Durchflussregler ist zu weit geöffnet.

- Das Druckmanometer ist nicht angeschlossen oder die Frischgaszufuhr ist abgeklemmt oder verschlossen.

Abbildung 3-B3: Verschiedene Ursachen, wenn sich ein durch Flow entfaltender Beatmungsbeutel nicht füllt

Anhang *(Forts.)*

Wie testen Sie einen durch Flow entfaltenden Beatmungsbeutel?

Um einen durch Flow entfaltenden Beatmungsbeutel zu testen, schließen Sie ihn an eine Gasquelle an. Stellen Sie die Frischgaszufuhr auf 5–10 l/min ein. Blockieren Sie den Patientenauslass, um sicherzugehen, dass sich der Beutel richtig füllt **(Abb. 3-B4)**. Dies tun Sie, indem Sie die Maske mit der Hohlhand luftdicht verschließen. Stellen Sie den Durchflussregler so ein, dass der Beutel nicht überbläht wird. Achten Sie auf den Druckmesser, und stellen Sie das Ventil so ein, dass ein Druck von etwa 5 cm H_2O herrscht, wenn der Beutel nicht zusammengedrückt ist, und ein Spitzenfüllungsdruck von 30–40 cm H_2O vorliegt, wenn er fest zusammengedrückt wird.

Füllt sich der Beutel regelrecht?
Wenn nicht:

- Gibt es einen Bruch oder Riss im Beutel?
- Ist der Durchflussregler zu weit offen?
- Ist der Druckmesser angeschlossen?
- Ist der Sauerstoffschlauch sicher angeschlossen?
- Ist der Patientenauslass hinreichend geschlossen?

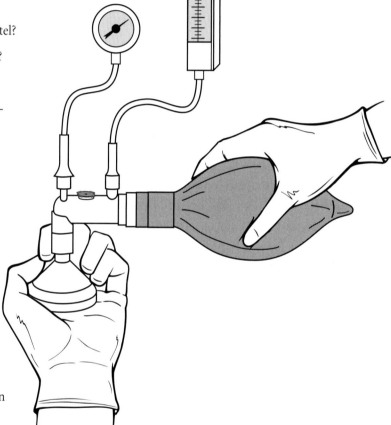

Wenn sich der Beutel füllt, komprimieren Sie ihn:

- Spüren Sie einen Druck gegen Ihre Hand?

Abbildung 3-B4: Testen eines durch Flow entfaltenden Beatmungsbeutels

- Zeigt der Druckmesser unter 5 cm H_2O bei nichtkomprimiertem und 30–40 cm H_2O bei heftiger Kompression des Beutels an?

Komprimieren Sie den Beutel in einer Frequenz von 40–60 Mal/min und bei Drücken von 40 cm H_2O. Füllt er sich nicht schnell genug, regulieren Sie den Durchflussregler nach, oder erhöhen Sie den Sauerstofffluss mit dem Strömungsmesser. Prüfen Sie dann noch einmal nach, um sicherzugehen, dass das Manometer noch immer 5 cm H_2O anzeigt, wenn der Beutel nicht zusammengepresst wird. Unter Umständen müssen Sie den Durchflussregler weiter nachjustieren, um einen zu hohen endexspiratorischen Druck zu vermeiden.

Füllt sich der Beatmungsbeutel noch immer nicht richtig, oder erzeugt er keinen ausreichenden Druck, nehmen Sie einen anderen Beutel, und beginnen Sie von vorn.

Anhang *(Forts.)*

Wie regeln Sie die Verabreichung und Konzentration von Sauerstoff und den Druck bei einem durch Flow entfaltenden Beatmungsbeutel?

Wenn Sie einen durch Flow entfaltenden Beatmungsbeutel verwenden, füllen Sie ihn mit komprimiertem Gas (Sauerstoff oder ein Sauerstoff-Luft-Gemisch aus einem Mischer) **(Abb. 3-B5)**. Der Flow sollte auf 5–10 l/min eingestellt werden und muss unter Umständen erhöht werden, wenn sich der Beatmungsbeutel nicht hinreichend füllt. Das eintretende Gas wird nicht, wie beim selbstentfaltenden Beatmungsbeutel, verdünnt. Daher erhält der Patient exakt die Sauerstoffkonzentration, die Sie in den Beutel einleiten. Für die meisten Reanimationen wird in diesem Programm Überdruckbeatmung mit 100 % Sauerstoff empfohlen. Wenn Sie jedoch weniger als 100 % Sauerstoff verwenden möchten, müssen Sie den Frischgasschlauch an einen Mischer anschließen, mit dem Sie Sauerstoff mit Druckluft aus Wandanschlüssen oder aus Gasflaschen mischen können. Wie und wann die Sauerstoffkonzentration auf weniger als 100 % einzustellen ist, wird in Kapitel 8 weiter erörtert.

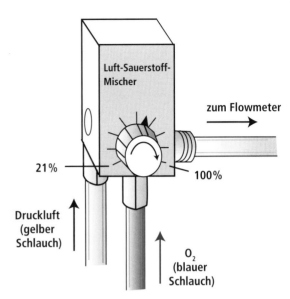

Abbildung 3-B5: Mischen von Sauerstoff und Luft mit einem Sauerstoffmischer. Die gewünschte Sauerstoffkonzentration wird an einem Regler eingestellt.

Sobald Sie die Maske luftdicht auf dem Gesicht des Babys aufgesetzt oder den Beatmungsbeutel an einen Endotrachealtubus angeschlossen haben (wie Sie in Kapitel 5 lernen werden), gelangt der gesamte Sauerstoff aus dem Wandanschluss oder das Frischgas aus dem Mischer in den Beatmungsbeutel (und damit zum Patienten), wobei ein Teil über den Durchflussregler austritt. Dies führt dazu, dass sich der Beutel aufbläht **(Abb. 3-B6)**. Den Druck im Beutel und damit dessen Füllungsgrad können Sie auf zweierlei Weise regulieren:

- Durch Justieren des Frischgasflows (mittels Flowmeter) regulieren Sie, wie viel Gas in den Beutel hineingelangt.

- Durch Justieren des Durchflussreglers regulieren Sie, wie viel Gas aus dem Beutel entweicht.

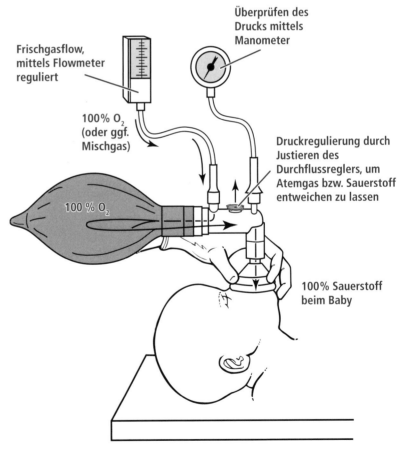

Abbildung 3-B6: Regulieren von Sauerstoff und Druck bei einem durch Flow entfaltenden Beatmungsbeutel

Beatmung

Anhang *(Forts.)*

Flowmeter und Durchflussregler sollten so eingestellt werden, dass der Beatmungsbeutel hinreichend gefüllt ist, um sich bequem handhaben zu lassen und sich nicht mit jedem Beatmungshub ganz entleert **(Abb. 3-B7)**.

Ein überblähter Beutel ist schwierig zu handhaben und überträgt unter Umständen hohen Druck auf das Baby; es kann zu einem Pneumothorax oder einer anderen Form extraalveolärer Luft kommen. Ein zu schwach gefüllter Beutel macht es schwierig, den gewünschten Füllungsdruck zu erreichen **(Abb. 3-B8)**. Mit etwas Übung werden Sie die notwendigen Einstellungen vornehmen können, um ein Gleichgewicht zu erreichen. Wenn die Maske hinreichend dicht mit dem Gesicht des Babys abschließt, sollten Sie bei einer Einstellung des Strömungsmessers auf 5–10 l/min in der Lage sein, den Beatmungsbeutel angemessen gefüllt zu halten.

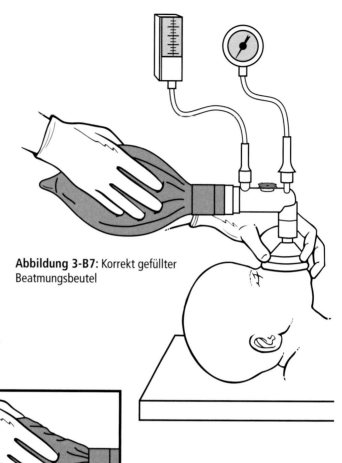

Abbildung 3-B7: Korrekt gefüllter Beatmungsbeutel

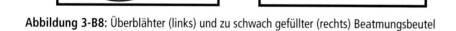

Abbildung 3-B8: Überblähter (links) und zu schwach gefüllter (rechts) Beatmungsbeutel

Prüfen Sie sich selbst! – Anhang B

(Die Antworten finden sich im vorangehenden Abschnitt und am Schluss des Anhangs.)

B-1. Nennen Sie vier Gründe, weshalb es mit dem durch Flow entfaltenden Beatmungsbeutel unter Umständen nicht gelingt, ein Baby zu beatmen:

1) _____
2) _____
3) _____
4) _____

B-2. Welcher der durch Flow entfaltenden Beatmungsbeutel wird korrekt angewandt?

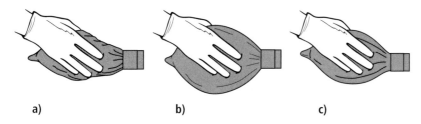

a)　　　　　　　　　b)　　　　　　　　　c)

B-3. Um den Druck des Sauerstoffs zu regulieren, der durch einen flowentfaltenden Beatmungsbeutel zum Baby gelangt, können Sie entweder das Flowmeter am Wandanschluss oder den (Durchflussregler) (Druckmanometer) einstellen.

B-4. Wenn zu viel Gas durch einen flowentfaltenden Beatmungsbeutel fließt, (besteht) (besteht nicht) ein höheres Risiko für einen Pneumothorax.

Anhang *(Forts.)*

C. Beatmungssystem mit T-Stück

Woraus besteht ein Beatmungssystem mit T-Stück?

Ein flow-gesteuertes, druckbegrenztes Beatmungssystem mit T-Stück hat sechs Komponenten **(Abb. 3-C1)**:

1. Sauerstoff- bzw. Gaseinlass
2. Gasaustritt zum Patienten
3. Überdruckventil
4. Manometer zur Messung des Drucks im Atemkreislauf
5. Einstellung des Beatmungsdrucks
6. T-Stück mit PEEP-Ventil für den Anschluss am Patienten.

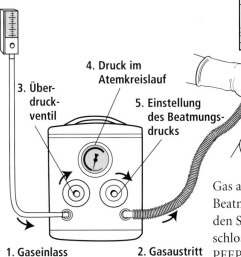

Abbildung 3-C1: Komponenten eines Beatmungssystems mit T-Stück

Gas aus einer Gasdruckquelle tritt am **Sauerstoff- bzw. Gaseinlass** in das Beatmungssystem mit T-Stück ein. Der Einlass ist ein kleiner Anschluss für den Sauerstoffschlauch, der unmittelbar an das **Überdruckventil** angeschlossen ist. Der gewünschte Maximaldruck wird eingestellt, nachdem die PEEP-Ventil komplett verschlossen und das Überdruckventil auf den höchsten Druckgrenzwert gestellt wurde (siehe nachfolgenden Text). Der Hersteller hat den Wert normalerweise auf 40 cm H_2O eingestellt, dieser Wert ist jedoch justierbar.

Sauerstoff tritt aus dem **Patientenanschluss** am Beatmungssystem über das **Schlauchsystem** zum **T-Stück** am Patienten aus, an dem die Maske oder der Endotrachealtubus angeschlossen sind.

Der **Beatmungsdruckregler** dient dem Einstellen des gewünschten Spitzeninspirationsdrucks (PIP).

Der **PEEP-Ventil** dient dazu, bei Bedarf den positiven endexspiratorischen Druck einzustellen.

Mit Hilfe des **Druckmanometers für den Atemwegsdruck** werden der Spitzeninspirationsdruck, der positive endexspiratorische Druck und der Maximaldruck im Beatmungssystem eingestellt und überwacht.

Wie funktioniert ein Beatmungssystem mit T-Stück?

Das Beatmungssystem mit T-Stück ist speziell für die Reanimation Neugeborener ausgelegt. Die Druckregler für den Maximaldruck im Atemkreislauf (Überdruckventil), den gewünschten PIP und den PEEP müssen vor dem Einsatz vom Bediener eingestellt werden (siehe nachfolgenden Text). Wird das PEEP-Ventil vom Bediener verschlossen, erhält der Patient den voreingestellten PIP so lange, wie das PEEP-Ventil geschlossen ist.

Anhang *(Forts.)*

Wie bereiten Sie das Beatmungssystem mit T-Stück auf den Einsatz vor?

Erstens setzen Sie die Teile des Beatmungssystems zusammen, wie vom Hersteller vorgeschrieben.

Zweitens schließen Sie eine Testlunge an den Patientenauslass an. Es handelt sich um einen aufblasbaren Ballon, der vom Hersteller mitgeliefert worden sein sollte.

Drittens schließen Sie das Gerät an eine Gasquelle an. Dies wird ein Schlauch aus einer Sauerstoffquelle mit 100 % O_2 oder von einem Mischer sein, der es ermöglicht, die Sauerstoffkonzentration von 21 % bis 100 % einzustellen (s. Kap. 2).

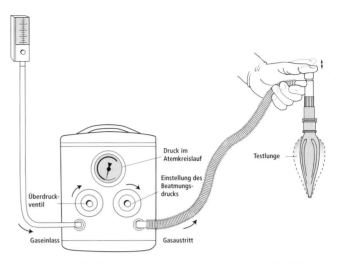

Abbildung 3-C2: Einrichten eines Beatmungssystems mit T-Stück

Viertens stellen Sie die Druckregler wie folgt ein:

- Stellen Sie mit dem Flowmeter den Frischgasflow ein (empfohlen: 5–15 l/min).

- Stellen Sie den Maximaldruck im Atemkreislauf ein, indem Sie das PEEP-Ventil mit dem Finger verschließen und den Regler für das Überdruckventil auf einen gewünschten Wert einstellen (40 cm H_2O werden empfohlen) **(Abb. 3-C2)**.

- Setzen Sie den gewünschten Spitzeninspirationsdruck fest, indem Sie das PEEP-Ventil mit dem Finger verschließen und den Regler für den Inspirationsdruck auf einen gewünschten Inspirationsspitzendruck einstellen **(Abb. 3-C3)**.

- Setzen Sie den positiven endexspiratorischen Druck fest, indem Sie den Finger von dem PEEP-Ventil nehmen und dieses auf den gewünschten Wert einstellen (empfohlen: 0–5 cm H_2O) (s. Kap. 8).

- Entfernen Sie die Testlunge, und verbinden Sie das T-Stück an einer Atemmaske oder bereiten Sie sich darauf vor, es an einem Endotrachealtubus anzuschließen, nachdem die Trachea intubiert wurde (s. Kap. 5).

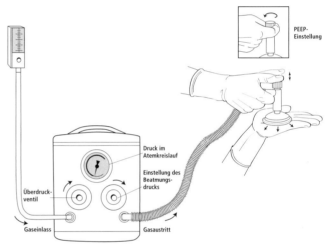

Abbildung 3-C3: Einstellen des Maximaldrucks und des Spitzeninspirationsdrucks vor dem Einsatz

Nachdem das Gerät an den Patienten angeschlossen wurde, entweder, indem man dem Patienten die Maske aufsetzt oder das Gerät an einen Endotrachealtubus anschließt, kontrollieren Sie die Atemfrequenz durch intermittierendes Verschließen des PEEP-Ventils.

Sollten Sie den Spitzeninspirationsdruck verändern wollen, müssen Sie den Regler für den Inspirationsdruck nachjustieren. Dies kann geschehen, während Sie den Patienten beatmen, die Testlunge muss dazu nicht wieder angeschlossen werden.

Anhang *(Forts.)*

Wie stellen Sie die Sauerstoffkonzentration in einem Beatmungssystem mit T-Stück ein?

Die in das Beatmungssystem mit T-Stück einströmende Sauerstoffkonzentration ist dieselbe, die auch zum Baby gelangt. Wird das Gerät daher an eine Sauerstoffquelle angeschlossen, die 100 % O_2 liefert, so erhält auch das Baby 100 % Sauerstoff. Um weniger als 100 % zu verabreichen, benötigen Sie eine Druckluftquelle und müssen das Gerät an einen Sauerstoffmischer anschließen. Dieser kann dann von 21 % bis 100 % eingestellt werden.

Was kann die Ursache sein, wenn sich der Zustand des Babys nicht bessert oder der gewünschte Spitzendruck nicht erreicht wird?

- Die Maske sitzt unter Umständen nicht dicht auf dem Gesicht des Babys.

- Die Gasversorgung ist unter Umständen nicht angeschlossen oder der Flow ist zu niedrig.

- Möglicherweise sind der maximale Druck im Atemkreislauf, der Spitzeninspirationdruck oder der endexspiratorische Druck falsch eingestellt.

Können Sie mit einem T-Stück Sauerstoff verabreichen?

Sauerstoff (zur Sauerstoffinsufflation) kann mit einem Beatmungssystem mit T-Stück zuverlässig verabreicht werden **(Abb. 3-C4)**, wenn Sie das PEEP-Ventil verschließen und die Maske locker aufs Gesicht halten. Die in das Beatmungssystem mit T-Stück eintretende Flussrate für Sauerstoff oder Atemgas ist dieselbe, die auch am T-Stück zum Baby hin austritt, wenn die PEEP-Kappe verschlossen wird. Wird die Maske locker aufs Gesicht gehalten, so wird der Flow aufrechterhalten, ohne dass Druck aufgebaut wird, während der Sauerstoff bzw. das Atemgas in die Umgebung um Mund und Nase entweicht.

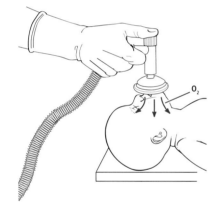

Abbildung 3-C4: Applikation von Sauerstoff (Sauerstoffinsufflation), über ein Beatmungssystem mit T-Stück

Prüfen Sie sich selbst! – *Anhang C*

(Die Antworten finden sich im vorangehenden Abschnitt und am Schluss des Anhangs.)

C-1. Welche Drücke müssen eingestellt werden, bevor man ein Beatmungssystem mit T-Stück einsetzen kann?

- _____
- _____
- _____

C-2. Die Durchflussrate an einem Beatmungssystem mit T-Stück muss unter Umständen (erhöht) (gesenkt) werden, wenn sich der gewünschte Spitzeninspirationsdruck nicht erreichen lässt.

C-3. Um frei fließenden Sauerstoff über ein Beatmungssystem mit T-Stück zu verabreichen, muss das PEEP-Ventil (offen) (geschlossen) sein.

C-4. Beatmungssysteme mit T-Stück (arbeiten) (arbeiten nicht) ohne eine Druckgasquelle.

Antworten zu den Fragen im Anhang

A-1. Damit ein selbstentfaltender Beatmungsbeutel funktioniert, muss entweder der Druckmesser angeschlossen oder dessen Anschlussstutzen verschlossen werden.

A-2. Ein selbstentfaltender Beatmungsbeutel kann 90–100 % Sauerstoff **nur mit angeschlossenem Sauerstoffreservoir** liefern.

A-3. Ohne Sauerstoffreservoir kann ein selbstentfaltender Beatmungsbeutel nur etwa **40 %** Sauerstoff liefern.

A-4. Beim Zusammendrücken des Beutels **sollten** Sie Druck gegen Ihre Hand spüren.

A-5. Das Manometer sollte **30–40 cm H_2O** anzeigen.

A-6. Der durch einen selbstentfaltenden Beatmungsbeutel übertragene Druck wird dadurch bestimmt: 1) **wie fest Sie den Beutel komprimieren**, 2) ob ein **Leck zwischen der Maske und dem Gesicht des Babys** besteht und 3) **auf welchen Wert das Druckbegrenzungsventil eingestellt ist**.

B-1. Mit einem durch Flow entfaltenden Beatmungsbeutel lässt sich ein Baby unter Umständen nicht beatmen, weil: 1) der **Abschluss zwischen Maske und Gesicht unzureichend** ist, 2) der **Beutel einen Riss hat**, 3) der **Durchflussregler zu weit geöffnet** ist und/oder 4) der **Druckmesser nicht angeschlossen oder die Frischgaszufuhr nicht angeschlossen oder verstopft** ist.

B-2. Abbildung **c)** ist korrekt.

B-3. Der Druck lässt sich entweder durch das Flowmeter oder den **Durchflussregler** einstellen.

B-4. Strömt zu viel Gas durch einen durch Flow entfaltenden Beatmungsbeutel, besteht **erhöhte Gefahr** eines Pneumothorax.

C-1. Die an einem Beatmungssystem mit T-Stück einzustellenden Drücke sind:

   a) maximaler Druck im Atemkreislauf

   b) Spitzeninspirationsdruck

   c) positiver endexspiratorischer Druck

C-2. Der an einem Beatmungssystem mit T-Stück eingestellte Durchfluss muss unter Umständen **erhöht** werden, wenn sich der gewünschte Spitzeninspirationsdruck nicht erreichen lässt.

C-3. Wird Sauerstoff über ein Beatmungssystem mit T-Stück zur Insufflation verabreicht, muss das PEEP-Ventil **geschlossen** sein.

C-4. Beatmungssysteme mit T-Stück funktionieren **nur mit** einer Gasdruckquelle.

KAPITEL 4

Herzdruckmassage

In Kapitel 4 lernen Sie:

- wann bei der Reanimation Herzdruckmassage indiziert ist.
- wie eine Herzdruckmassage durchgeführt wird.
- wie Herzdruckmassage und Beatmung koordiniert werden.
- wann man die Herzdruckmassage einstellt.

Herzdruckmassage

Der nachstehende Fall ist ein Beispiel dafür, wie eine Herzdruckmassage während einer ausgedehnteren Reanimation vorgenommen wird. Stellen Sie sich beim Lesen eines jeden Falles vor, Sie seien Mitglied des Reanimationsteams. Die Einzelheiten der ersten Schritte werden anschließend in diesem Kapitel beschrieben.

4. Fall – Reanimation mittels Überdruckbeatmung und Herzdruckmassage

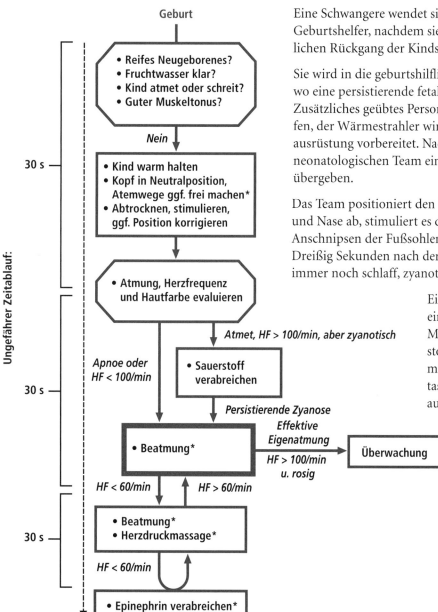

Eine Schwangere wendet sich an ihren Gynäkologen und Geburtshelfer, nachdem sie in der 34. SSW einen deutlichen Rückgang der Kindsbewegungen verspürt hatte.

Sie wird in die geburtshilfliche Abteilung aufgenommen, wo eine persistierende fetale Bradykardie festgestellt wird. Zusätzliches geübtes Personal wird in den Kreißsaal gerufen, der Wärmestrahler wird eingeschaltet und die Notfallausrüstung vorbereitet. Nach einer Notfallsektio wird dem neonatologischen Team ein schlaffes, apnoisches Baby übergeben.

Das Team positioniert den Kopf des Babys, saugt Mund und Nase ab, stimuliert es durch Abtrocknen und durch Anschnipsen der Fußsohlen und entfernt nasse Tücher. Dreißig Sekunden nach der Geburt ist das Baby jedoch immer noch schlaff, zyanotisch und ohne Spontanatmung.

Ein Mitglied des Teams beginnt eine Beatmung mittels Beutel und Maske sowie zusätzlichem Sauerstoff, während ein zweites Teammitglied den Nabelschnurpuls tastet und mit einem Stethoskop auf Atemgeräusche auskultiert. Die Herzfrequenz bleibt trotz vorhandener Atemgeräusche unter 60 Schlägen/min, und man bemerkt ein leichtes Heben und Senken des Thorax. Nach weiteren 30 Sekunden hat das Baby eine sehr niedrige Herzfrequenz (20–30 Schläge/min) und ist immer noch zyanotisch und schlaff.

* Endotracheale Intubation in Betracht ziehen.

Das Team beginnt mit Herzdruckmassage in Koordination mit der Beatmung. Wiederholt wird überprüft, ob die Atemwege frei sind und der Kopf korrekt positioniert ist. Nach weiteren 30 Sekunden hat die Beatmung mit Beutel und Maske jedoch weder zu einem Anstieg der Herzfrequenz noch zu hinreichenden Thoraxexkursionen geführt.

Rasch wird die Trachea intubiert, um eine effektive Beatmung sicherzustellen, und die koordinierte Herzdruckmassage und Beatmung werden wieder aufgenommen. Die Beatmung führt nun zu einem Anstieg der Herzfrequenz und scheint bessere Thoraxexkursionen zu bewirken.

Schließlich schnappt das Baby zum ersten Mal nach Luft. Die Herzdruckmassage wird eingestellt, sobald die Herzfrequenz über 60 Schläge/min ansteigt. Das Team setzt die assistierte Beatmung fort. Seine Hautfarbe bessert sich, und die Herzfrequenz steigt auf über 100 Schläge/min. Nachdem sich ein paar spontane Atemzüge zeigen, wird es zur engmaschigen Überwachung und Weiterbetreuung auf die Neugeborenenintensivstation verlegt.

Wann ist die Herzdruckmassage indiziert?

Herzdruckmassage ist indiziert, wann immer die Herzfrequenz trotz 30 Sekunden währender effektiver Beatmung unter 60 Schlägen/min bleibt.

Warum Herzdruckmassage?

Babys, deren Herzfrequenz trotz Stimulation und 30 Sekunden Überdruckbeatmung unter 60 Schlägen/min liegt, haben möglicherweise einen sehr niedrigen Sauerstoffgehalt im Blut und eine signifikante Azidose. Infolgedessen ist das Myokard in seiner Funktion eingeschränkt und nicht in der Lage, sich kräftig genug zu kontrahieren, um Blut in die Lunge zu pumpen, damit dieses dann den Sauerstoff aufnimmt, für den Sie inzwischen dort gesorgt haben. Sie müssen daher mechanisch Blut durch das Herz pumpen, während Sie gleichzeitig die Lunge weiterhin beatmen, bis das Myokard hinreichend oxygeniert ist, um eine ausreichende Spontanfunktion wiederzuerlangen. Dieser Vorgang hilft auch, die Sauerstoffversorgung des Gehirns wiederherzustellen.

Die endotracheale Intubation zu diesem Zeitpunkt kann helfen, eine adäquate Beatmung sicherzustellen und die Koordination zwischen Beatmung und Herzdruckmassage zu erleichtern.

Herzdruckmassage

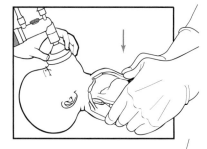

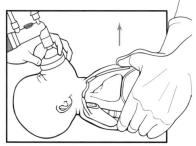

Abbildung 4-1: Druck- (oben) und Loslassphase (unten) bei der Herzdruckmassage

Was ist Herzdruckmassage?

Herzdruckmassage, besteht im rhythmischen Ausüben von Druck auf das Sternum mit folgenden Wirkungen:

- Das Herz wird gegen die Wirbelsäule gepresst.
- Der intrathorakale Druck wird erhöht.
- Blut wird zu den lebenswichtigen Organen des Körpers transportiert.

Das Herz liegt im Thorax zwischen dem unteren Drittel des Sternums und der Wirbelsäule. Druck auf das Sternum komprimiert das Herz und erhöht den intrathorakalen Druck, wodurch Blut in die Arterien gepumpt wird **(Abb. 4-1)**.

Wird der Druck auf das Sternum aufgehoben, strömt Blut aus den Venen ins Herz.

Wie viele Personen sind für eine Herzdruckmassage erforderlich, und wo sollten sie stehen?

Denken Sie daran, dass eine Herzdruckmassage ziemlich nutzlos ist, solange nicht auch die Lunge mit Sauerstoff beatmet wird. Daher sind für eine Herzdruckmassage zwei Personen erforderlich: eine für die Herzdruckmassage, die andere zur Weiterführung der Beatmung. Diese zweite Person kann dieselbe sein, die während der Überdruckbeatmung Herzfrequenz und Atemgeräusche überwacht hat.

Wie Sie lernen werden, müssen diese beiden Personen ihre Aktivitäten koordinieren, daher dürfte es für beide hilfreich sein, vorab zu üben. Wer die Herzdruckmassage durchführt, muss Zugang zum Thorax haben und die Hände korrekt positionieren können. Wer die assistierte Beatmung durchführt, muss am Kopfende des Babys stehen, um einen effektiven Abschluss zwischen Maske und Gesicht zu erreichen (oder den Endotrachealtubus zu stabilisieren) und auf effektive Thoraxexkursionen zu achten **(Abb. 4-2)**.

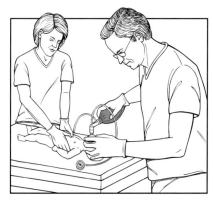

Abbildung 4-2: Für die Herzdruckmassage sind zwei Personen erforderlich.

Reanimation von Früh- und Neugeborenen

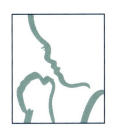

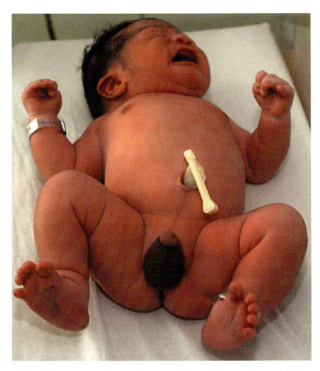

Abb. A-1: Normales Neugeborenes. Hautfarbe und Tonus sind gut. Man beachte das Fehlen einer zentralen Zyanose und die rosigen Schleimhäute. Eine zusätzliche Sauerstoffgabe ist nicht erforderlich.

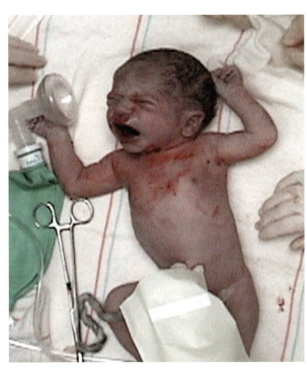

Abb. A-2: Zyanose. Dieses Baby hat eine zentrale Zyanose. Die zusätzliche Verabreichung von Sauerstoff ist nötig, und eventuell muss beatmet werden.

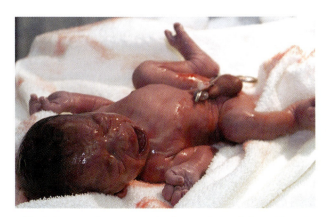

Abb. A-3: Neugeborenes unmittelbar nach der Geburt. Abtrocknen und das Entfernen der feuchten Tücher können die Atmung stimulieren und verhindern das Auskühlen des Körpers.

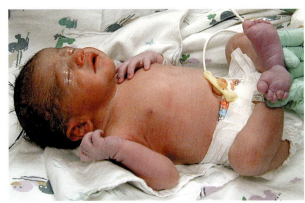

Abb. A-4: Akrozyanose. Dieses Baby hat eine Akrozyanose der Hände und Füße; Stamm und Schleimhäute sind jedoch rosig. Zusätzliche Sauerstoffgabe ist nicht erforderlich.

Bildteil

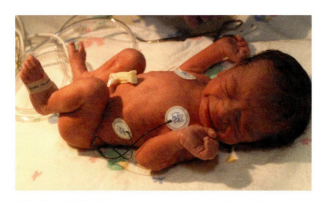

Abb. B-1: Gefährdetes Neugeborenes – guter Tonus. Dieses Baby kam etwas zu früh zur Welt und ist für sein Gestationsalter klein. Der Tonus ist jedoch ausgezeichnet.

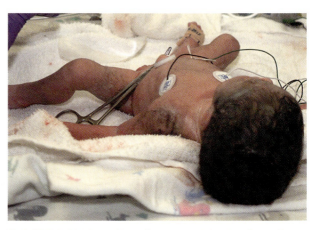

Abb. B-2: Gefährdetes Neugeborenes – schwacher Tonus. Der schlaffe Tonus dieses Babys ist schlechter als auf Grund seiner vorzeitigen Geburt zu erwarten gewesen wäre. Maßnahmen sind erforderlich.

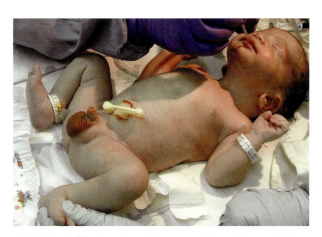

Abb. B-3: Gefährdetes Neugeborenes – Blässe. Dieses Baby ist sehr blass und anamnestisch lag eine Placenta praevia vor. Unter Umständen ist eine Volumenexpansion erforderlich.

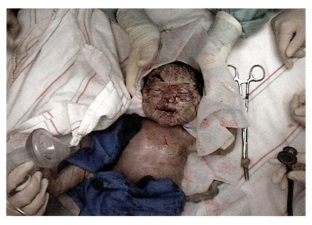

Abb. B-4: Gefährdetes Neugeborenes – Mekonium. Dieses Neugeborene ist von Mekonium bedeckt und nicht vital (schwacher Tonus und geringe Atemanstrengung). Endotracheale Intubation und Absaugen sind erforderlich.

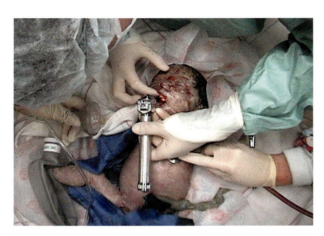

Abb. C-1a: Schlaffes Baby, von Mekonium bedeckt. Der Reanimateur bereitet die endotracheale Intubation und das Absaugen vor.

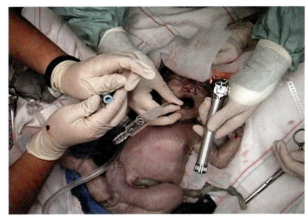

Abb. C-1b: Ein Endotrachealtubus wurde gelegt, ein Mekoniumaspirator angeschlossen, und gerade wird der Absaugschlauch damit verbunden.

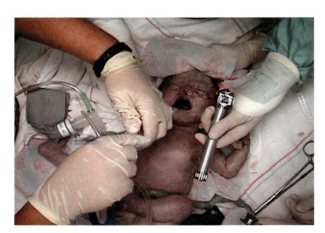

Abb. C-1c: Die Öffnung des T-Stücks wird mit dem Daumen verschlossen, sodass die Saugwirkung auf den Endotrachealtubus übergeht, während dieser langsam zurückgezogen wird.

Bildteil

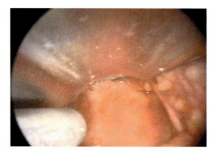

Abb. C-2a: Ansicht des hinteren Rachenraums nach dem ersten Einführen des Laryngoskops

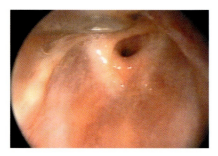

Abb. C-2b: Ansicht des Ösophagus, nachdem das Laryngoskop etwas zu weit eingeführt worden war

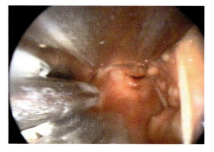

Abb. C-2c: Ansicht der Stellknorpel und des hinteren Anteils der Glottis nach leichtem Zurückziehen des Laryngoskopspatels

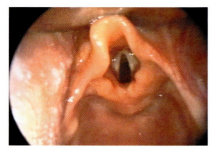

Abb. C-2d: Ansicht der Glottis und der Stimmbänder nach leichtem Anheben des Laryngoskops

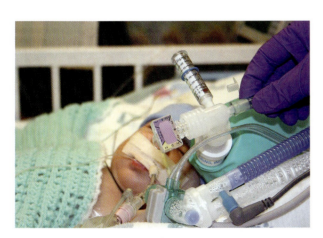

Abb. D-1: Bevor der CO_2-Detektor an den Endotrachealtubus angeschlossen wird, zeigt er eine violette Färbung, das heißt, es liegt kein CO_2 vor.

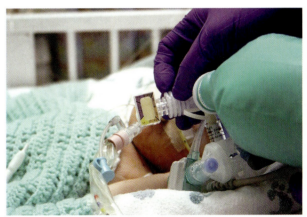

Abb. D-2: Die gelbe Färbung des CO_2-Detektors zeigt, dass CO_2 vorhanden ist und der Tubus demnach in der Trachea liegt.

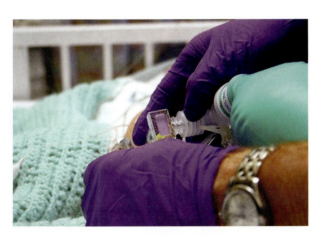

Abb. D-3: Beachten Sie die anhaltend violette Färbung des CO_2-Detektors, die sehr dafür spricht, dass der Endotrachealtubus im Ösophagus statt korrekterweise in der Trachea liegt.

Bildteil

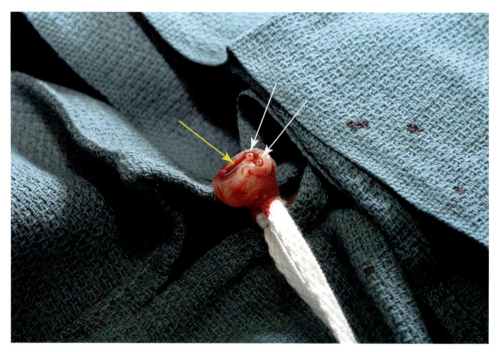

Abb. E-1: Durchtrennte Nabelschnur vor Einführen des Katheters. Beachten Sie die Nabelarterien (weiße Pfeile) und die Nabelvene (gelber Pfeil).

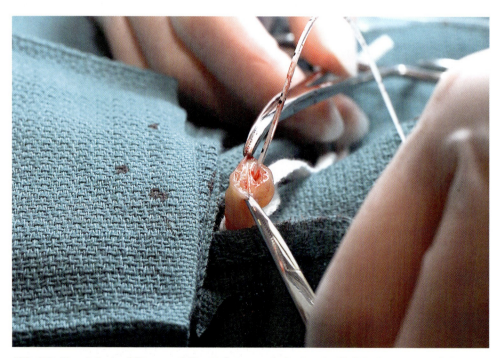

Abb. E-2: Ein mit Kochsalzlösung gefüllter Katheter wurde 2–4 cm in die Nabelvene vorgeschoben. Beachten Sie die schwarzen Zentimetermarken auf dem Katheter. Medikamente sollten erst dann verabreicht werden, wenn sich aus dem Katheter leicht Blut aspirieren lässt.

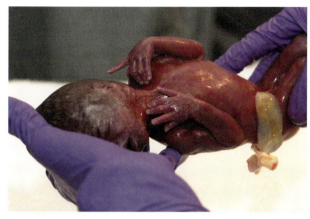

Abb. F-1: Dieses extrem frühgeborene Baby ist zyanotisch, hat einen schwachen Muskeltonus und bedarf der Beatmung.

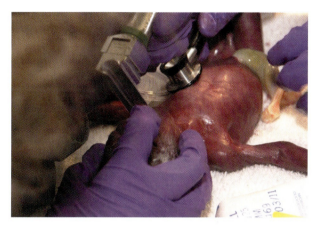

Abb. F-2: Während der Assistent die Herzfrequenz abhört, wird mit der endotrachealen Intubation begonnen.

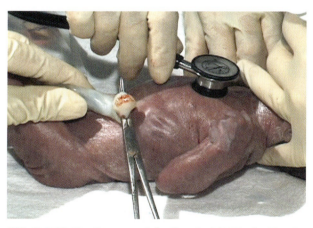

Abb. F-3: Die Herzfrequenz wird auf zweierlei Weise bestimmt, und zwar durch Palpieren der Nabelschnurbasis und durch Abhören des Thorax.

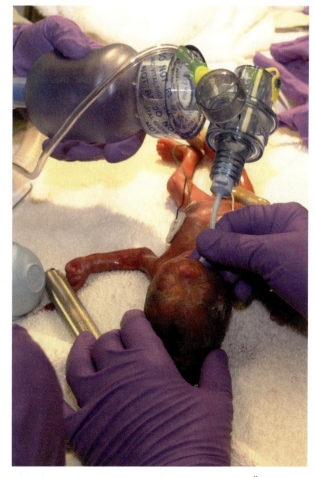

Abb. F-4: Der Endotrachealtubus wird während der Überdruckbeatmung festgehalten.

Kapitel 4

Wie positionieren Sie Ihre Hände auf dem Thorax, um mit der Herzdruckmassage zu beginnen?

Sie werden zwei verschiedene Techniken der Herzdruckmassage erlernen, und zwar die:

- *Daumentechnik.* Beide Daumen dienen dazu, das Sternum herabzudrücken, während die Hände den Stamm umfassen und die Finger die Wirbelsäule stützen **(Abb. 4-3a)**.

- *Zweifingertechnik.* Mit der Spitze des Mittelfingers und entweder des Zeige- oder des Ringfingers einer Hand wird das Sternum herabgedrückt. Die andere Hand dient dazu, den Rücken des Babys zu stützen, sofern es nicht auf einer sehr festen Unterlage liegt **(Abb. 4-3b)**.

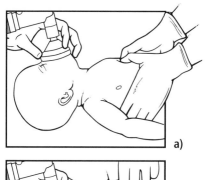

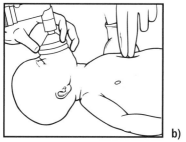

Abbildung 4-3: Zwei Techniken der Herzdruckmassage: a) Daumentechnik; b) Zweifingertechnik

Welche Vorteile haben die beiden Techniken im Vergleich?

Jede Technik hat Vor- und Nachteile. Auf einer begrenzten Datengrundlage wird die Daumentechnik bevorzugt, aber auch die Zweifingertechnik ist akzeptabel.

Die Daumentechnik wird vorgezogen, weil sie gewöhnlich weniger ermüdend ist und sich die Eindrücktiefe im Allgemeinen etwas besser kontrollieren lässt. Mit dieser Technik lässt sich unter Umständen auch ein besserer systolischer Spitzendruck und ein höherer koronarer Perfusionsdruck erzeugen. Sie ist außerdem von Personen mit langen Fingernägeln vorzuziehen. Die Zweifingertechnik eignet sich indessen besser bei einem großen Baby oder bei kleinen Händen. Außerdem ist sie vorzuziehen, wenn der Zugang zum Nabel benötigt wird, um auf diesem Weg Medikamente zu verabreichen. Sie sollten daher beide Techniken erlernen.

Die beiden Techniken haben Folgendes gemeinsam:

- Positionierung des Babys
  - feste Unterlage für den Rücken
  - Nacken leicht überstreckt
- Kompressionen
  - gleiche Lokalisation, Tiefe und Frequenz.

Herzdruckmassage

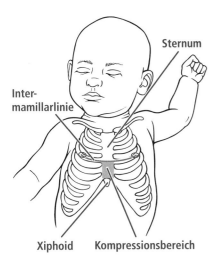

Abbildung 4-4: Orientierungspunkte für die Herzdruckmassage

Wo auf dem Thorax sollten Sie Daumen oder Finger aufsetzen?

Bei der Herzdruckmassage eines Neugeborenen wird der Druck auf das untere Drittel des Sternums ausgeübt, das zwischen dem Xiphoid und einer gedachten Linie zwischen den Brustwarzen liegt **(Abb. 4-4)**. Der Processus xiphoideus (Xiphoid) ist der kleine Fortsatz, an dem die unteren Rippen an der Mittellinie zusammenlaufen. Den richtigen Bereich über dem Sternum können Sie leicht lokalisieren, indem Sie Ihre Finger am unteren Rippenbogen entlanggleiten lassen, bis Sie auf das Xiphoid treffen. Setzen Sie dann die Finger unmittelbar oberhalb des Xiphoids auf. Dabei muss sorgfältig vermieden werden, direkt auf das Xiphoid zu drücken.

Wie positionieren Sie Ihre Hände bei der Daumentechnik?

Die Daumentechnik wird angewandt, indem der Stamm mit beiden Händen umfasst wird. Die Daumen werden auf dem Sternum aufgesetzt, und die Finger werden unter den Rücken des Neugeborenen gelegt.

Die Daumen können nebeneinander oder – bei einem kleinen Baby – übereinander gelegt werden **(Abb. 4-5)**.

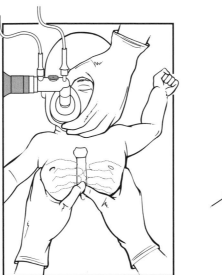 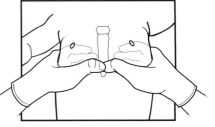

Abbildung 4-5: Daumentechnik zur Herzdruckmassage bei kleinen (links) und großen (rechts) Babys

Die Daumen dienen dem Herabdrücken des Sternums, während die Finger den notwendigen Halt für den Rücken bieten. Die Daumen sollten im distalen Gelenk gebeugt sein, und der Druck sollte vertikal ausgeübt werden, um das Herz zwischen Sternum und Wirbelsäule zu komprimieren **(Abb. 4-6)**.

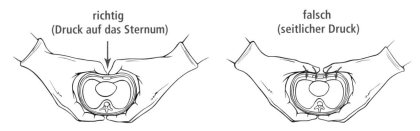

Abbildung 4-6: Richtige und falsche Druckanwendung bei der Herzdruckmassage mittels Daumentechnik

Die Daumentechnik hat einige potenzielle Nachteile. Sie lässt sich nicht effektiv anwenden, wenn das Baby groß ist und Ihre Hände klein sind. Auch erschwert die erforderliche Stellung des Reanimierenden den Zugang zur Nabelschnur, wenn Medikamente verabreicht werden müssen.

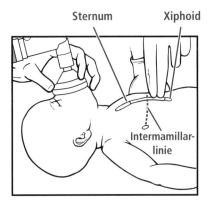

Abbildung 4-7: Korrekte Fingerposition bei der Herzdruckmassage

Wie positionieren Sie Ihre Hände bei der Zweifingertechnik?

Bei der Zweifingertechnik dienen die Spitzen Ihres Mittelfingers und entweder des Zeige- oder des Ringfingers zu Kompressionen **(Abb. 4-7)**. Wenn Sie RechtshänderIn sind, fällt es Ihnen unter Umständen leichter, die rechte Hand zu verwenden, wenn Sie LinkshänderIn sind, verwenden Sie vielleicht lieber die linke. Setzen Sie die beiden Finger senkrecht auf den Thorax, wie abgebildet, und drücken Sie mit den Fingerspitzen. Sollten Sie feststellen, dass Ihre Fingernägel Sie am Einsatz der Fingerspitzen hindern, sollten Sie das Neugeborene beatmen, während Ihr Partner die Herzdruckmassage durchführt. Alternativ könnten Sie die Daumentechnik einsetzen, um die Herzdruckmassage durchzuführen.

Ihre andere Hand sollte den Rücken des Neugeborenen stützen, sodass das Herz effektiver zwischen Sternum und Wirbelsäule komprimiert wird. Mit der zweiten Hand als Rückenstütze können Sie Druck und Eindrücktiefe der Kompressionen leichter spüren.

Beim Komprimieren des Thorax sollten nur die beiden Fingerspitzen auf dem Brustkorb ruhen. So lässt sich der auf Sternum und Wirbelsäule ausgeübte Druck am besten kontrollieren **(Abb. 4-8a)**.

Sollte die Herzdruckmassage über einen längeren Zeitraum erforderlich sein, ist die Zweifingertechnik möglicherweise ermüdender als die Daumentechnik. Die Zweifingertechnik kann jedoch unabhängig von der Größe des Babys und Ihrer Hände angewandt werden. Ein zusätzlicher Vorteil dieser Technik ist, dass sie den Nabel leichter zugänglich lässt, falls auf diesem Weg Medikamente verabreicht werden müssen.

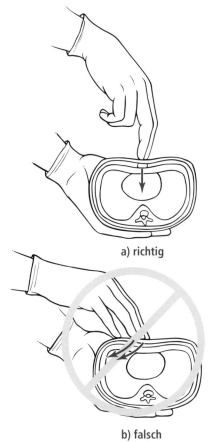

Abbildung 4-8: Richtige und falsche Druckanwendung bei der Herzdruckmassage mittels Zweifingertechnik

Herzdruckmassage

Prüfen Sie sich selbst!

(Die Antworten finden sich im vorangehenden Abschnitt und am Schluss des Kapitels.)

1. Ein Neugeborenes ist apnoisch und blau. Seine Atemwege werden frei gemacht, und es wird stimuliert. Nach 30 Sekunden wird mit Beatmung begonnen. Nach 60 Sekunden beträgt seine Herzfrequenz 80 Schläge/min. Es (sollte) (sollte nicht) mit Herzdruckmassage begonnen werden. Die Beatmung (sollte) (sollte nicht) fortgesetzt werden.

2. Ein Neugeborenes ist apnoisch und blau. Trotz Freimachen der Atemwege, Stimulation und 30 Sekunden Überdruckbeatmung bleibt es in diesem Zustand. Nach 60 Sekunden beträgt seine Herzfrequenz 40 Schläge/min. Es (sollte) (sollte nicht) mit Herzdruckmassage begonnen werden. Die Überdruckbeatmung (sollte) (sollte nicht) fortgesetzt werden.

3. Während der Kompressionsphase der Herzdruckmassage komprimiert das Sternum das Herz, was dazu führt, dass Blut aus dem Herz in die (Venen) (Arterien) gepumpt wird. In der Loslassphase gelangt Blut aus den (Venen) (Arterien) ins Herz.

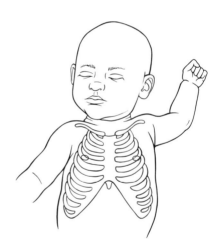

4. Markieren Sie in der nebenstehenden Abbildung den Bereich, in welchem Sie eine Herzdruckmassage durchführen würden.

5. Die bevorzugte Methode der Herzdruckmassage ist die (Daumenmethode) (Zweifingermethode).

6. Wenn absehbar ist, dass dem Baby über die Nabelschnur Medikamente verabreicht werden müssen, ist es unter Umständen leichter, die Herzdruckmassage mit der (Daumenmethode) (Zweifingermethode) durchzuführen.

Kapitel 4

Wie viel Druck müssen Sie ausüben, um den Thorax zu komprimieren?

Ein wichtiges Detail der Technik besteht darin, den Druck zu kontrollieren, mit dem das Sternum komprimiert wird.

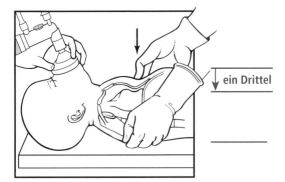

Abbildung 4-9: Die Kompressionstiefe sollte etwa ein Drittel des anterior-posterioren Thoraxdurchmessers betragen.

Üben Sie mit korrekt positionierten Fingern und Händen genügend Druck aus, um das Sternum **um etwa ein Drittel des anterior-posterioren Thoraxdurchmessers** einzudrücken (**Abb. 4-9**), und reduzieren Sie danach den Druck, damit sich das Herz wieder füllen kann. Eine Kompression besteht aus einem abwärts gerichteten Hub mit anschließendem Loslassen. Die jeweilige absolute Kompressionsstrecke hängt von der Größe des Babys ab.

Der abwärtsgerichtete Hub sollte zeitlich etwas kürzer sein als die Loslassphase, um ein maximales Herzauswurfvolumen zu erzeugen.

Ihre Daumen oder Fingerspitzen (je nach verwendeter Methode) sollten während der Kompression *und* in der Loslassphase stets in Kontakt zum Thorax bleiben (**Abb. 4-10**). Sorgen Sie dafür, dass sich der Thorax wieder vollständig weitet, indem Sie Ihre Daumen oder Finger während der Loslassphase anheben, damit wieder Blut aus den Venen ins Herz strömen kann. Entfernen Sie Ihre Daumen oder Finger zwischen den Kompressionen jedoch *nicht* vom Thorax (**Abb. 4-11**). Sollten Sie Ihre Daumen oder Finger nach einer Kompression komplett vom Thorax abheben, bedeutet das:

- Sie verschwenden Zeit beim Wiederauffinden des richtigen Kompressionsbereichs.
- Sie verlieren die Kontrolle über die Kompressionstiefe.
- Sie komprimieren unter Umständen den falschen Bereich und können so ein Trauma des Thorax oder darunter liegender Organe verursachen.

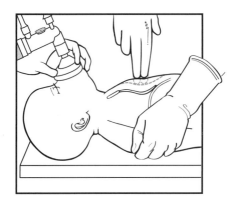

Abbildung 4-10: *Richtige* Methode der Herzdruckmassage. Die Finger bleiben beim Loslassen in Kontakt mit dem Thorax.

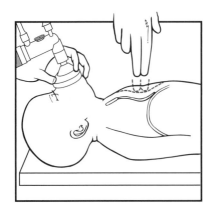

Abbildung 4-11: *Falsche* Methode der Herzdruckmassage. Die Finger verlieren beim Loslassen den Kontakt zum Thorax.

Herzdruckmassage

Gibt es Gefahren bei der Herzdruckmassage?

Die Herzdruckmassage kann beim Baby zu Verletzungen führen.

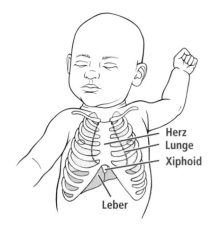

Zwei lebenswichtige Organe liegen im Brustkorb – Herz und Lunge. Die Leber liegt teilweise unter den Rippen, wenn auch in der Bauchhöhle. Bei der Herzdruckmassage müssen Sie hinreichend Druck ausüben, um das Herz zwischen Sternum und Wirbelsäule zu komprimieren, ohne darunter liegende Organe zu schädigen. Ein zu weit kaudal, über dem Xiphoid angesetzter Druck kann zum Leberriss führen **(Abb. 4-12)**.

Auch die Rippen sind empfindlich und können brechen.

Durch Einhalten der in diesem Kapitel beschriebenen Verfahrensweise lässt sich die Gefahr solcher Verletzungen auf ein Minimum reduzieren.

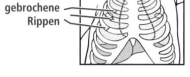

Abbildung 4-12: Strukturen, die bei der Herzdruckmassage verletzt werden können

Mit welcher Frequenz wird die Herzdruckmassage durchgeführt, und wie wird sie mit der Beatmung koordiniert?

Bei der kardiopulmonalen Reanimation muss die Herzdruckmassage stets von Beatmung begleitet sein. Vermeiden Sie es jedoch, gleichzeitig den Thorax zu komprimieren und zu beatmen, da das Eine die Effektivität des Anderen mindert. Daher müssen beide Tätigkeiten koordiniert werden, wobei nach jeder dritten Thoraxkompression jeweils ein Atemhub eingeschoben wird, bei insgesamt 30 Atemhüben und 90 Thoraxkompressionen pro Minute **(Abb. 4-13)**.

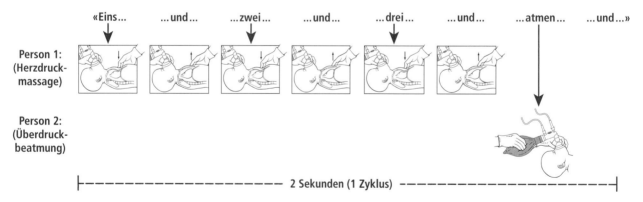

Abbildung 4-13: Koordination von Herzdruckmassage und Überdruckbeatmung

Diejenige Person, die die Herzdruckmassage durchführt, übernimmt das Kommando und zählt laut, und zwar mit: «Eins und zwei und drei und Atmen und …», während die beatmende Person bei «… Atmen und …» den Beutel komprimiert und bei «Eins und …» wieder loslässt. Beachten Sie, dass es während des Abwärtshubes der nächsten Kompression zum Ausatmen kommt. Das rhythmische Zählen hilft, ein glattes und gut koordiniertes Vorgehen zu entwickeln.

Ein *Reanimationszyklus* besteht aus drei Thoraxkompressionen und einem Beatmungshub.

- Es sollten etwa 120 «Aktionen» pro 60 Sekunden (1 Minute) stattfinden (90 Thoraxkompressionen plus 30 Beatmungshübe).

Beachten Sie, dass die Beatmungsfrequenz bei gleichzeitiger Durchführung einer Herzdruckmassage tatsächlich 30 Atemhübe pro Minute beträgt, und nicht, wie Sie ursprünglich gelernt haben bei 40–60 Atemhüben pro Minute. Diese niedrigere Beatmungsrate ist nötig, um eine adäquate Anzahl an Thoraxkompressionen vornehmen zu können und gleichzeitiges Komprimieren und Beatmen zu verhindern. Um einen koordinierten Ablauf sicherzustellen, ist es für Sie wichtig, mit einer zweiten Person zu üben. Jede Person sollte dabei, mit wechselnder Zuständigkeit, jede der beiden Tätigkeiten üben (Beatmen und Herzdruckmassage).

Wie können Sie die Herzdruckmassage koordiniert mit der Beatmung üben?

Stellen Sie sich vor, Sie seien die Person, welche die Herzdruckmassage durchführt. Wiederholen Sie die Worte ein paar Mal, während Sie bei: «Eins und…», «…zwei und…», «…drei und…» Ihre Hände bewegen, um den Thorax zu komprimieren. Drücken Sie nicht, wenn Sie sagen: «…Atmen und…». Lösen Sie Ihre Finger nicht von der Oberfläche, auf die Sie drücken, aber vergewissern Sie sich, dass Sie den Druck auf den Thorax reduzieren, um während des Atemzugs auch eine ausreichende Beatmung zu ermöglichen.

Nun geben Sie sich eine Zeiteinteilung, und schauen Sie, ob Sie die folgenden fünf Zyklen innerhalb von 10 Sekunden sprechen und durchführen können. Denken Sie daran, bei «…Atmen und…» nicht zu komprimieren.

Üben Sie, indem Sie die Worte sprechen und den Thorax komprimieren:

***Eins und zwei und drei und** Atmen und **eins und zwei und drei und** Atmen und **eins und zwei und drei und** Atmen und **eins und zwei und drei und** Atmen und **eins und zwei und drei und** Atmen und…*

Stellen Sie sich nun vor, Sie seien die Person, welche die Beutel-Maske-Beatmung durchführt. Diesmal sollten Sie Ihre Hand schließen, wenn Sie sagen: «…Atmen und…», nicht aber bei: «Eins und…», «…zwei und…», «…drei und…».

Nun sollten Sie unter Beachtung der Zeitversuchen, ob Sie fünf solche Sequenzen innerhalb von 10 Sekunden sprechen und durchführen können. Denken Sie daran, nur bei «…Atmen und…» den Thorax nicht komprimieren:

*Eins und zwei und drei und **Atmen und** eins und zwei und drei und **Atmen und** eins und zwei und drei und **Atmen und** eins und zwei und drei und **Atmen und** eins und zwei und drei und **Atmen und**…*

Herzdruckmassage

In einer realen Situation wird eine Reanimation durch zwei Personen vorgenommen, von denen einer die Herzdruckmassage, der andere die Überdruckbeatmung durchführt. Wer die Thoraxkompressionen vornimmt, sagt laut: «Eins und zwei und ...». Daher ist es hilfreich, wenn Sie mit einem Partner üben und sich dabei in den Rollen abwechseln.

Wann stellen Sie die Herzdruckmassage ein?

Nach zirka 30 Sekunden einer gut koordinierten Herzdruckmassage und Beatmung sollten Sie die Herzdruckmassage lange genug unterbrechen, um abermals die Herzfrequenz zu bestimmen. Sollten Sie den Puls problemlos an der Nabelschnurbasis fühlen können, brauchen Sie die Beatmung nicht zu unterbrechen. Andernfalls müssen Sie sowohl die Herzdruckmassage als auch die Überdruckbeatmung für einige Sekunden unterbrechen, um den Thorax mit dem Stethoskop auskultieren zu können.

Wenn die Herzfrequenz nun über 60 Schläge/min liegt, dann ...

... können Sie die Herzdruckmassage einstellen, setzen jedoch die Überdruckbeatmung mit einer höheren Frequenz von 40–60 Atemhüben pro Minute fort. Die Herzdruckmassage sollten Sie deshalb nicht fortsetzen, weil die Herzleistung möglicherweise ausreicht und die Herzdruckmassage die Effektivität der Überdruckbeatmung einschränken kann.

Steigt die Herzfrequenz auf über 100 Schläge/min und beginnt das Baby spontan zu atmen, sollten Sie die Beatmung langsam reduzieren, wie in Kapitel 3 beschrieben, und das Baby zur Überwachung auf eine Neugeborenenstation verlegen.

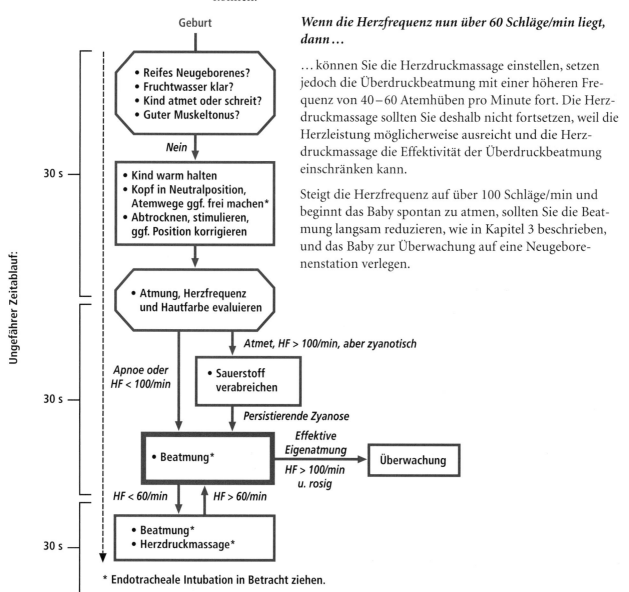

Was tun Sie, wenn sich der Zustand des Babys *nicht* bessert?

Während der Herzdruckmassage und Überdruckbeatmung ist im Vergleich zur alleinigen Beatmung die Wahrscheinlichkeit erhöht, dass Luft in den Magen gelangt. Sofern Sie es nicht schon getan haben, ist es daher jetzt ratsam, eine Magensonde zu legen, um den Magen zu entlüften. Viele KollegenInnen werden sich zu diesem Zeitpunkt bereits dafür entschieden haben einen Endotrachealtubus einzuführen, um die Gefahr einer Überblähung des Magens zu beseitigen und die Effektivität der Beatmung zu erhöhen.

Während Sie die koordinierte Herzdruckmassage und Überdruckbeatmung durchführen, sollten Sie sich immer wieder Folgendes fragen:

- sind die Thoraxexkursionen adäquat? (Haben Sie eine endotracheale Intubation erwogen oder durchgeführt? Falls ja, ist der Endotrachealtubus in korrekter Position?)
- Werden 100 % Sauerstoff verabreicht?
- Beträgt die Eindrücktiefe der Thoraxkompressionen etwa ein Drittel des Thoraxdurchmessers?
- Sind die Thoraxkompressionen gut mit der Beatmung koordiniert?

Wenn die Herzfrequenz unter 60 Schlägen/min bleibt, sollten Sie einen Umbilikalkatheter legen und Adrenalin verabreichen, wie in Kapitel 6 beschrieben.

Wie im 4. Fall zu Beginn dieses Kapitels beschrieben, haben Sie zu diesem Zeitpunkt der Reanimation höchstwahrscheinlich bereits die Trachea intubiert. Die Technik der endotrachealen Intubation wird in Kapitel 5 beschrieben.

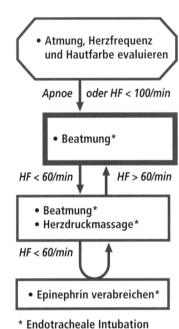

Herzdruckmassage

Kernpunkte

1. Herzdruckmassage ist indiziert, wenn die Herzfrequenz trotz 30 Sekunden effektiver Beatmung unter 60 Schlägen/min bleibt.

2. Bei der Herzdruckmassage:

    - wird das Herz gegen die Wirbelsäule gepresst.
    - steigt der intrathorakale Druck.
    - zirkuliert das Blut zu den lebenswichtigen Organen, darunter auch zum Gehirn.

3. Es gibt zwei akzeptable Techniken der Herzdruckmassage: die Daumentechnik und die Zweifingertechnik. Gewöhnlich wird jedoch die Daumentechnik bevorzugt.

4. Lokalisieren Sie den korrekten Bereich für die Herzdruckmassage, indem Sie Ihre Finger am unteren Rand des Brustkorbs entlanggleiten lassen, bis Sie auf das Xiphoid stoßen. Setzen Sie dann beide Daumen auf das Sternum zwischen dem Xiphoid und einer Linie zwischen den Brustwarzen auf dem Sternum auf.

5. Um die richtige Frequenz für die Herzdruckmassage und Beatmung zu sichern, wiederholt die Person, die die Herzdruckmassage durchführt «Eins und zwei und drei und Atmen und…»

6. Bei der Herzdruckmassage beträgt die Atemfrequenz 30 Atemzüge pro Minute und die Frequenz der Kompressionen 90 Kompressionen pro Minute. Dies ergibt 120 «Aktionen» pro Minute. Ein Zyklus von 3 Kompressionen und einem Atemhub dauert 2 Sekunden.

7. Stellen Sie während der Herzdruckmassage sicher, dass:

    - es beim Beatmen zu ausreichenden Thoraxexkursionen kommt.
    - Sauerstoff verabreicht wird.
    - die Kompressionstiefe ein Drittel des Thoraxdurchmessers beträgt.
    - der Druck vollkommen zurückgenommen wird, damit sich der Thorax in der Loslassphase der Reanimation wieder ausdehnen kann.
    - Daumen und Finger mit dem Thorax die ganze Zeit über in Kontakt bleiben.
    - die Dauer des abwärts gerichteten Hubes kürzer ist als die Loslassphase.
    - Herzdruckmassage und Beatmung gut koordiniert sind.

Kapitel 4

Kernpunkte *(Forts.)*

8. Überprüfen Sie nach 30 Sekunden Herzdruckmassage und Beatmung die Herzfrequenz. Beträgt sie:

   - mehr als 60 Schläge/min, stellen Sie die Herzdruckmassage ein, und führen Sie die Beatmung mit 40–60 Atemzügen pro Minute weiter.

   - über 100 Schläge/min, stellen Sie die Herzdruckmassage ein, und reduzieren Sie die Beatmung schrittweise, wenn das Neugeborene spontan atmet.

   - weniger als 60 Schläge/min, intubieren Sie das Neugeborene, soweit nicht bereits geschehen, und verabreichen Sie Adrenalin, vorzugsweise intravenös. Die Intubation ist eine zuverlässigere Methode, um die Beatmung fortzusetzen.

Kapitel 4 – Übungsfragen

(Die Antworten finden sich im Anschluss.)

1. Ein Neugeborenes ist apnoisch und blau. Seine Atemwege werden frei gemacht, und es wird stimuliert. Nach 30 Sekunden wird mit Beatmung begonnen. Nach 60 Sekunden beträgt seine Herzfrequenz 80 Schläge/min. Es (sollte) (sollte nicht) mit Herzdruckmassage begonnen werden. Die Beatmung (sollte) (sollte nicht) fortgesetzt werden.

2. Ein Neugeborenes ist apnoisch und blau. Trotz Freimachen der Atemwege, Stimulation und 30 Sekunden Beatmung bleibt es in diesem Zustand. Nach 60 Sekunden beträgt seine Herzfrequenz 40 Schläge/min. Es (sollte) (sollte nicht) mit Herzdruckmassage begonnen werden. Die Beatmung (sollte) (sollte nicht) fortgesetzt werden.

3. Während der Kompressionsphase der Herzdruckmassage komprimiert das Sternum das Herz, was dazu führt, dass Blut aus dem Herz in die (Venen) (Arterien) gepumpt wird. In der Loslassphase gelangt Blut aus den (Venen) (Arterien) ins Herz.

4. Markieren Sie in der nebenstehenden Abbildung den Bereich, in welchem Sie eine Herzdruckmassage durchführen würden.

5. Die bevorzugte Methode der Herzdruckmassage ist die (Daumenmethode) (Zweifingermethode).

6. Wenn absehbar ist, dass dem Baby über die Nabelschnur Medikamente verabreicht werden müssen, ist es unter Umständen leichter, die Herzdruckmassage mit der (Daumenmethode) (Zweifingermethode) durchzuführen.

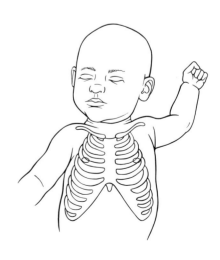

4-15

Herzdruckmassage

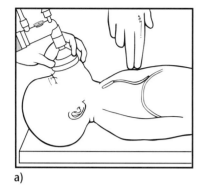

a)

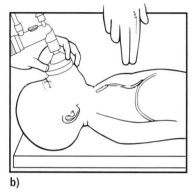

b)

Kapitel 4 – Übungsfragen *(Forts.)*

(Die Antworten finden sich im Anschluss.)

7. Die korrekte Eindrücktiefe der Thoraxkompressionen beträgt:

    a) ein Viertel des anterior-posterioren Thoraxdurchmessers.

    b) ein Drittel des anterior-posterioren Thoraxdurchmessers.

    c) die Hälfte des anterior-posterioren Thoraxdurchmessers.

8. Welche Abbildung zeigt die korrekte Loslassbewegung?

9. Welche Formulierung wird verwandt, um Herzdruckmassage und Beatmung zeitlich abzustimmen und zu koordinieren?

10. Das Verhältnis von Herzdruckmassage und Beatmung beträgt ____ : ____.

11. Bei der Beatmung ohne Herzdruckmassage sollte die Beatmungsfrequenz ____–____ Hübe/min betragen.

12. Bei der Beatmung mit Herzdruckmassage sollte die Frequenz der «Aktionen» pro Minute ____/min betragen.

13. Das Zählen «Eins und zwei und drei und Atmen und ...» sollte etwa _____ Sekunden benötigen.

14. Ein Baby benötigt Beatmung mit Herzdruckmassage. Nach 30 Sekunden Herzdruckmassage halten Sie inne und zählen **8 Herzschläge in 6 Sekunden**. Die Herzfrequenz des Babys beträgt jetzt ____ Schläge/min. Sie sollten die Herzdruckmassage (einstellen) (weiterführen).

15. Bei einem Baby war eine Herzdruckmassage erforderlich, und es wird jetzt mit Beutel und Maske beatmet. Sie halten inne und zählen **4 Herzschläge in 6 Sekunden**. Die Herzfrequenz des Babys beträgt jetzt ____ Schläge/min. Sie sollten jetzt Folgendes erwägen: _____, _____ und _____.

16. Ergänzen Sie das Fließdiagramm:

    a) _____

    b) _____

Kapitel 4

Antworten

1. Eine Herzdruckmassage **sollte nicht** begonnen werden. Die Beatmung **sollte** fortgesetzt werden.

2. Eine Herzdruckmassage **sollte** begonnen werden. Die Beatmung **sollte** fortgesetzt werden.

3. Während der Kompressionsphase wird Blut in die **Arterien** gepumpt, während der Loslassphase wird Blut aus den **Venen** gepumpt.

4. Kompressionszone:

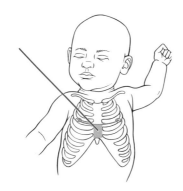

5. Die bevorzugte Methode der Herzdruckmassage ist die **Daumentechnik**.

6. Die **Zweifingertechnik** kann leichter sein, wenn Medikamente über die Nabelschnur verabreicht werden.

7. Die korrekte Tiefe für die Thoraxkompressionen bei der Herzdruckmassage beträgt **ein Drittel des anterior-posterioren Thoraxdurchmessers**.

8. Abbildung **a)** ist korrekt. (Die Finger bleiben beim Loslassen in Kontakt.)

9. «Eins und zwei und drei und Atmen und …»

10. Das Verhältnis beträgt **3 : 1**.

11. Die Beatmungsgeschwindigkeit ohne Herzdruckmassage sollte **40–60** Atemzüge pro Minute betragen.

12. Bei der Herzdruckmassage sollten **120** «Aktionen» pro Minute ablaufen.

13. Das Zählen «Eins und zwei und drei und Atmen und …» sollte etwa **2** Sekunden benötigen.

14. Acht Herzschläge in 6 Sekunden entsprechen **80** Schlägen/min. Sie sollten die Herzdruckmassage einstellen.

15. Vier Herzschläge in 6 Sekunden entsprechen **40** Schlägen/min. Sie sollten die **endotracheale Intubation**, das Legen eines **Umbilikalkatheters** und die Verabreichung von **Epinephrin** erwägen.

16. a)
    - Kind warm halten
    - Kopf in Neutralposition, Atemwege ggf. frei machen*
    - Abtrocknen, stimulieren, ggf. Position korrigieren

    b)
    - Beatmung*
    - Herzdruckmassage*

Herzdruckmassage

Praktischer Test
Kapitel 4 – Herzdruckmassage

Ausbilder: Der Teilnehmer sollte gebeten werden, den Vorgang bei der Durchführung auch zu erläutern. Beurteilen Sie die Leistung bei jedem Schritt, und haken Sie das Kästchen ab (✓), sobald eine Maßnahme korrekt abgeschlossen wurde. Wenn nicht, machen Sie einen Kreis um das Kästchen, um den Schritt später erörtern zu können. An bestimmten Punkten müssen Sie Informationen über den Zustand des Babys liefern.

Teilnehmer: Um diesen Test erfolgreich abzuschließen, sollten Sie alle Schritte dieses Vorgangs erfolgreich durchführen und alle Entscheidungen richtig treffen können. Während der Durchführung sollten Sie den Vorgang erläutern.

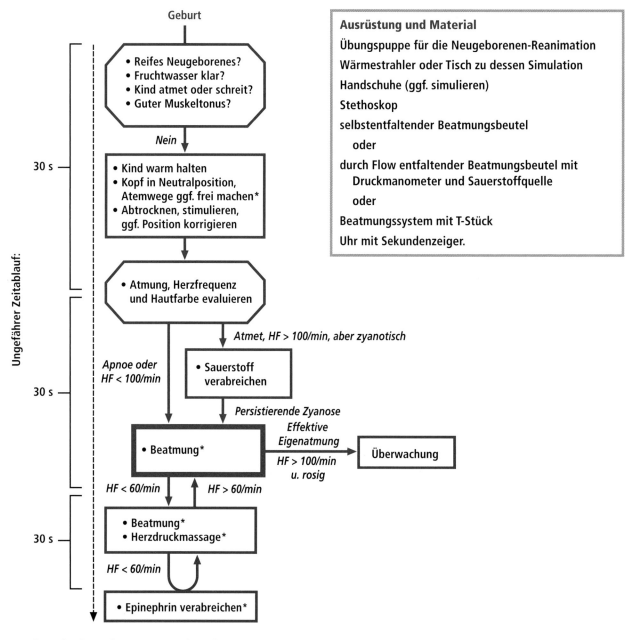

* Endotracheale Intubation in Betracht ziehen.

Kapitel **4**

Praktischer Test
Kapitel 4 – Herzdruckmassage

Name: _____ Ausbilder: _____ Datum: _____

Dieser praktische Test umfasst Verantwortlichkeiten von zwei Teilnehmern, d.h. von einem, der das Baby beatmet, und von einem, der die Herzdruckmassage vornimmt. Wird nur ein Teilnehmer geprüft, sollte der Ausbilder die Rolle des anderen Teilnehmers übernehmen. Die Position des Kästchens zum Abhaken zeigt, welcher Teilnehmer für welche Aktivität verantwortlich ist. Jeder Teilnehmer sollte Fertigkeiten in beiden Rollen demonstrieren, und jeder Teilnehmer muss zwei Mal die Rolle von Teilnehmer Nr. 1 übernehmen, um beide Methoden der Herzdruckmassage durchzuführen.

Anmerkungen und Fragen des Ausbilders stehen in Anführungszeichen. Die Fragen und richtigen Antworten des Teilnehmers sind fett gesetzt. Wenn der Teilnehmer korrekt antwortet, sollte der Ausbilder einen Haken in das entsprechende Kästchen setzen.

«**Dieses Reifgeborene wurde gewärmt, positioniert, abgesaugt, abgetrocknet und taktil stimuliert. Trotzdem ist es noch immer apnoisch.**»

Teilnehmer 1   **Teilnehmer 2**

☐ **Beginnt Beutel-Maske-Beatmung mit 100 % Sauerstoff.**

☐ **Bittet nach 30 Sekunden um Überprüfung der Herzfrequenz.**

☐ **Bestimmt Herzfrequenz durch Palpieren für exakt 6 Sekunden.**

«Sie zählen vier Schläge in sechs Sekunden.»

☐ **Nennt laut eine Herzfrequenz von 40 Schlägen/min und zeigt die Notwendigkeit der Herzdruckmassage auf.**

☐ **Lokalisiert korrekte Position auf dem unteren Drittel des Sternums.**

☐ **Sorgt für festes Abstützen des kindlichen Rückens.**

Zweifingertechnik   **Daumentechnik**

☐ **Verwendet die Fingerspitzen des Mittelfingers und des Zeige- oder Ringfingers.**   ☐ **Verwendet den distalen Abschnitt beider Daumen.**

☐ **Komprimiert das Sternum um etwa ein Drittel des anterior-posterioren Thoraxdurchmessers.**

☐ **Belässt die Fingerspitzen während der Loslassphase auf dem Sternum.**

☐ **Wählt eine Frequenz von etwa zwei Kompressionen pro Sekunde, mit einer Pause zum Beatmen nach jeder dritten Kompression. Zählt im Rhythmus («Eins und zwei und drei und Atmen und...»).**

Herzdruckmassage

Teilnehmer 1   Teilnehmer 2

☐ Beatmet in der Pause nach jeder dritten Kompression.

☐ Sorgt für ausreichenden Ventilationsdruck und Positionierung von Kopf/Beutel, um adäquate Thoraxexkursionen zu erreichen.

☐ Prüft nach 30 Sekunden Herzdruckmassage die Herzfrequenz durch Palpieren des Nabels für exakt 6 Sekunden.

«Sie spüren keine Pulsationen»

☐ Teilnehmer 2 hört mit Beatmen auf, während Teilnehmer 1 die Herzfrequenz durch Auskultieren prüft. ☐

«Sie zählen fünf Schläge in sechs Sekunden.»

☐ Nennt laut eine Herzfrequenz von 50 Schlägen/min und nimmt die Herzdruckmassage wieder auf.

☐ Nimmt die Beatmung sofort nach dem Bestimmen der Herzfrequenz wieder auf und überlegt Folgendes:

- Sind die Thoraxexkursionen ausreichend?
- Wird Sauerstoff verabreicht?
- Beträgt die Tiefe der Thoraxkompression etwa ein Drittel des Thoraxdurchmessers?
- Sind Herzdruckmassage und Überdruckbeatmung gut koordiniert?
- Sind die endotracheale Intubation und/oder Epinephrin indiziert?

☐ Prüft die Herzfrequenz nach dem vorangegangenen Check durch Palpieren für exakt 6 Sekunden.

«Sie zählen neun Schläge in sechs Sekunden.»

☐ Nennt laut eine Herzfrequenz von 90 Schlägen/min und stellt die Herzdruckmassage ein.

☐ Setzt die Beatmung fort. ☐

Gesamtleistung nach Übernahme beider Rollen

☐ Koordinierte Herzdruckmassage und Überdruckbeatmung korrekt.

☐ Stellte korrekt fest, ob die Herzdruckmassage einzustellen war oder nicht, je nach Herzfrequenz.

☐ Führte die Daumentechnik korrekt durch.

☐ Führte die Zweifingertechnik korrekt durch.

☐ Evaluierte die Herzfrequenz korrekt und zu den richtigen Zeiten (palpierte erst die Nabelschnur und stellte dann, falls nötig, die Beatmung ein, um den Thorax mit dem Stethoskop abzuhören.

☐ Tempo – führte die Maßnahme ohne unnötige Verzögerungen durch.

KAPITEL 5

Endotracheale Intubation

In Kapitel 5 lernen Sie:

- die Indikationen der endotrachealen Intubation bei der Reanimation.
- die zur endotrachealen Intubation erforderliche Ausrüstung auszuwählen und vorzubereiten.
- das Laryngoskop zu verwenden, um einen Endotrachealtubus einzuführen.
- festzustellen, ob sich der Endotrachealtubus auch in der Trachea befindet.
- den Endotrachealtubus zum Absaugen von Mekonium aus der Trachea zu verwenden.
- den Endotrachealtubus zur Beatmung zu verwenden.

Endotracheale Intubation

Wann ist eine endotracheale Intubation erforderlich?

Wie durch die Asteriske (*) im Fließdiagramm angezeigt, kann eine endotracheale Intubation an mehreren Punkten einer Reanimation durchgeführt werden. In Fall 2 (s. Kap. 2, S. 2-3) wurde ein solcher Punkt erläutert, bei dem die Trachea intubiert wurde, um Mekonium abzusaugen. Fall 4 (s. Kap. 4, S. 4-2) zeigt einen weiteren Punkt, bei dem eine Beutel-Maske-Beatmung ineffektiv war und die Trachea intubiert wurde, um die Beatmung zu verbessern und um Beatmung und Herzdruckmassage besser zu koordinieren. Der Zeitpunkt der Intubation wird von vielen Faktoren bestimmt. Einer davon ist die Geschicklichkeit des Reanimateurs beim Intubieren. Im Intubieren Unerfahrene sollten Hilfe herbeirufen und sich darauf konzentrieren, mit einem Beatmungssystem und Maske für eine effektive Beatmung zu sorgen, statt wertvolle Zeit mit dem Versuch einer Intubation zu vergeuden. Weitere Faktoren mit Einfluss auf den Zeitpunkt der Intubation:

- Falls Mekonium vorliegt und das Baby Atemdepression, verminderten Muskeltonus oder eine erniedrigte Herzfrequenz hat, müssen Sie als Erstes die Trachea intubieren, noch bevor mit anderen Reanimationsmaßnahmen begonnen wird.

- Führt Beatmung nicht zur adäquaten klinischen Besserung, kommt es nicht zu guten Thoraxexkursionen oder ist die Beatmung länger als nur ein paar Minuten erforderlich, können Sie sich zur Intubation entschließen, weil sie die Beatmung erleichtert und deren Wirksamkeit erhöht.

- Sollte eine Herzdruckmassage erforderlich sein, kann die Intubation deren Koordination mit der Überdruckbeatmung erleichtern und für maximale Wirksamkeit eines jeden Atemzugs sorgen.

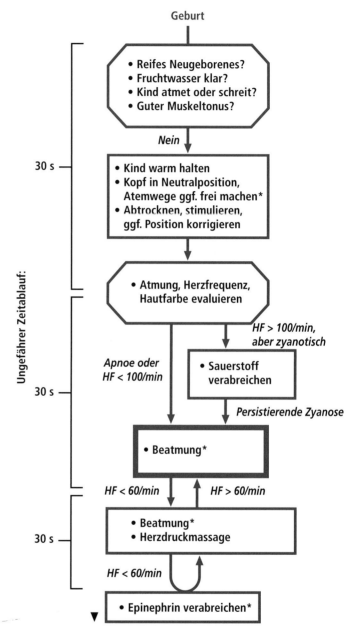

- Sollte Epinephrin erforderlich sein, um das Herz zu stimulieren, so wird es oft direkt in die Trachea verabreicht, während ein intravenöser Zugang gelegt wird. Auch dazu bedarf es der endotrachealen Intubation.

Außerdem gibt es noch eine Reihe spezieller Indikationen für die endotracheale Intubation, wie etwa extreme Unreife, das Verabreichen von Surfactant und den Verdacht auf eine Zwerchfellhernie. Diese Indikationen werden in Kapitel 7 und 8 erörtert.

Welche Alternativen gibt es zur endotrachealen Intubation?

Über den Larynxeingang passende Masken (**Abb. 5-1**) haben sich als effektive Alternative zur Unterstützung der Beatmung erwiesen, wenn Beatmung mit Beutel und Maske oder mit Maske und einem Beatmungssystem mit T-Stück unwirksam und Versuche einer Intubation nicht durchführbar oder erfolglos sind. Es gibt jedoch nur in begrenztem Umfang Daten über den Einsatz von Larynxmasken in der Neugeborenen-Reanimation. Noch begrenzter sind Erfahrungen mit Larynxmasken bei Frühgeborenen oder bei Neugeborenen mit Mekonium. Sollten in Ihrer Klinik Larynxmasken verwandt werden, dann werden Sie sie auch auf Ihrem Reanimationswagen vorrätig halten müssen, und das Personal muss speziell in ihrer Anwendung unterwiesen werden. Die Details des Einführens einer Larynxmaske werden im Anhang zu diesem Kapitel erörtert.

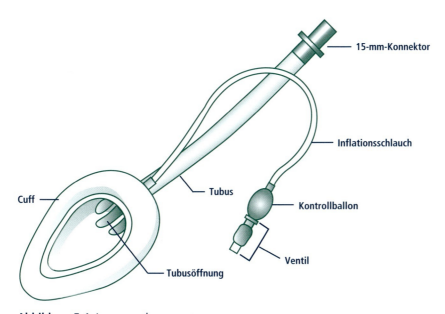

Abbildung 5-1: Larynxmaske

Endotracheale Intubation

Welche Ausrüstung und Materialien sind erforderlich?

Material und Ausrüstung zur Durchführung einer endotrachealen Intubation sollten zusammen an einem Ort aufbewahrt werden und leicht erreichbar sein. Jeder Kreißsaal, jede Neugeborenenstation und jede Notfallabteilung sollte ein komplettes Set folgender Gegenstände vorrätig haben **(Abb. 5-2)**:

1. Laryngoskop mit einem Extra-Satz Batterien und Glühbirnen

2. Spatel: Nr. 1 (Reifgeborene), Nr. 0 (Frühgeborene), Nr. 00 (optional für extrem unreife Frühgeborene). Grade Spatel sind gebogenen vorzuziehen.

3. Endotrachealtuben mit Innendurchmessern von 2,5, 3,0, 3,5 und 4 mm

4. Führungsstab (optional), der in die Endotrachealtuben dieses Sets passt

5. Kohlendioxid- bzw. CO_2-Monitor oder -Detektor

6. Absauggerät mit Kathetern von 10 F oder mehr plus 5F, 6F und 8F zum Absaugen des Endotrachealtubus

7. Pflasterrolle (1,25 cm und 2,5 cm Breite) oder Tubusfixierung für den Endotrachealtubus

8. Schere

9. Guedel-Tubus

10. Mekoniumaspirator

11. Stethoskop (vorzugsweise mit Spezialbruststück für Neugeborene)

12. Überdruckbeatmungssystem, Druckmesser (optional bei selbstentfaltenden Beatmungsbeuteln) und Sauerstoffschlauch. Ein selbstentfaltender Beatmungsbeutel muss ein Sauerstoffreservoir haben.

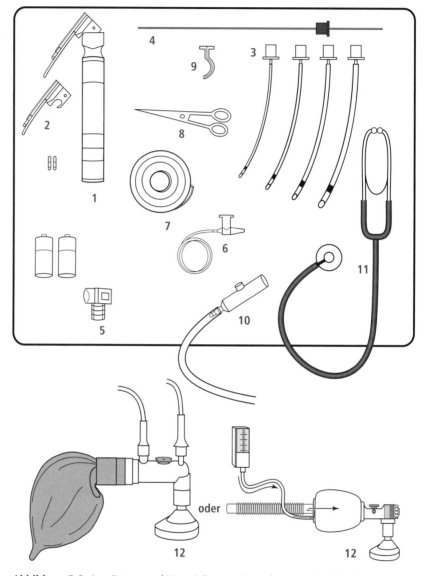

Abbildung 5-2: Ausrüstung und Materialien zur Neugeborenen-Reanimation

Diese Ausrüstung sollte zusammen in einem deutlich gekennzeichneten Behälter aufbewahrt und an einem leicht zugänglichen Ort gelagert werden.

Die Intubation wird am besten unter hygienisch keimarmen Bedingungen durchgeführt. Endotrachealtubus und Führungsstab sollten steril und vor Kontamination geschützt sein. Spatel und Griff des Laryngoskops sollten nach jedem Gebrauch gesäubert werden.

Welche Art von Endotrachealtubus ist am besten geeignet?

Endotrachealtuben sind steril abgepackt und sollten als solche behandelt werden. Sie sollten über die gesamte Länge hinweg den gleichen Durchmesser haben und nicht zur Spitze hin dünner werden (**Abb. 5-3**). Ein Nachteil eines Tubus, dessen Durchmesser zur Spitze hin abnimmt, besteht darin, dass Ihre Sicht auf die Öffnung der Trachea durch den dickeren Teil des Tubus leicht blockiert wird. Außerdem kommt es bei Tuben mit abgestuftem Durchmesser leicht zur Verlegung und zu Verletzungen der Stimmbänder.

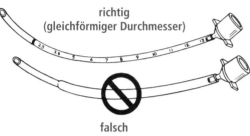

Abbildung 5-3: Endotrachealtuben mit gleichförmigem Durchmesser sind bei Neugeborenen vorzuziehen.

Die meisten Endotrachealtuben für Neugeborene haben nahe der Spitze eine Stimmbandmarkierung (**Abb. 5-4**). Diese Tuben sollen so eingeführt werden, dass die Markierung auf der Höhe der Stimmbänder zu liegen kommt. Dies führt gewöhnlich dazu, dass sich die Spitze des Tubus oberhalb der Bifurkation der Trachea (Carina) befindet.

Die Trachea eines Frühgeborenen ist kürzer als die eines Reifgeborenen – 3 cm im Vergleich zu 5–6 cm. Daher liegt die schwarze Markierung umso näher an der Spitze des Tubus, je kleiner dieser ist. Hinsichtlich der Platzierung der schwarzen Markierung gibt es jedoch Abweichungen zwischen den einzelnen Herstellern.

Zwar gibt es Tuben mit Manschetten in Höhe der schwarzen Markierung, jedoch werden diese nicht empfohlen, wenn ein Neugeborenes zur Reanimation intubiert werden muss.

Die meisten Endotrachealtuben für Neugeborene werden mit Zentimetermarkierungen entlang des Tubus geliefert, an denen sich die Entfernung zur Tubusspitze ablesen lässt. Sie werden später noch lernen, diese Markierungen dazu zu verwenden, die richtige Einführtiefe des Tubus abzulesen.

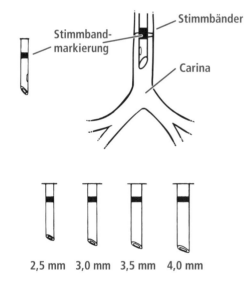

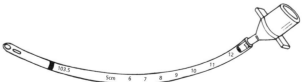

Abbildung 5-4: Merkmale von Endotrachealtuben, die bei der Neugeborenen-Reanimation eingesetzt werden

Endotracheale Intubation

Wie wird ein Endotrachealtubus für den Gebrauch vorbereitet?

Wählen Sie zunächst einen Tubus von geeigneter Größe aus.

Hat die Reanimation erst einmal begonnen, ist die Zeit begrenzt. Daher ist es wichtig, Gerätschaften und Material schon vor einer Hochrisikogeburt vorzubereiten.

Die ungefähre Größe eines Endotrachealtubus wird anhand des Gewichts des Babys bestimmt. Tubenmaße für verschiedene Altersgruppen und Gewichte finden sich in **Tabelle 5-1**. Sie werden später noch gebeten werden, die für Babys mit verschiedenem Gewicht vorgeschlagenen Tubenmaße zu nennen. Es kann hilfreich sein, die Tabelle in jedem Kreißsaal sowie am Wärmestrahler oder in dessen Nähe anzubringen.

Tabelle 5-1: Größe des jeweiligen Endotrachealtubus für Babys von unterschiedlichem Gewicht und Gestationsalter

Tubusgröße [mm] (Innendurchmesser)	Gewicht [g]	Gestationsalter [Wochen]
2,5	< 1000	< 28
3,0	1000 – 2000	28 – 34
3,5	2000 – 3000	34 – 38
3,5 – 4,0	> 3000	> 38

Erwägen Sie, den Tubus zu kürzen.

Viele Endotrachealtuben werden vom Hersteller in viel längerer Form geliefert, als für den orotrachealen Einsatz nötig ist. Diese zusätzliche Länge erhöht den Atemwegswiderstand.

Manche Kliniker finden es hilfreich, den Endotrachealtubus vor dem Einführen zu kürzen **(Abb. 5-5)**. Der Endotrachealtubus kann auf 13 – 15 cm* Länge gekürzt werden, damit er beim Intubieren leichter zu handhaben ist und weniger Gefahr besteht, ihn zu weit einzuführen. Bei einem Tubus von 13 – 15 cm Länge ragt noch immer genügend vom Tubus über die Lippen des Babys hinaus, um die Einführtiefe ggf. anzupassen und den Tubus korrekt im Gesicht des Babys zu fixieren. Entfernen Sie das Verbindungsstück, und durchtrennen Sie dann den Tubus diagonal, damit sich das Verbindungsstück leichter wieder aufstecken lässt. Beachten Sie, dass das Verbindungsstück unter Umständen recht fest auf dem Tubus sitzt.

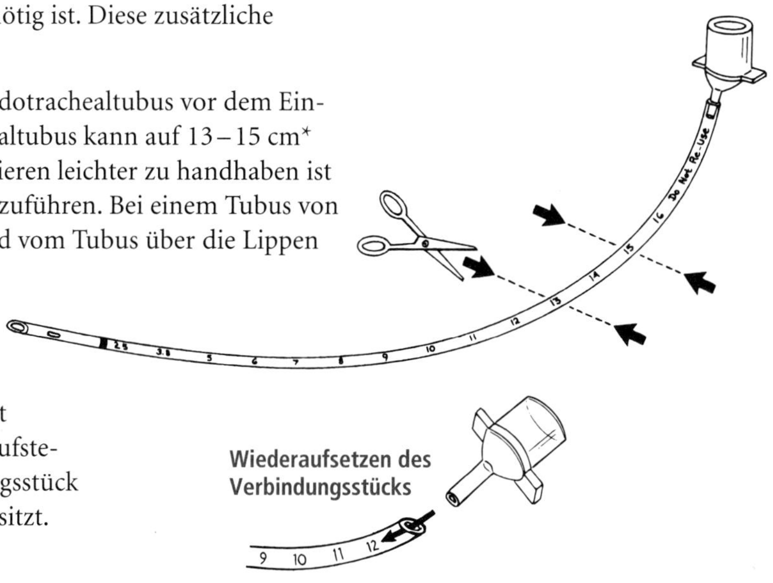

* **Anmerkung:** Unter Umständen wird eine Länge von 15 cm bevorzugt, die zu manchen Formen von Tubusfixierung passt.

Abbildung 5-5: Vor dem Einführen wird der Endotrachealtubus auf die richtige Länge zugeschnitten.

Stecken Sie dann das Verbindungsstück wieder auf. Es sollte recht fest sitzen, damit es sich beim Einführen oder während des Einsatzes nicht versehentlich vom Tubus löst. Stellen Sie sicher, dass das Verbindungsstück und der Tubus gerade ausgerichtet sind, um ein Abknicken des Tubus zu vermeiden. Verbindungsstücke passen jeweils nur auf einen bestimmten Tubus und können nicht zwischen Tuben verschiedenen Durchmesser ausgetauscht werden.

Andere ziehen es vor, den Tubus zunächst ungekürzt zu lassen und ihn erst nach dem Einführen auf die richtige Länge zuzuschneiden, wenn beschlossen wird, ihn länger zu belassen als für die unmittelbare Reanimation nötig.

Verwenden eines Führungsstabs (optional)

Manche finden es hilfreich, einen Führungsstab durch den Endotrachealtubus zu schieben, um diesem Rigidität und Krümmung zu verleihen und dadurch die Intubation zu erleichtern **(Abb. 5-6)**. Beim Einführen des Führungsstabs ist Folgendes ganz entscheidend:

- Die Spitze darf nicht aus der Endöffnung oder einer der seitlichen Öffnungen herausragen, um Schäden am umliegenden Gewebe zu vermeiden.
- Der Führungsstab muss gesichert sein, damit er beim Einführen nicht weiter in den Tubus hineingelangen kann.

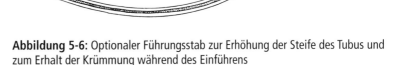

Abbildung 5-6: Optionaler Führungsstab zur Erhöhung der Steife des Tubus und zum Erhalt der Krümmung während des Einführens

Manche finden einen Führungsstab hilfreich, während anderen die Steife des Tubus allein bereits genügt. Der Gebrauch eines Führungsstabs ist optional und hängt von der Vorliebe des Reanimateurs ab.

> **Achtung:** Werden Führungsstäbe mehrfach verwandt, kann es zu Rissen in der Kunststoffbeschichtung gekommen sein, und sie können in sich gekrümmt sein, wodurch sie sehr fest im Endotrachealtubus sitzen. Prüfen Sie vor dem Gebrauch, ob der Führungsstab intakt ist und sich leicht aus dem Tubus entfernen lässt.

Wie bereiten Sie das Laryngoskop und weiteres Material vor?

Wählen Sie einen Spatel, und befestigen Sie ihn am Griff.

Wählen Sie zunächst einen Spatel von geeigneter Größe, und befestigen Sie ihn am Griff des Laryngoskops:

- Nr. 0 für Frühgeborene
- Nr. 1 für Reifgeborene.

Überprüfen Sie die Beleuchtung.

Schalten Sie als Nächstes die Beleuchtung an, indem Sie den Spatel in die Position «offen» klappen, um festzustellen, ob Batterien und Glühbirne funktionieren. Prüfen Sie, ob die Glühbirne fest eingeschraubt ist, um sicherzustellen, dass sie während des Eingriffs weder flackert noch ausfällt.

Bereiten Sie das Absauggerät vor.

Das Absauggerät sollte zur Verfügung stehen und einsatzbereit sein:

- Stellen Sie die Absaugquelle auf 100 mmHg Sog ein, indem Sie die Absaugstärke erhöhen oder verringern, während Sie das Ende des Absaugschlauchs verschließen.
- Schließen Sie einen Absaugkatheter von 10 F oder mehr an den Absaugschlauch an, damit er zum Absaugen von Sekret aus Mund und Nase bereitsteht.
- Dünnere Absaugkatheter (5 F, 6 F oder 8 F, je nach Durchmesser des Tubus) sollten verfügbar sein, um den Endotrachealtubus abzusaugen, falls es nötig ist, ihn zu belassen. Geeignete Größen finden sich in **Tabelle 5-2**.

Tabelle 5-2: Absaugkatheter unterschiedlicher Größe für Endotrachealtuben mit unterschiedlichem Innendurchmesser

Größe des Endotrachealtubus	Kathetermaß
2,5	5 F oder 6 F
3,0	6 F oder 8 F
3,5	8 F
4,0	8 F oder 10 F

Bereiten Sie das Beatmungssystem vor.

Ein Beatmungsbeutel und eine Atemmaske oder ein Beatmungssystem mit T-Stück, mit denen sich 90–100 % Sauerstoff verabreichen lassen, sollten bereitliegen, um das Baby zwischen den Intubationsversuchen oder nach erfolgloser Intubation zu beatmen. Das Beatmungssystem ohne Maske ist erforderlich, um das Baby nach der Intubation zu beatmen, um zunächst die Lage des Tubus zu überprüfen und anschließend, wenn nötig, die Beatmung fortzusetzen. Überprüfen Sie die Funktionstüchtigkeit des Geräts, wie in Kapitel 3 beschrieben.

Schließen Sie den Sauerstoff an.

Der Sauerstoffschlauch sollte an eine Sauerstoffquelle angeschlossen werden, 100 % Sauerstoff liefern können und an den Beatmungsbeutel anschließbar sein. Der Sauerstofffluss sollte auf 5–10 l/min eingestellt werden.

Nehmen Sie ein Stethoskop.

Um die Atemgeräusche abzuhören, ist ein Stethoskop erforderlich.

Schneiden Sie einen Pflasterstreifen ab oder bereiten Sie die Tubusfixierung vor.

Schneiden Sie einen Streifen Heftpflaster ab, um den Tubus im Gesicht des Babys zu sichern, oder bereiten Sie die Tubusfixierung vor, sofern diese in Ihrer Klinik Anwendung findet.

Prüfen Sie sich selbst!

(Die Antworten finden sich im vorangehenden Abschnitt und am Schluss des Kapitels.)

1. Ein Neugeborenes mit Mekonium und Atemdepression (muss) (muss nicht) vor der Beatmung durch endotracheale Intubation abgesaugt werden.

2. Ein Neugeborenes unter Beutel-Maske-Beatmung bessert sich bei offensichtlich guter Technik auch nach 2 Minuten nicht. Die Herzfrequenz steigt nicht, und die Thoraxexkursionen sind nur schwach. Die endotracheale Intubation (sollte) (sollte nicht) erwogen werden.

3. Bei Babys mit einem Gewicht von weniger als 1000 g sollte der Innendurchmesser eines Endotrachealtubus _____ mm betragen.

4. Als Spatel für ein Laryngoskop sollte bei Frühgeborenen Nr. _____ verwandt werden. Bei Reifgeborenen nimmt man Spatel Nr. _____.

Endotracheale Intubation

Welche anatomischen Kenntnisse benötigen Sie, um den Tubus richtig zu legen?

Die anatomischen Orientierungspunkte bei der Intubation sind in den **Abbildungen 5-7** bis **5-9** wiedergegeben. Studieren Sie die Lageverhältnisse dieser Orientierungspunkte unter Betrachtung aller Ziffern, da jede von ihnen für Ihr Verständnis der Prozedur wichtig ist.

1. **Epiglottis** – eine deckelartige Struktur, die über dem Eingang der Trachea hängt

2. **Vallecula** – eine Tasche, gebildet aus dem Zungengrund und der Epiglottis

3. **Ösophagus** – Transportweg für die Nahrung zwischen Rachen und Magen

4. **Krikoid** – Larynxknorpel

5. **Glottis** – Öffnung zur Trachea, enthält die Stimmbänder

6. **Stimmbänder** – von Schleimhaut bedeckte Ligamente zu beiden Seiten der Glottis

7. **Trachea** – die Luftröhre zwischen dem Rachen und den Hauptbronchien

8. **Hauptbronchien** – die beiden Luftwege von der Trachea in den jeweiligen Lungenflügel

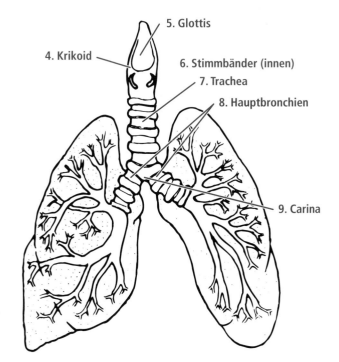

Abbildung 5-7: Anatomie der Atemwege

9. **Carina** – Verzweigung der Trachea in die beiden Hauptbronchien.

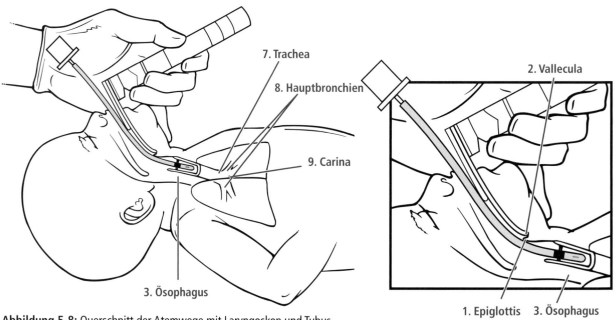

Abbildung 5-8: Querschnitt der Atemwege mit Laryngoskop und Tubus

Kapitel 5

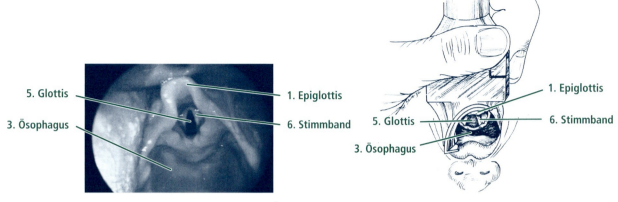

Abbildung 5-9: Laryngoskopische Sicht der Glottis und umgebender Strukturen (Foto und Grafik)

(Quelle: Klaus M. Fanaroff A., Care of the High Risk Neonate. W. B. Saunders, Philadelphia, PA, 1996)

Wie sollten Sie das Neugeborene lagern, um die Intubation möglichst zu erleichtern?

Die korrekte Lagerung des Neugeborenen zur Intubation ist dieselbe wie bei der Beutel-Maske-Beatmung: auf einer ebenen Oberfläche, den Kopf in Mittelstellung, bei leicht überstrecktem Hals. Es kann hilfreich sein, eine Rolle unter die Schultern des Babys zu schieben, um die leichte Überstreckung des Nackens aufrechtzuerhalten.

Diese «Schnüffelstellung» richtet die Trachea für die optimale Darstellung aus, da sie nach dem korrekten Einführen des Laryngoskops direkten Einblick in die Glottis ermöglicht **(Abb. 5-10, oben)**.

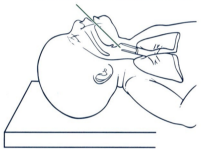

Wichtig ist, den Nacken nicht zu überstrecken, da dies die Glottis über Ihre Blickachse hinaus anhebt und die Trachea einengt **(Abb. 5-10, Mitte)**.

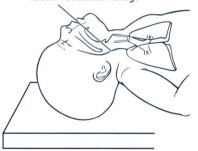

Wird der Kopf zu stark in Richtung Thorax gebeugt, sehen Sie den hinteren Pharynx und sind unter Umständen nicht in der Lage, die Glottis unmittelbar darzustellen **(Abb. 5-10, unten)**.

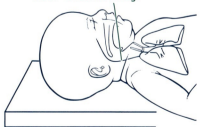

Abbildung 5-10: Richtige (oben) und falsche (Mitte, unten) Lagerung zur Intubation

Endotracheale Intubation

Wie hält man das Laryngoskop?

Schalten Sie die Beleuchtung des Laryngoskops ein, und halten Sie das Gerät in der *linken* Hand zwischen Daumen und den ersten zwei oder drei Fingern, wobei der Spatel von Ihnen weg zeigt **(Abb. 5-11)**. Ein oder zwei Finger sollten frei bleiben, um – auf dem Gesicht des Babys abgestützt – für Stabilität zu sorgen.

Das Laryngoskop ist konzipiert, um es in der *linken* Hand zu halten, und zwar für Links- wie auch für Rechtshänder. Wird es in der rechten Hand gehalten, blockiert der geschlossene, gebogene Anteil Ihre Sicht auf die Glottis, und der Endotrachealtubus lässt sich nicht mehr einführen.

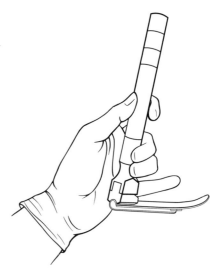

Abbildung 5-11: Korrekte Handhaltung beim Umfassen des Laryngoskops zur Intubation eines Neugeborenen

Wie stellt man die Glottis dar, und wie wird der Tubus eingeführt?

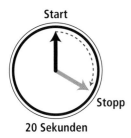

Die nächsten Schritte werden zwar im Detail beschrieben, müssen jedoch bei einer realen Reanimation sehr rasch – innerhalb von 20 Sekunden* – abgeschlossen sein. Das Baby wird während dieses Vorgangs nicht beatmet, daher ist rasches Handeln ganz entscheidend. Farbfotos dieses Vorgangs finden sich im Farbteil auf Seite C in der Mitte des Buches.

Erstens: Stabilisieren Sie mit Ihrer rechten Hand den Kopf des Babys **(Abb. 5-12)**. Es kann hilfreich sein, wenn eine zweite Person den Kopf in der gewünschten «Schnüffelstellung» hält. Während des gesamten Vorgangs sollte Sauerstoff vorgehalten werden.

* **Anmerkung:** In diesem Programm wird zwar ein Ziel von 20 Sekunden zur Durchführung der endotrachealen Intubation empfohlen, jedoch kann dies Studien zufolge in der Praxis etwas länger dauern. Wichtig ist letztlich, dass diese Prozedur möglichst rasch durchgeführt wird. Scheint der Patient gefährdet, sollte man vorzugsweise abbrechen, die Überdruckbeatmung mittels Maske wieder aufnehmen und es dann erneut versuchen.

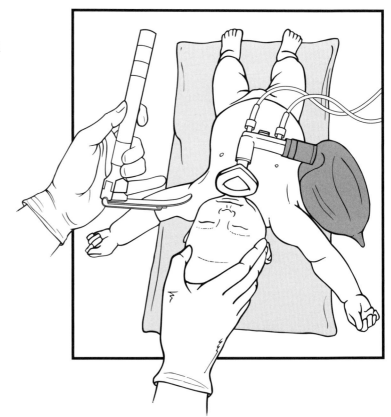

Abbildung 5-12: Vorbereitung auf das Einführen des Laryngoskops

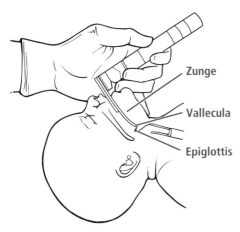

Abbildung 5-13: Orientierungspunkte für das Positionieren des Laryngoskops

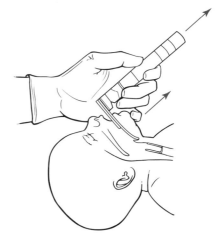

Abbildung 5-14: Anheben des Laryngoskopspatels zur Darstellung der Larynxöffnung

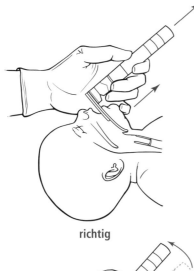

richtig

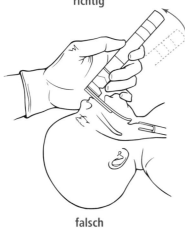

falsch

Abbildung 5-15: Richtige (oben) und falsche (unten) Methode für das Anheben des Laryngoskopspatels zur Darstellung des Larynx

Zweitens: Lassen Sie den Spatel des Laryngoskops über die rechte Seite der Zunge gleiten, wobei Sie die Zunge auf die linke Seite des Mundes drücken, und schieben Sie dabei den Spatel nach vorn, bis dessen Spitze in der Vallecula knapp jenseits des Zungengrundes liegt **(Abb. 5-13)**. Um das Einführen des Laryngoskops zu erleichtern, müssen Sie unter Umständen den Mund des Babys mit dem rechten Zeigefinger öffnen.

Anmerkung: Obwohl in diesem Kapitel beschrieben wird, die Spitze des Spatels in der Vallecula zu platzieren, zieht es mancher vor, sie direkt auf der Epiglottis aufzusetzen, wobei diese *sanft* gegen den Zungengrund gedrückt wird.

Drittens: Heben Sie den Spatel leicht an. Damit bringen Sie die Zunge aus dem Weg, um den Larynxbereich darzustellen **(Abb. 5-14)**.

Heben Sie beim Anheben des Spatels den *gesamten* Spatel an, indem Sie in die Richtung ziehen, in welche der Griff zeigt **(Abb. 5-15)**.

 Heben Sie die Spitze des Spatels nicht an, indem Sie eine Schaukelbewegung machen und den Griff zu sich heranziehen.

Wenn Sie eine Schaukelbewegung durchführen, statt die Spatelspitze anzuheben, wird dies Ihnen nicht die gewünschte Sicht auf die Glottis verschaffen, sondern erheblichen Druck auf den Oberkiefer ausüben.

Endotracheale Intubation

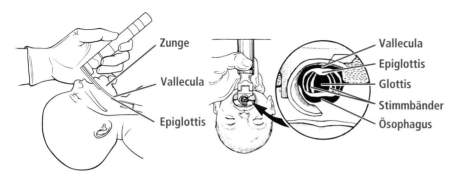

Abbildung 5-16: Identifizieren der Orientierungspunkte vor dem Einführen des Endotrachealtubus durch die Glottis

Viertens: Halten Sie Ausschau nach Orientierungspunkten (**Abb. 5-16** – siehe auch die Farbabbildungen C-2a bis C-2d in der Mitte des Buches).

Ist die Spitze des Spatels korrekt in der Vallecula positioniert, sollten Sie an der Spitze die Epiglottis mit unten liegender Glottisöffnung erkennen. Außerdem sollten Sie die Stimmbänder als vertikale Streifen zu beiden Seiten der Glottis oder als umgekehrtes «V» sehen können (s. Abb. 5-9).

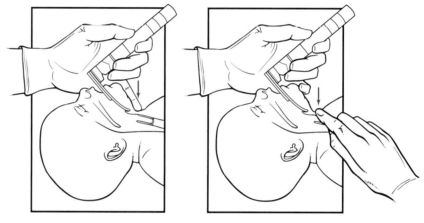

Abbildung 5-17: Verbessern der Sicht mittels Druck auf den Larynx durch die Person, welche die Intubation durchführt (links) oder eine Assistenzperson (rechts)

Wenn diese Strukturen nicht sofort sichtbar sind, korrigieren Sie die Spatelposition rasch, bis diese Strukturen ins Blickfeld kommen. Ein abwärts gerichteter Druck auf das Krikoid – den Knorpel, der den Larynx bedeckt – kann helfen, die Glottis einzustellen (**Abb. 5-17**). Dabei können Sie den Druck mit Ihrem Kleinfinger ausüben oder durch einen Helfer ausüben lassen.

Das Absaugen von Sekret kann helfen, die Sicht zu verbessern (**Abb. 5-18**). Eine unzureichende Darstellung der Glottis ist der häufigste Grund für eine erfolglose Intubation.

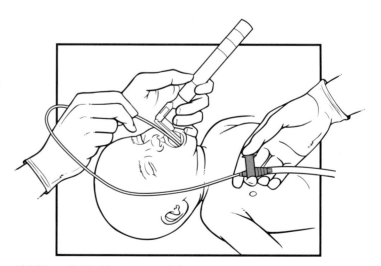

Abbildung 5-18: Absaugen von Sekret

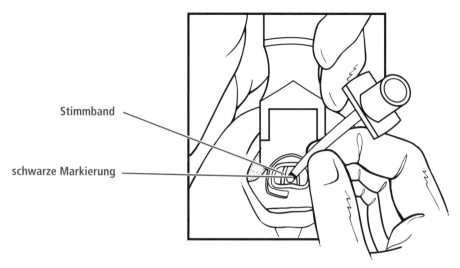

Abbildung 5-19: Einführen des Endotrachealtubus zwischen die Stimmbänder

Fünftens: Führen Sie den Tubus ein **(Abb. 5-19)**.

Mit dem Tubus in Ihrer rechten Hand führen Sie diesen in die rechte Seite des Mundes des Babys ein, wobei die Krümmung des Tubus in der Horizontalen liegt. Dadurch kann der Tubus Ihnen nicht die Sicht auf die Glottis nehmen.

Behalten Sie die Glottis im Blick, und sobald die Stimmbänder offen sind, führen Sie die Spitze des Endotrachealtubus ein, bis sich die schwarze Markierung in Höhe der Stimmbänder befindet.

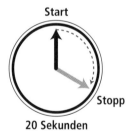

Liegen die Stimmbänder aneinander, so warten Sie, bis sie sich öffnen. Berühren Sie die geschlossenen Stimmbänder nicht mit der Spitze des Tubus, da dies zum Stimmbandspasmus führen kann. Versuchen Sie niemals, den Tubus zwischen den geschlossenen Stimmbändern hindurchzuzwängen. Öffnen sich die Stimmbänder nicht innerhalb von 20 Sekunden, brechen Sie ab, und beatmen Sie mit Beutel und Maske. Nachdem sich Herzfrequenz und Hautfarbe verbessert haben, können Sie es erneut versuchen.

Achten Sie sorgfältig darauf, den Tubus nur so weit vorzuschieben, dass die Stimmbandmarkierung in Höhe der Stimmbänder liegt **(Abb. 5-20)**. Dies positioniert den Tubus in der Trachea etwa auf die halbe Distanz zwischen den Stimmbändern und der Carina.

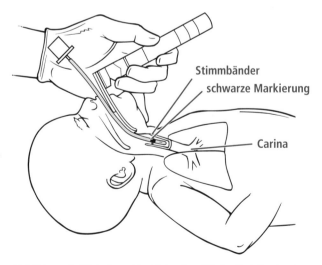

Abbildung 5-20: In korrekter Tiefe eingeführter Endotrachealtubus

Endotracheale Intubation

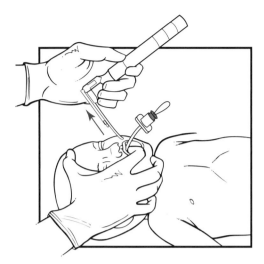

Abbildung 5-21: Fixieren des Tubus beim Zurückziehen des Laryngoskops

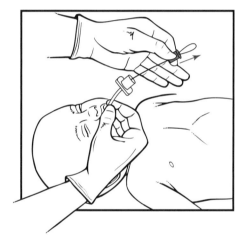

Abbildung 5-22: Entfernen des Führungsstab aus dem Endotrachealtubus

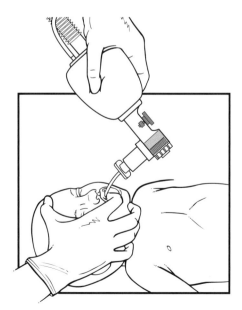

Abbildung 5-23: Wiederaufnehmen der Beatmung nach endotrachealer Intubation

Merken Sie sich die Einführtiefe anhand der Markierungen auf dem Tubus in Höhe der Lippen des Babys.

Sechstens: Fixieren Sie den Tubus mit einer Hand, und entfernen Sie mit der anderen Hand das Laryngoskop **(Abb. 5-21)**.

Halten Sie – mit der rechten Hand am Gesicht des Babys – den Tubus *fest* an dessen Lippen, und/oder nehmen Sie einen Finger, um ihn gegen den harten Gaumen des Babys zu pressen. Entfernen Sie mit der linken Hand *sorgfältig* das Laryngoskop, ohne den Tubus zu verschieben.

Falls Sie einen Führungsstab verwandt haben, ziehen Sie ihn aus dem Endotrachealtubus heraus. Achten Sie auch hier sorgfältig darauf, dabei den Tubus vor Ort zu halten **(Abb. 5-22)**.

> **Es ist zwar wichtig, den Tubus gut festzuhalten, achten Sie dabei jedoch darauf, ihn nicht zu stark zusammenzupressen, um den Luftstrom nicht zu behindern.**

Nun können Sie den Tubus zu dem Zweck verwenden, für den Sie ihn gelegt haben:

- Falls Sie **Mekonium absaugen** wollten, verwenden Sie den Tubus dazu, wie auf der nächsten Seite beschrieben.

- Falls Sie das **Baby beatmen** wollten, schließen Sie rasch einen Beatmungsbeutel oder ein Beatmungssystem mit T-Stück an den Tubus an, vergewissern Sie sich, dass sich der Tubus auch in der Trachea befindet, und nehmen Sie die Überdruckbeatmung mit 100 % Sauerstoff wieder auf **(Abb. 5-23)**.

Was tun Sie, nachdem der Tubus gelegt wurde, um Mekonium abzusaugen?

Wie in Kapitel 2 beschrieben, sollte die Trachea intubiert und abgesaugt werden, wenn sich Mekonium in der Amnionflüssigkeit findet, das Baby einen verminderten Muskeltonus, verlangsamte Atmung oder eine Herzfrequenz unter 100 Schlägen/min hat, das heißt, wenn das Baby nicht vital ist.

Gleich nach dem Einführen des Endotrachealtubus und – falls verwendet – dem Entfernen des Führungsstabs:

- Schließen Sie den Endotrachealtubus an einen Mekoniumaspirator an, der wiederum mit einem Absauggerät verbunden wird **(Abb. 5-24)**. Es gibt verschiedene Arten von Mekoniumaspiratoren im Handel, bei einigen ist der Endotrachealtubus im Lieferumfang enthalten.

- Verschließen Sie die Absaugkontrolle am Aspirator, um Unterdruck auf den Endotrachealtubus zu bringen, und ziehen Sie den Schlauch unter kontinuierlichem Absaugen von jeglichem in der Trachea befindlichen Mekonium zurück.

- Wiederholen Sie die Intubation und das Absaugen, soweit nötig, bis nur noch wenig weiteres Mekonium gewonnen wird oder bis die Herzfrequenz des Babys anzeigt, dass eine Beatmung erforderlich ist.

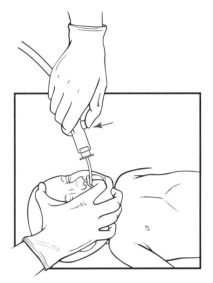

Abbildung 5-24: Absaugen von Mekonium aus der Trachea mit einem Endotrachealtubus, einem Mekoniumaspirator und einem Absaugschlauch, der an ein Absauggerät angeschlossen ist

Wie lange sollte man versuchen, Mekonium abzusaugen?

Das Absaugen von Mekonium erfordert Urteilsvermögen. Sie haben gelernt, die Trachea nur abzusaugen, wenn das mit Mekonium befleckte Baby eine verlangsamte Atmung, verminderten Muskeltonus oder eine Herzfrequenz unter 100 Schlägen/min hat. Wenn Sie mit dem Absaugen der Trachea beginnen, ist das Baby also bereits deutlich beeinträchtigt und bedarf unter Umständen der Reanimation. Während Sie das Mekonium absaugen, müssen Sie die Reanimation um ein paar Sekunden verzögern, sollten dies aber nicht länger als absolut nötig tun. Im Folgenden ein paar Richtlinien:

- Saugen Sie beim Zurückziehen des Endotrachealtubus nicht länger als 3 – 5 Sekunden ab.

- Wiederholen Sie den Vorgang nicht, wenn kein Mekonium abzusaugen ist, sondern setzen Sie die Beatmung fort.

- Wenn Sie beim ersten Absaugen Mekonium gewinnen, überprüfen Sie die Herzfrequenz. Hat das Baby keine signifikante Bradykardie, reintubieren Sie, und saugen Sie erneut ab. Bei niedriger Herzfrequenz können Sie sich zur Überdruckbeatmung entschließen, ohne den Vorgang zu wiederholen.

Endotracheale Intubation

Wie stellen Sie sicher, dass der Tubus in der Trachea liegt, wenn Sie intubiert haben, um das Baby zu beatmen?

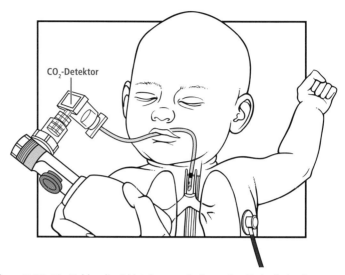

Abbildung 5-25: Ein Kohlendioxiddetektor verändert seine Farbe beim Ausatmen, wenn der Endotrachealtubus in der Trachea liegt.

Zu beobachten, wie der Tubus zwischen den Stimmbändern hindurchgleitet, wie es bei der Beatmung zu Thoraxexkursionen kommt und Atemgeräusche zu hören sind allesamt hilfreiche Signale dafür, dass der Tubus eher in der Trachea als im Magen liegt. Diese Zeichen können jedoch irreführen. Die primären Methoden zur Bestätigung der endotrachealen Platzierung des Tubus sind ein Anstieg der Herzfrequenz und der Nachweis von CO_2 **(Abb. 5-25)**.

Grundsätzlich gibt es zwei Arten von CO_2-Detektoren:

- Kolorimeter werden an den Endotrachealtubus angeschlossen und verändern bei Vorliegen von CO_2 die Farbe (siehe Abb. D1–3 in der Mitte des Buches).

- Kapnographen funktionieren über eine spezielle Elektrode am Anschlussstück des Tubus. Der Kapnograph zeigt einen spezifischen CO_2-Spiegel an, der über 2–3 % betragen sollte, wenn der Tubus in der Trachea liegt.

Am häufigsten wird das Kolorimeter eingesetzt.

Schließen Sie nach Einführen des Endotrachealtubus einen CO_2-Detektor an, und achten Sie auf das Fehlen oder Vorliegen von CO_2 beim Ausatmen. Findet sich kein CO_2, sollten Sie erwägen, den Tubus zu ziehen, die Beutel-Maske-Beatmung wieder aufzunehmen und die Intubation zu wiederholen, wie auf Seite 5-10 bis 5-15 beschrieben.

 Achtung: Babys mit sehr geringem Herzzeitvolumen atmen unter Umständen nicht genügend CO_2 ab, um es durch einen CO_2-Detektor nachweisen zu können.

Bei korrekt positioniertem Tubus sollte auch Folgendes zu erkennen sein:

- Anstieg der Herzfrequenz und Besserung der Hautfarbe
- Atemgeräusche über beiden Lungenfeldern, aber abgeschwächt oder fehlend über dem Magen **(Abb. 5-26)**
- keine Distension des Magens beim Beatmen
- Kondensieren von Feuchtigkeit im Inneren des Tubus beim Ausatmen
- symmetrische Bewegung des Thorax bei jedem Atemzug.

Achten Sie beim Auskultieren der Atemgeräusche darauf, ein kleines Stethoskop zu verwenden und es seitlich und hoch oben an der Thoraxwand (in der Achselhöhle) anzusetzen. Ein großes oder zu sehr im Zentrum oder zu tief am Thorax aufgesetztes Stethoskop kann Geräusche aus dem Ösophagus oder Magen übertragen. Achten Sie bei jedem Beatmungshub auf das Ausbleiben der Distension des Magens und auf eine beidseitige Bewegung des Thorax.

Auf beidseitige Atemgeräusche zu horchen und unter der Überdruckbeatmung symmetrische Thoraxexkursionen zu beobachten bestätigen in zweiter Linie eine korrekte Platzierung des Tubus in der Luftröhre mit der Spitze oberhalb der Carina. Ein rascher Anstieg der Herzfrequenz zeigt eine effektive Überdruckbeatmung.

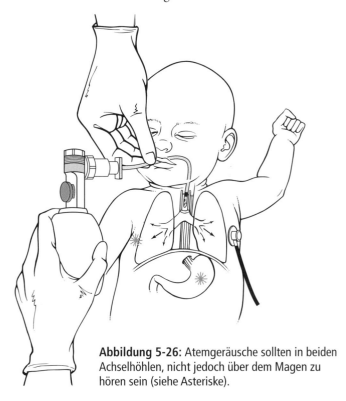

Abbildung 5-26: Atemgeräusche sollten in beiden Achselhöhlen, nicht jedoch über dem Magen zu hören sein (siehe Asteriske).

 Seien Sie beim Interpretieren von Atemgeräuschen Neugeborener vorsichtig. Da sie leicht übertragen werden, kommen die über dem vorderen Thorax gehörten Atemgeräusche unter Umständen aus dem Magen oder dem Ösophagus. Atemgeräusche können auch ins Abdomen übertragen werden.

Was tun Sie bei dem Verdacht, dass der Tubus *nicht* in der Trachea liegt?

 Vergewissern Sie sich, dass der Tubus in der Trachea liegt. Ein falsch platzierter Tubus ist schlechter als überhaupt kein Tubus.

Der Tubus liegt wahrscheinlich nicht in der Trachea, wenn:

- das Neugeborene trotz Beatmung zyanotisch und bradykard bleibt.
- der CO_2-Monitor kein CO_2 anzeigt
- keine guten Atemgeräusche über der Lunge hörbar sind
- das Abdomen distendiert erscheint
- Luftgeräusche über dem Magen zu hören sind
- sich kein Feuchtigkeitsniederschlag im Tubus findet
- sich der Thorax nicht bei jedem Überdruckbeatmungshub symmetrisch bewegt.

Wenn Sie den Verdacht haben, dass der Tubus nicht in der Trachea liegt, sollten Sie Folgendes tun:

- Halten Sie mit der rechten Hand den Tubus unbeweglich fest, während Sie mit der linken das Laryngoskop wieder einführen, um die Glottis darzustellen und zu schauen, ob der Tubus zwischen den beiden Stimmbändern hindurchzieht.

und/oder:

- Entfernen Sie den Tubus, verwenden Sie ein Beatmungssystem mit Maske zur Stabilisierung der Herzfrequenz, und wiederholen Sie dann die Intubation.

Anmerkung: Bei sehr niedriger oder fehlender Herzauswurfleistung (z. B. Herzstillstand) verändert der CO_2-Monitor unter Umständen seine Farbe nicht. Ist kein Herzschlag wahrzunehmen, sollten Sie den CO_2-Monitor nicht als Indikator dafür verwenden, ob der Endotrachealtubus richtig oder falsch platziert ist.

Wie erkennt man, ob die Tubusspitze an der richtigen Stelle in der Trachea sitzt?

Bei korrekt platziertem Tubus liegt die Spitze in der Mitte der Trachea, auf halber Strecke zwischen den Stimmbändern und der Carina. Im Röntgen-Bild sollte die Spitze auf der Höhe der Schlüsselbeine oder knapp darunter sichtbar sein **(Abb. 5-27)**. Liegt er zu weit drinnen, befindet er sich im Allgemeinen im rechten Hauptbronchus, und Sie beatmen nur die rechte Lunge **(Abb. 5-28)**.

Ist der Tubus korrekt platziert und wird die Lunge belüftet, hören Sie Atemgeräusche von beidseits gleicher Intensität.

Liegt der Tubus zu weit innen, hören Sie Atemgeräusche, die auf einer Seite (gewöhnlich rechts) lauter sind als auf der anderen Seite. Ziehen Sie dann den Tubus ganz langsam zurück, während Sie gleichzeitig die linke Seite des Thorax auskultieren. Wenn der Tubus zurückgezogen wird und die Spitze die Carina erreicht, sollten Sie gleichmäßige Atemgeräusche hören.

Sie können auch den Abstand zwischen Spitze und Lippen messen, um abzuschätzen, ob der Tubus in der richtigen Länge eingeführt wurde **(Tab. 5-3)**. Indem Sie 6 zum Gewicht des Babys in Kilogramm addieren, erhalten Sie einen groben Schätzwert der korrekten Entfernung zwischen Tubusspitze und der Grenze des Lippenrots an der Oberlippe.

(**Anmerkung:** Diese Regel ist unzuverlässig bei Babys mit kongenitalen Anomalien des Halses und Unterkiefers, wie z. B. beim Robin-Syndrom.)

Tabelle 5-3: Entfernungen zwischen Tubusspitze und Lippe des Babys, geschätzt anhand des Körpergewichts

Gewicht [kg]	Einführtiefe [cm ab Oberlippe]
1*	7
2	8
3	9
4	10

* Bei Babys unterhalb eines Körpergewichts von 750 g sind unter Umständen nur 6 cm Einführtiefe erforderlich.

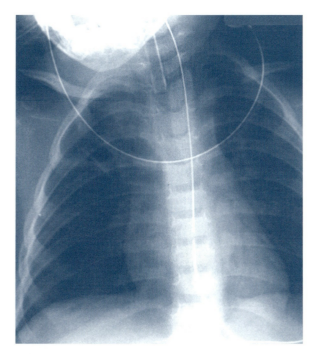

Abbildung 5-27: Richtiges Platzieren des Endotrachealtubus mit der Spitze in der Mitte der Trachea

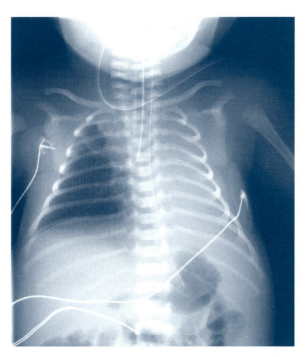

Abbildung 5-28: Falsches Platzieren des Endotrachealtubus mit der Spitze im rechten Hauptbronchus. Man beachte den Kollaps der rechten Lunge.

Endotracheale Intubation

Achten Sie – nachdem Sie sichergestellt haben, dass der Tubus korrekt positioniert ist – auf die Zentimetermarkierung an der Oberlippe. Sie kann Ihnen helfen, die richtige Einführtiefe beizubehalten **(Abb. 5-29)**.

Soll der Tubus über die anfängliche Reanimation hinaus liegen bleiben, sollten Sie als letzte Bestätigung für dessen korrekte Lage eine Röntgen-Aufnahme des Thorax anfertigen lassen.

Für eine langfristige Beatmung muss der Tubus auch im Gesicht befestigt werden. Die Beschreibung dieser Technik führt jedoch über dieses Programm hinaus. Sollten Sie den Tubus nicht bereits gekürzt haben, empfiehlt es sich, dies jetzt zu tun. Richten Sie sich jedoch darauf ein, das Anschlussstück rasch wieder einzusetzen, da sich erst dann der Beatmungsbeutel bzw. das Beatmungssystem mit T-Stück wieder anschließen lässt.

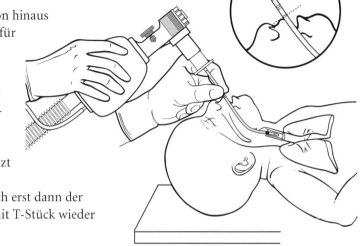

Abbildung 5-29: Ablesen der Markierung auf dem Endotrachealtubus an der Lippe

Wie setzt man beim Intubieren die Beatmung fort?

Leider werden sich die meisten Reanimationsmaßnahmen während des Intubierens nicht fortsetzen lassen:

- Die Beatmung muss eingestellt werden, weil Beutel und Maske während des Vorgangs von den Atemwegen entfernt werden müssen.

- Die Herzdruckmassage muss unterbrochen werden, da die Kompressionen Bewegungen verursachten und Sie daran hindern, Orientierungspunkte zu erkennen.

Sie sollten demnach jede Anstrengung unternehmen, um das Ausmaß einer Hypoxie unter der Intubation auf ein Minimum zu reduzieren. Folgendes kann dabei helfen:

- *Verabreichen Sie Sauerstoff, bevor Sie die Intubation versuchen.*
  Versorgen Sie das Baby mittels Beatmungssystem und Maske ausreichend mit Sauerstoff, und zwar vor der Intubation und zwischen den jeweiligen Intubationsversuchen. Dies ist nicht möglich, wenn die Intubation vorgenommen wird, um Mekonium abzusaugen oder wenn das Baby intubiert wird, um eine ineffektive Überdruckbeatmung zu verbessern.

- *Verabreichen Sie während der Intubation Sauerstoff.*
  Halten Sie dem Baby 100%igen Sauerstoff vors Gesicht, während die Person, welche die Intubation durchführt, die Atemwege freimacht und Orientierungspunkte darstellt. Sollte das Baby dann während des Vorgangs spontane Atemanstrengungen unternehmen, atmet es sauerstoffangereicherte Luft.

- *Begrenzen Sie die Versuche auf 20 Sekunden.*
  Versuchen Sie nicht, länger als 20 Sekunden zu intubieren. Lässt sich die Glottis nicht darstellen, und gelingt es Ihnen nicht, den Tubus innerhalb von 20 Sekunden einzuführen, entfernen Sie das Laryngoskop, und versuchen Sie, das Baby mittels Beutel-Maske-Beatmung und 100 % Sauerstoff zu versorgen. Vergewissern Sie sich, dass der Zustand des Babys stabil ist, und versuchen Sie es anschließend erneut.

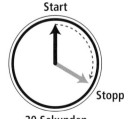

Kapitel 5

Was kann beim Versuch der Intubation schief gehen?

Sie können Schwierigkeiten haben, die Glottis darzustellen.

Problem	Orientierungspunkte	Korrekturmaßnahme
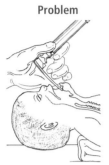	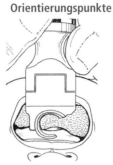	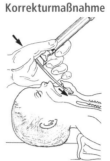
Das Laryngoskop ist nicht weit genug eingeführt.	Sie sehen, wie die Zunge den Spatel umgibt.	Schieben Sie den Spatel weiter vor.
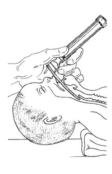	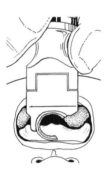	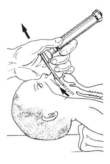
Das Laryngoskop ist zu weit eingeführt.	Sie sehen, wie die Ösophaguswand den Spatel umgibt.	Ziehen Sie den Spatel langsam zurück, bis Epiglottis und Glottis zu erkennen sind.
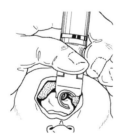	Sie sehen einen Teil der Glottis auf einer Seite des Spatels.	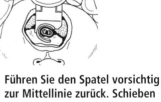 Führen Sie den Spatel vorsichtig zur Mittellinie zurück. Schieben Sie ihn dann entsprechend den Orientierungspunkten vor, oder ziehen Sie ihn zurück.
Das Laryngoskop ist einseitig eingeführt.		

Abbildung 5-30: Häufige Probleme bei der Intubation

Endotracheale Intubation

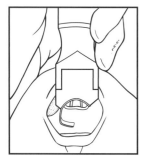
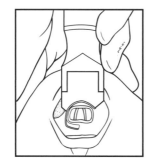

Abbildung 5-31: Eine schlechte Sicht auf die Glottis (links) lässt sich verbessern, indem die Zunge angehoben oder der Larynx heruntergedrückt wird (rechts)

Eine schlechte Sicht auf die Glottis kann auch dadurch verursacht werden, dass die Zunge nicht weit genug angehoben wird, um die Glottis ins Blickfeld zu bringen (**Abb. 5-31**).

Manchmal hilft es, Druck auf das Krikoid, den Knorpel, welcher den Larynx bedeckt, auszuüben, um die Glottis ins Blickfeld zu bringen (**Abb. 5-32**).

Dies wird erreicht, indem man den vierten oder fünften Finger verwendet oder einen Assistenten bittet, Druck auszuüben.

Üben Sie oft genug an einer Modellpuppe, um die korrekten Orientierungspunkte rasch zu finden und es innerhalb von 20 Sekunden zu schaffen, den Tubus zu legen.

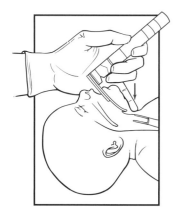
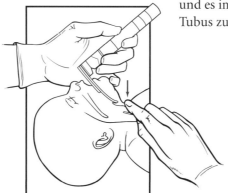

Abbildung 5-32: Verbessern der Sicht durch Druck auf den Larynx durch die intubierende Person (links) oder eine Hilfsperson (rechts)

Unter Umständen führen Sie den Tubus versehentlich in den Ösophagus statt in die Trachea ein.

Ein Endotrachealtubus im Ösophagus ist schlimmer als gar kein Tubus, da der Tubus die Atemwege im Pharynx verlegt, ohne für einen künstlichen Atemweg zu sorgen. Daher:

- Gehen Sie sicher, dass Sie auch die Glottis darstellen, bevor Sie den Tubus einführen. Beobachten Sie, wie der Tubus zwischen den Stimmbändern in die Glottis eindringt.

- Achten Sie nach dem Einführen des Tubus sorgfältig auf Zeichen einer endotrachealen Intubation. Ein CO_2-Detektor kann sehr hilfreich sein.

Sollten Sie Bedenken haben, dass der Tubus im Ösophagus liegen könnte, stellen Sie Glottis und Tubus mit einem Laryngoskop ein und/oder entfernen Sie den Tubus, versorgen das Neugeborene über Beatmungsbeutel und Maske mit Sauerstoff, und intubieren Sie erneut.

> **Zeichen eines im Ösophagus statt in der Trachea liegenden Endotrachealtubus**
>
> - geringes Ansprechen auf die Intubation (Zyanose, Bradykardie etc.)
> - CO_2-Detektor ohne Nachweis von abgeatmetem CO_2
> - keine hörbaren Atemgeräusche
> - hörbar in den Magen eintretende Luft
> - u. U. sichtbare Magendistension
> - keine Bildung von Kondensat im Tubus
> - schwache Thoraxexkursionen.

Sie können den Tubus versehentlich zu weit in die Trachea und in den rechten Hauptbronchus einführen.

Wird der Tubus zu weit eingeführt, gleitet er gewöhnlich in den rechten Hauptbronchus **(Abb. 5-33)**.

Beim Einführen des Tubus ist es wichtig, die schwarze Markierung zu beobachten und den Vorschub zu beenden, sobald diese die Stimmbänder erreicht.

Zu den Zeichen, dass Sie den Tubus zu weit vorgeschoben haben, gehören:

- Weder Herzfrequenz noch Hautfarbe des Babys bessern sich.
- Atemgeräusche sind über der rechten, nicht aber über der linken Thoraxhälfte hörbar.
- Die Atemgeräusche sind rechtsseitig am Thorax lauter als linksseitig.

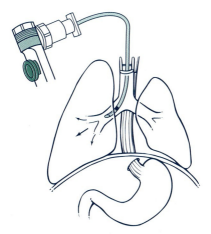

Abbildung 5-33: Zu weit eingeführter Endotrachealtubus, dessen Spitze im rechten Hauptbronchus liegt

Sollten Sie der Ansicht sein, dass der Tubus im rechten Hauptbronchus liegt, überprüfen Sie den Abstand von der Tubusspitze bis zur Lippe, und schauen Sie, ob der an der Lippe sichtbare Wert nicht vielleicht höher ist als der Näherungswert in **Tabelle 5-3** auf Seite 5-21. Auch wenn die Messung korrekt erscheint, sollten Sie den Tubus etwas zurückziehen, während Sie die linke Seite des Thorax auskultieren, um zu hören, ob das Atemgeräusch lauter wird.

Endotracheale Intubation

Folgende andere Komplikationen können auftreten (Tab. 5-4).

Tabelle 5-4: Häufige Komplikationen bei endotrachealer Intubation

Komplikation	Mögliche Ursachen	Prävention oder Maßnahme(n) zur Korrektur
Hypoxie	zu viel Zeit für die Intubation	vorheriges Verabreichen von Sauerstoff mit Beutel und Maske Sauerstoff während der Prozedur vorhalten Intubationsversuch nach 20 Sekunden einstellen
	falsches Positionieren des Tubus	Repositionieren des Tubus
Bradykardie/Apnoe	Hypoxie Vagusreaktion durch Laryngoskop oder Absaugkatheter	vorheriges Verabreichen von Sauerstoff mit Beutel und Maske Sauerstoff während der Prozedur verabreichen Verabreichen von Sauerstoff mit Beutel und Maske nach der Prozedur
Pneumothorax	Überbeatmung eines Lungenflügels durch Tubus im rechten Hauptbronchus	korrektes Platzieren des Tubus
	überhöhte Beatmungsdrücke	geeignete Beatmungsdrücke wählen
Blutergüsse oder Lazerationen an Zunge, Zahnfleisch oder Atemwegen	grober Umgang mit Laryngoskop oder Tubus	zusätzliches Üben/Geschicklichkeit erwerben
	ungeeignetes «Hin-und-her-Schaukeln» statt Anheben des Laryngoskops	
	Spatel des Laryngoskops zu lang oder zu kurz	geeignetes Instrumentarium wählen
Perforation von Trachea oder Ösophagus	zu heftiges Einführen des Tubus	sanft vorgehen
	Führungsstab ragt über Tubusende hinaus	Führungsstab richtig platzieren
Verlegung des Endotrachealtubus	Knick im Tubus oder Verlegung durch Sekret	Versuch, den Tubus mit einem Katheter abzusaugen; falls erfolglos, Ersetzen des Tubus erwägen
Infektion	Einbringen von Keimen über die Hände oder das Instrumentarium	sorgfältig auf saubere/sterile Technik achten

Kernpunkte

1. Bei jeder Geburt sollte eine Person bereitstehen, die in endotrachealer Intubation erfahren ist.

2. Zu den Indikationen für die endotracheale Intubation gehören folgende:

    - Absaugen der Trachea bei Vorliegen von Mekonium, wenn das Neugeborene nicht vital ist

    - Verbessern der Wirksamkeit einer Beatmung nach mehreren Minuten Beutel-Maske-Beatmung oder bei ineffektiver Beutel-Maske-Beatmung

    - Erleichtern der Koordination von Herzdruckmassage und Beatmung sowie Maximieren der Effizienz eines jeden Atemhubs

    - Zum Verabreichen von Epinephrin zur Stimulation des Herzens, während ein intravenöser Zugang gelegt wird.

3. Das Laryngoskop wird stets in der linken Hand des Intubierenden gehalten.

4. Nr. 1 ist die richtige Größe eines Laryngoskopspatels für Reifgeborene. Die richtige Spatelgröße für Frühgeborene ist Nr. 0.

5. Die Wahl des korrekten Endotrachealtubus beruht auf dem Körpergewicht.

Tubusgröße [mm] (Innendurchmesser)	Gewicht [g]	Gestationsalter [Wochen]
2,5	< 1000	< 28
3,0	1000–2000	28–34
3,5	2000–3000	34–38
3,5–4,0	> 3000	> 38

6. Die Intubation sollte im Idealfall innerhalb von 20 Sekunden abgeschlossen sein.

Endotracheale Intubation

Kernpunkte *(Forts.)*

7. Die Intubation eines Neugeborenen verläuft in folgenden Schritten:

   - Stabilisieren des Kopfes des Neugeborenen in «Schnüffelstellung». Verabreichen von Sauerstoff während der Prozedur.
   - Mit dem Laryngoskop über die rechte Seite der Zunge gleiten und diese im Mund nach links schieben; Vorschieben des Spatels, bis dessen Spitze kurz hinter dem Zungengrund liegt.
   - Spatel leicht anheben, und zwar den gesamten Spatel, nicht nur die Spitze.
   - Nach Orientierungspunkten suchen. Die Stimmbänder sollten als vertikale Streifen beidseits der Glottis oder als umgekehrtes «V» erscheinen.
   - Absaugen, falls dies für die Sicht erforderlich ist.
   - Einführen des Tubus auf der rechten Seite des Mundes, wobei die Krümmung des Tubus in der Horizontalebene liegt.
   - Bei geschlossenen Stimmbändern abwarten, bis sie sich öffnen. Einführen der Spitze des Endotrachealtubus, bis sich die Stimmbandmarkierung in Höhe der Stimmbänder befindet.
   - Beim Entfernen des Laryngoskops den Tubus fest gegen den Gaumen des Babys gedrückt halten. Falls ein Führungsstab verwandt wurde, bei dessen Entfernen den Tubus in Position halten.

8. Die korrekte Platzierung des Endotrachealtubus wird angezeigt durch:

   - verbesserte Vitalzeichen (Herzfrequenz, Hautfarbe, Aktivität)
   - Vorliegen von abgeatmetem CO_2, nachgewiesen durch einen CO_2-Detektor
   - Atemgeräusche über beiden Lungenfeldern, aber vermindert oder fehlend über dem Magen
   - keine Magendistension beim Beatmen
   - Kondensat im Tubus beim Ausatmen
   - Heben des Thorax bei jedem Atemzug
   - Messen des Abstands zwischen Tubusspitze und Lippen: zum Körpergewicht des Neugeborenen in kg 6 hinzuaddieren
   - Bestätigung durch Röntgen-Thorax, falls der Tubus über die erste Reanimation hinaus liegen bleiben soll
   - direktes Darstellen des Tubus beim Passieren der Stimmbänder.

Kapitel 5 – Übungsfragen

(Die Antworten finden sich im Anschluss.)

1. Ein Neugeborenes mit Mekonium und Atemdepression (muss) (muss nicht) vor der Beatmung durch endotracheale Intubation abgesaugt werden.

2. Ein Neugeborenes unter Beutel-Maske-Beatmung bessert sich bei offensichtlich guter Technik auch nach 2 Minuten nicht. Die Herzfrequenz steigt nicht, und die Thoraxexkursionen sind nur schwach. Die endotracheale Intubation (sollte) (sollte nicht) erwogen werden.

3. Bei Babys mit einem Gewicht von weniger als 1000 g sollte der Innendurchmesser eines Endotrachealtubus _____ mm betragen.

4. Als Spatel für ein Laryngoskop sollte bei Frühgeborenen Nr. _____ verwandt werden. Bei Reifgeborenen nimmt man Spatel Nr. _____.

5. Welche Abbildung zeigt die Mundhöhle so, wie Sie sie sehen sollten, nachdem Sie das Laryngoskop korrekt für die Intubation positioniert haben?

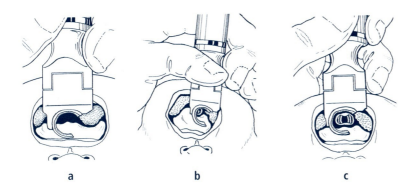

a b c

6. Sowohl Rechts- wie auch Linkshänder sollten das Laryngoskop in ihrer _____ Hand halten.

7. Sie sollten nicht länger als _____ Sekunden brauchen, um eine endotracheale Intubation abzuschließen.

8. Was sollten Sie tun, wenn Sie die Intubation nicht innerhalb des in Frage 7 genannten Zeitlimits abgeschlossen haben? _____.

Kapitel 5 – Übungsfragen *(Forts.)*

(Die Antworten finden sich im Anschluss.)

9. Welche Abbildung zeigt die richtige Weise des Anhebens der Zunge, um den Pharynxbereich darzustellen?

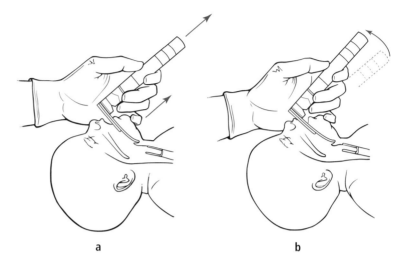

a   b

10. Sie haben die Glottis im Blick, die Stimmbänder sind jedoch geschlossen. Sie (sollten) (sollten nicht) warten, bis sie offen sind, um den Tubus einzuführen.

11. Wie weit sollte der Endotrachealtubus in die Trachea des Babys eingeführt werden? _____.

12. Sie haben einen Endotrachealtubus gelegt und beatmen. Beim Überprüfen mit dem Stethoskop hören Sie Atemgeräusche auf beiden Seiten des kindlichen Thorax von beidseits gleicher Intensität und keine Luft, die in den Magen eintritt. Der Tubus (ist) (ist nicht) korrekt positioniert.

13. Welche der beiden Röntgen-Aufnahmen zeigt einen korrekt positionierten Endotrachealtubus?

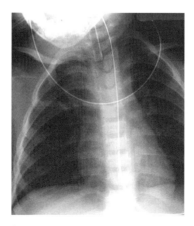 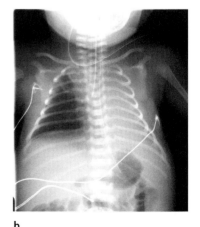

a   b

Kapitel 5 – Übungsfragen *(Forts.)*

(Die Antworten finden sich im Anschluss.)

14. Sie haben einen Endotrachealtubus gelegt und beatmen. Beim Überprüfen mit dem Stethoskop hören Sie keine Atemgeräusche auf beiden Seiten des kindlichen Thorax und Luft, die in den Magen eintritt. Der Tubus liegt (im Ösophagus) (in der Trachea).

15. Wenn der Tubus im Ösophagus liegt, muss er entfernt werden. Das Neugeborene muss _____ mittels Beutel und Maske erhalten, und der Tubus muss korrekt neu gelegt werden.

16. Sie haben einen Endotrachealtubus gelegt und beatmen. Beim Überprüfen mit dem Stethoskop hören Sie Atemgeräusche über der rechten, nicht aber über der linken Seite des Thorax. Beim Überprüfen des Abstands zwischen Tubusspitze und Lippe zeigt sich der Wert höher als erwartet. Sie sollten den Tubus leicht (zurückziehen) (weiter vorschieben) und erneut mit dem Stethoskop auskultieren.

Endotracheale Intubation

Antworten

1. Ein Neugeborenes mit Mekonium und verlangsamter Atmung **muss** vor einer Überdruckbeatmung mittels endotrachealer Intubation abgesaugt werden.

2. Bei einem Neugeborenen, dessen Zustand sich auch unter guter Technik nicht bessert, **sollte** die Intubation erwogen werden.

3. Bei Babys mit einem Gewicht von weniger als 1000 g sollte der Innendurchmesser des Endotrachealtubus **2,5 mm** betragen.

4. Als Spatel für das Laryngoskop sollte bei einem Frühgeborenen **Nr. 0**, bei einem Reifgeborenen **Nr. 1** verwandt werden.

5. Abbildung **c)** zeigt die für die Intubation korrekte Sicht.

6. Sowohl Rechts- als auch Linkshänder sollten das Laryngoskop in der **linken** Hand halten.

7. Einen Endotrachealtubus zu legen und ihn an einen Beatmungsbeutel anzuschließen, sollte Ihnen innerhalb von **20 Sekunden** gelingen.

8. Wenn Sie die Intubation nicht innerhalb von 20 Sekunden abgeschlossen haben, sollten Sie das **Laryngoskop entfernen, mit Beutel und Maske beatmen** und es **erneut versuchen**.

9. Abbildung **a)** ist richtig.

10. Sie **sollten** abwarten, bis die Stimmbänder geöffnet sind, um den Tubus einzuführen.

11. Sie sollten den Tubus **soweit einführen, bis die Stimmbandmarkierung in der Höhe der Stimmbänder** zu liegen kommt.

12. Der Tubus ist **korrekt** platziert.

13. Röntgen-Aufnahme **a)** zeigt die korrekte Positionierung eines Endotrachealtubus.

14. Der Tubus liegt im **Ösophagus**.

15. Das Neugeborene sollte mit Beutel und Maske **beatmet** werden. Dann sollte der Tubus korrekt wieder eingeführt werden.

16. Sie sollten den Tubus etwas **zurückziehen** und erneut mit dem Stethoskop auskultieren.

Praktischer Test
Kapitel 5 – Endotracheale Intubation

Ausbilder: Der Teilnehmer sollte gebeten werden, den Vorgang bei der Durchführung auch zu erläutern. Beurteilen Sie die Leistung bei jedem Schritt, und haken Sie das Kästchen ab (✓), sobald eine Maßnahme korrekt abgeschlossen wurde. Wenn nicht, machen Sie einen Kreis um das Kästchen, um den Schritt später erörtern zu können. An bestimmten Punkten müssen Sie Informationen über den Zustand des Babys liefern.

Teilnehmer: Um diesen Test erfolgreich abzuschließen, sollten Sie alle Schritte dieses Vorgangs erfolgreich durchführen und alle Entscheidungen richtig treffen können. Während der Durchführung sollten Sie den Vorgang erläutern.

Ausrüstung und Material

Übungspuppe für die Neugeborenen-Reanimation

Wärmestrahler oder Tisch zu dessen Simulation

Handschuhe (ggf. simulieren)

Stethoskop

Schulterrolle

Laryngoskop mit frischen Batterien und funktionierender Lichtquelle

Spatel Nr. 1 (Reifgeborene) für den Einsatz an der Übungspuppe oder Nr. 0, falls angebracht

Endotrachealtuben, 2,5, 3,0, 3,5 und 4,0 mm Durchmesser

Führungsstab (optional)

Pflaster oder Tubusfixierung für den Endotrachealtubus

Schere

mechanisches Absauggerät (kann angedeutet werden) mit Absaugkatheter von 10 F oder größer

selbstentfaltender Beatmungsbeutel

oder

durch Flow entfaltender Beatmungsbeutel mit Druckmanometer und Sauerstoffquelle

oder

Beatmungssystem mit T-Stück

Mittel zur Verabreichung von Sauerstoff (Sauerstoffmaske, Sauerstoffsonde oder flowentfaltender Beatmungsbeutel mit Maske) (Sauerstoff kann simuliert werden).

Durchflussmesser (ggf. simulieren)

Masken (Größen für Reif- und Frühgeborene)

Mekoniumaspirator

CO_2-Detektor (optional)

Uhr mit Sekundenzeiger

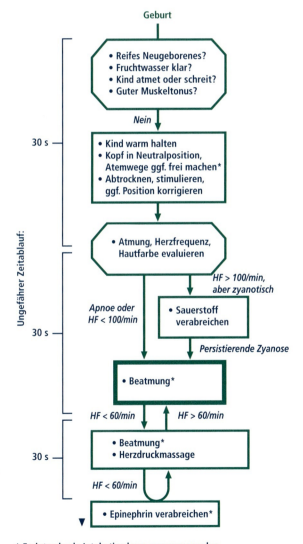

* Endotracheale Intubation kann erwogen werden.

Endotracheale Intubation

Praktischer Test
Kapitel 5 – Endotracheale Intubation

Name: _____ Ausbilder: _____ Datum: _____

Diese Checkliste kann von Teilnehmern ausgefüllt werden, die für die Intubation verantwortlich sind, und/oder von Teilnehmern, die dabei assistieren. Wird nur ein Teilnehmer geprüft, kann der Ausbilder jeweils die Rolle der anderen Person übernehmen.

Anmerkungen und Fragen des Ausbilders stehen in Anführungszeichen. Die Fragen und richtigen Antworten des Teilnehmers sind fett gesetzt. Wenn der Teilnehmer korrekt antwortet, sollte der Ausbilder einen Haken in das entsprechende Kästchen setzen.

Abschnitt A – Vorbereiten der Intubation

«Die Geburt eines reifen Babys steht bevor. Es gab mehrere schwere Dezelerationen der fetalen Herzfrequenz, und es findet sich Mekonium in der Amnionflüssigkeit. Wie würden Sie sich auf diese Situation vorbereiten und dabei assistieren?»

Endotrachealtubus

- [ ] **Wählt einen Tubus der richtigen Größe.**
- [ ] **Schneidet den Tubus bei 13 oder 15 cm ab und setzt das Anschlussstück wieder auf, stellt einen engen Sitz sicher (optional).**
- [ ] **Setzt Führungsstab ein (optional).**
  - [ ] **Spitze des Führungsstabs liegt *innerhalb* der Tubusspitze.**
  - [ ] **Sichert Führungsstab.**

Laryngoskop

- [ ] **Wählt Spatel von passender Größe.**
- [ ] **Befestigt Spatel am Laryngoskop und prüft Beleuchtung – ersetzt ggf. Batterien oder Glühbirne.**

Zusatzausrüstung

- [ ] **Holt:**
  - **Sauerstoffschläuche und -quelle**
  - **Absauggerät.**
- [ ] **Holt Beutel und Maske.**
  - [ ] **Prüft Beutel auf Funktionsfähigkeit.**
  - [ ] **Bereitet Beutel auf die Gabe von 90 – 100 % Sauerstoff vor.**
  - [ ] **Wählt Maske von geeigneter Größe.**
- [ ] **Holt den Mekoniumaspirator.**
- [ ] **Holt den CO_2-Detektor.**
- [ ] **Schneidet Pflasterstreifen zurecht oder bereitet die Tubusfixierung vor.**

Abschnitt B – Durchführung bzw. Assistenz bei der endotrachealen Intubation

Wenn Sie eher intubieren als assistieren, werden Sie gebeten, diese Prozedur zwei Mal zu vollziehen. Das erste Mal sollten Sie sie «durchsprechen», indem Sie jede Maßnahme oder Beobachtung beschreiben. Dies ist nötig, weil Ihr Ausbilder nicht alle Aspekte der Prozedur unmittelbar sehen kann.

Beim zweiten Mal müssen Sie nicht mehr beschreiben, was Sie tun. Arbeiten Sie stattdessen möglichst rasch und effizient, um die Prozedur vom Einbringen des Laryngoskops über das Legen des Tubus – innerhalb von 20 Sekunden abzuschließen.

«Das Baby wurde soeben geboren, und seine Haut ist von Mekonium bedeckt. Das Baby wird unter einen Wärmestrahler gelegt und ist schlaff. Zeigen Sie, was Sie tun würden.»

Intubiert:		Assistiert:
☐	Positioniert die Übungspuppe korrekt.	☐
☐	Verwendet/sorgt für Sauerstoffinsufflation.	☐
	Sorgt bei Bedarf für das Absaugen.	☐
☐	Führt den Spatel in den Mund ein, hält dabei das Laryngoskop korrekt.	
☐	Führt den Spatel bis kurz hinter die Zunge ein und hebt diese mit korrekter Bewegung an.	
☐	Drückt auf Aufforderung korrekt auf den Larynx.	☐
☐	Identifiziert die erkannten Orientierungspunkte.	
☐	Ergreift ggf. Korrekturmaßnahmen auf der Grundlage der erkannten Orientierungspunkte.	
☐	Erhält ungehinderte Sicht auf die Glottis.	
☐	Führt den Tubus in die Trachea ein.	
☐	Entfernt Laryngoskop (und Führungsdraht, falls verwandt) und hält gleichzeitig den Tubus in Position.	
☐	Schließt den Mekoniumaspirator an (oder assistiert dabei).	☐
☐	Zieht den Tubus bei gleichzeitigem Absaugen zurück.	
☐	Führt die gesamte Prozedur innerhalb von 20 Sekunden durch.	

Endotracheale Intubation

«Nehmen Sie an, dass sich beim Absaugen kein Mekonium mehr findet. Das Baby ist schlaff und nimmt auch nach Stimulation und mehreren Minuten Beutel-Maske-Beatmung keine Spontanatmung auf. Obwohl das Baby rosig ist und eine Herzfrequenz von mehr als 100 Schlägen/min hat, haben Sie beschlossen, den Endotrachealtubus wieder einzuführen, um die Beatmung fortzusetzen.»

Intubiert: Assistiert:

- ☐ Positioniert die Übungspuppe korrekt. ☐
- ☐ Verwendet/sorgt für Sauerstoffinsufflation. ☐
- Sorgt bei Bedarf für das Absaugen. ☐
- ☐ Führt den Spatel in den Mund ein, hält dabei das Laryngoskop korrekt.
- ☐ Führt den Spatel bis kurz hinter die Zunge ein und hebt diese mit korrekter Bewegung an.
- ☐ Drückt auf Aufforderung korrekt auf den Larynx. ☐
- ☐ Identifiziert die erkannten Orientierungspunkte.
- ☐ Ergreift ggf. Korrekturmaßnahmen auf der Grundlage der erkannten Orientierungspunkte.
- ☐ Erhält ungehinderte Sicht auf die Glottis.
- ☐ Führt den Tubus ein und richtet die Stimmbandmarkierung nach den Stimmbändern aus.
- ☐ Entfernt Laryngoskop (und Führungsdraht, falls verwandt) und hält gleichzeitig den Tubus in Position.
- ☐ Zieht die Maske vom Beatmungsbeutel ab, schließt diesen an den Endotrachealtubus an und beatmet die Lunge. ☐
- ☐ Benötigt/notiert nicht mehr als 20 Sekunden vom Einführen des Spatels bis zum korrekten Positionieren des Tubus. ☐

Sorgt für Erstbestätigung der Positionierung

- ☐ Nennt die korrekten Schritte zur Bestätigung der Positionierung. ☐
  - ☐ Stellt sich bessernde Vitalzeichen fest.
  - ☐ Schließt den CO_2-Detektor an und beobachtet Veränderung der Hautfarbe.
  - ☐ Auskultiert gleiche Atemgeräusche über beiden Lungenfeldern, aber nicht über dem Magen.
  - ☐ Beobachtet keine zunehmende Magendistension.
  - ☐ Beobachtet Kondenswasser innen im Tubus beim Ausatmen.
  - ☐ Beobachtet bei jedem Atemzug symmetrische Thoraxexkursionen.

«Sie haben den Beatmungsbeutel an den Tubus angeschlossen und die Überdruckbeatmung wieder aufgenommen. Das Baby ist jedoch zyanotisch, und die Herzfrequenz beträgt 80 Schläge/min.»

☐ Beurteilt den Bedarf an Korrekturmaßnahmen und führt die notwendigen Schritte durch, wenn der Tubus im Ösophagus oder in einem der Bronchien liegt.

    ☐ Wiederholt die Bestätigungsschritte.

    ☐ Beurteilt die Messung von der Tubusspitze bis zur Lippe korrekt.

    ☐ Führt das Laryngoskop wieder ein und visualisiert das Positionieren des Markierungsstreifens an den Stimmbändern

        und/oder

    ☐ entfernt den Endotrachealtubus, beatmet mit Beutel und Maske, und wiederholt die Intubation.

«Die Hautfarbe des Babys hat sich gebessert, und die Herzfrequenz beträgt über 100 Schläge/min. Das Baby bleibt jedoch apnoisch, und Sie haben beschlossen, den Tubus während des Transfers zur Weiterversorgung zu belassen.»

Unternimmt die abschließenden Schritte

☐ Nennt die Zentimetermarkierung in Höhe der Oberlippe.

☐ Sichert den Tubus bei gleichzeitigem Beibehalten seiner Lage
(Technik abhängig von der speziellen, in der Klinik des Teilnehmers verwandten Technik).

☐ Kürzt den Tubus, wenn mehr als 4 cm über die Lippen hinausragen (optional).

Gesamt-Assessment

☐ Geht vorsichtig mit dem Baby, dem Laryngoskop und dem Endotrachealtubus um, damit keine Verletzungen auftreten.

Anhang
Einsatz einer Larynxmaske

In diesem Anhang lernen Sie:

- was eine Larynxmaske ist.
- wann der Einsatz einer Larynxmaske zur Beatmung erwogen werden sollte.
- wie man eine Larynxmaske platziert.

Der folgende Fall ist ein Beispiel dafür, wie eine Larynxmaske zur Überdruckbeatmung bei der Reanimation eines Neugeborenen verwandt wird. Stellen Sie sich beim Lesen des Fallbeispiels vor, Sie seien Mitglied des Reanimationsteams. Die Einzelheiten des Vorgehens werden in diesem Anhang beschrieben.

5. Fall – Eine schwierige Intubation

Ein Baby wird geboren, nachdem die Wehen durch fetale Dezelerationen erschwert worden waren. Das Fruchtwasser ist klar und frei von Mekonium. Die initialen Schritte der Reanimation werden durchgeführt, und mittels Beatmungsbeutel und Maske sowie zusätzlichem Sauerstoff wird mit Überdruckbeatmung begonnen. Trotz entsprechender Angleichungen gelingt dem Team jedoch keine effektive Beatmung. Unter direkter Laryngoskopie versucht das Reanimationsteam erfolglos, einen Endotrachealtubus zu legen. Der Teamleiter stellt fest, dass das Baby eine relativ große Zunge, einen schmalen Unterkiefer und Gesichtsmerkmale hat, die einer Trisomie 21 entsprechen. Das Kind ist weiterhin schlaff, bläulich und apnoisch.

Ein Teammitglied legt rasch eine Larynxmaske, schließt einen Beatmungsbeutel an und bewirkt eine effektive Beatmung, die zu einem Anstieg der Herzfrequenz und guten Atemgeräuschen führt. Die Hautfarbe des Babys bessert sich, und es zeigt sich eine beginnende Spontanatmung. Nachdem das Baby aktiver wird, wird die Larynxmaske entfernt, und es wird zur weiteren Evaluation und Postreanimationsversorgung auf eine Neugeborenen-Intensivstation verlegt.

Was ist eine Larynxmaske?

Die Larynxmaske ist eine Atemwegshilfe, die zur Beatmung hilfreich sein kann. Die Neugeborenenversion der Größe 1 **(Abb. 5-34)** ist eine weiche, elliptische Maske mit aufblasbarem Rand, die an einem flexiblen Tubus befestigt ist. Sie wird mit dem Zeigefinger in den Mund des Babys eingeführt und an dessem hartem Gaumen entlang geführt, bis die Spitze fast den Ösophagus erreicht. Es werden keine Instrumente verwandt. Nach vollständigem Einführen der Maske wird der Rand aufgeblasen. Die geblähte Maske deckt die Larynxöffnung ab, und der Rand passt sich den Konturen des Hypopharynx an und verschließt den Ösophagus mit einem Niederdruckverschluss. Der Tubus hat einen 15-mm-Standardadapter, der entweder an einen Beatmungsbeutel oder ein Beatmungssgerät angeschlossen wird. Ein am Rand (Cuff) angeschlossener Kontrollballon dient der Überwachung des Füllungszustands der Maske. Im Handel sind sowohl wiederverwendbare Masken als auch Masken für den einmaligen Gebrauch.

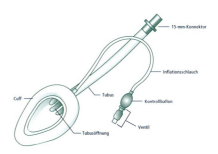

Abbildung 5-34: Larynxmaske (Größe 1) für Neugeborene

Wie funktioniert eine Larynxmaske?

Der Larynx ist eine feste Struktur, welche die Öffnung der Trachea in den vorderen Pharynx bildet. Das distale Ende der Larynxmaske ist eine weiche Maske, die sich wie eine Kappe über den Larynx legt. Der Rand der Maske hat die Form eines Donut und kann aufgeblasen werden, um den Larynx abzudichten **(Abb. 5-35)**. In der Mitte verfügt die Maske über stabartige Vorrichtungen, welche die Epiglottis daran hindern, sich im Tubus zu verfangen (s. Abb. 5-34). Nachdem die Maske über den Larynx gestülpt wurde, wird die Manschette (Cuff) aufgeblasen und sorgt für einen luftdichten Abschluss. Wird Überdruck durch den Tubus gegeben, gelangt er über den Tubus und die Maske in die Trachea des Babys.

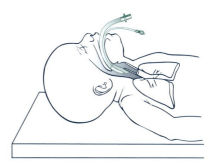

Abbildung 5-35: Larynxmaske über der Öffnung des Larynx

Wann sollten Sie den Einsatz einer Larynxmaske erwägen?

Larynxmasken können in Situationen von Nutzen sein, in denen durch Überdruckbeatmung mittels Maske keine effektive Beatmung zu erreichen ist und Versuche einer endotrachealen Intubation entweder nicht durchführbar sind oder erfolglos waren. Sobald Sie weder beatmen noch intubieren können, kann dieses Instrument eine wertvolle Option zur notfallmäßigen Offenhaltung der Atemwege darstellen.

Eine Larynxmaske kann beispielsweise hilfreich sein, wenn ein Säugling folgende Erscheinungen zeigt:

- kongenitale Anomalien an Mund, Lippen oder Gaumen, bei denen es schwierig ist, mit einem Beatmungsbeutel und einer Maske eine gute Abdichtung zu ereichen.

- Anomalien an Mund, Zunge, Pharynx oder Hals, bei denen es schwierig ist, den Larynx mit einem Laryngoskop darzustellen.

- ein sehr kleiner Unterkiefer oder eine relativ große Zunge, wie etwa beim Robin-Syndrom und bei Trisomie 21.

Eine Larynxmaske kann auch hilfreich sein, wenn eine:

- Beatmung mittels Beutel und Maske oder durch ein Beatmungssystem mit T-Stück ineffektiv ist und Versuche einer Intubation nicht durchführbar oder erfolglos sind.

Die Larynxmaske erfordert keinen luftdichten Abschluss auf dem Gesicht. Anders als eine feste Maske umgeht die flexible Larynxmaske auch die Zunge und ermöglicht eine effektivere Beatmung der Lunge als bei einer Gesichtsmaske. Außerdem ist zum Einbringen einer Larynxmaske kein Instrument erforderlich, um den Larynx darzustellen. Sie wird «blind» platziert, indem der Reanimateur sie ohne Instrumente mit dem Finger in Position bringt. Obwohl eine Larynxmaske die Atemwege nicht so wirksam abdichtet wie ein Endotrachealtubus, kann sie in manchen Fällen eine akzeptable Alternative darstellen.

Die Larynxmaske wird von Anästhesisten im Operationssaal oft zur Beatmung von Patienten mit normaler Lunge eingesetzt.

Welche Einschränkungen hat eine Larynxmaske?

- Mit einer Larynxmaske lässt sich kein Mekonium aus den Atemwegen absaugen.
- Bei hohen Beatmungsdrücken kann über einen ungenügenden Abschluss zwischen Larynx und Maske Luft austreten, was zu einem unzureichenden Druck zur Dehnung der Lunge führt und eine Überblähung des Magens verursacht.
- Es gibt keine ausreichende Evidenz, um die Larynxmaske auch zu empfehlen, wenn eine Herzdruckmassage erforderlich ist. Ist es jedoch unmöglich, erfolgreich einen Endotrachealtubus einzubringen, und ist eine Herzdruckmassage erforderlich, dann ist es vernünftig, dies auch mit Larynxmaske zu versuchen.
- Es gibt keine ausreichende Evidenz, um die Larynxmaske zu empfehlen, wenn Medikamente intratracheal verabreicht werden müssen. Intratracheal verabreichte Medikamente können zwischen Maske und Larynx in den Ösophagus austreten und gelangen dann nicht in die Lunge.
- Es gibt keine ausreichende Evidenz, um die Larynxmaske für eine prolongierte assistierte Beatmung Neugeborener zu empfehlen.

Gibt es Larynxmasken verschiedener Größe?

Größe 1 ist die einzige für Neugeborene geeignete Größe. Sie wird primär bei termingerecht oder nahe dem Termin geborenen Säuglingen mit einem Gewicht von mehr als 2500 g verwandt. Die Erfahrungen mit dem Einsatz der Larynxmaske bei Säuglingen zwischen 1500 und 2500 g Körpergewicht ist bislang nur begrenzt. Für Babys mit einem Geburtsgewicht unter 1500 g ist sie möglicherweise zu groß.

Wie platzieren Sie eine Larynxmaske?

Die folgende Anleitung gilt für Einmalartikel. Sollten Sie eine wieder verwendbare Larynxmaske benutzen, richten Sie sich bezüglich der korrekten Reinigung und Wartung bzw. Aufbewahrung bitte nach den Angaben des Herstellers.

Bereiten Sie die Larynxmaske vor.

1. Tragen Sie Handschuhe, und halten Sie die Standardhygienemaßnahmen ein.

2. Entnehmen Sie die Larynxmaske Größe 1 unter Anwenden einer sterilen Technik aus ihrer sterilen Verpackung.

3. Inspizieren Sie die Larynxmaske rasch, um sicherzugehen, dass die Maske, die mittelständigen, stabförmigen Strukturen vor der Öffnung sowie der Tubus, das 15-mm-Anschlussstück und der Kontrollballon intakt sind.

4. Schließen Sie die beiliegende Spritze an das Ventil des Kontrollballons an, und testen Sie die Maske, indem Sie sie mit 4 ml Luft aufblasen. Entfernen Sie die Luft mittels der anhängenden Spritze wieder aus der Maske.

Bereiten Sie sich darauf vor, die Larynxmaske einzuführen.

5. Stellen Sie sich neben den Kopf des Kindes, und lagern Sie dessen Kopf in «Schnüffelstellung», wie bei der endotrachealen Intubation.

6. Halten Sie die Larynxmaske wie einen Bleistift, mit dem Zeigefinger am Übergang zwischen Manschette und Tubus **(Abb. 5-36)**. Die mittelständigen, stabförmigen Strukturen in der Mitte vor der Maskenöffnung müssen nach vorn zeigen. Der flache Teil der Maske hat weder stabförmige Strukturen noch Öffnungen und zeigt zum Gaumen des Babys hin.

7. Manche Kliniker raten dazu, ein wasserlösliches Gleitmittel auf die Rückseite der Larynxmaske aufzutragen. Sollten Sie dies ebenfalls tun, achten Sie darauf, das Gleitmittel von den an der Vorderseite im Inneren der Maske gelegenen Öffnungen fern zu halten.

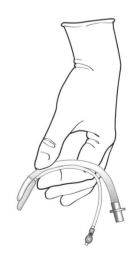

Abbildung 5-36: So sollte die Larynxmaske vor dem Einführen gehalten werden.

Endotracheale Intubation

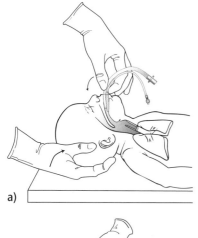

Führen Sie die Larynxmaske ein.

8. Öffnen Sie vorsichtig den Mund des Babys, und drücken Sie die Führungsspitze gegen dessen harten Gaumen **(Abb. 5-37a)**.

9. Flachen Sie die Spitze der Maske durch Druck mit dem Zeigefinger gegen den Gaumen des Babys ab. Stellen Sie sicher, dass die Spitze der Maske flach bleibt und sich nicht einrollt.

a)

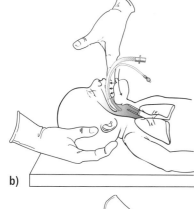

10. Führen Sie die Maske mit dem Zeigefinger behutsam entlang den Konturen des harten Gaumens des Babys in Richtung Rachen **(Abb. 5-37b)**.

b)

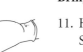

Bringen Sie die Larynxmaske in Position.

11. Halten Sie die Larynxmaske mit der anderen Hand in Position, bevor Sie den Finger zurückziehen **(Abb. 5-37c)**. Dies verhindert, dass Sie sie zusammen mit Ihrem Finger wieder herausziehen. Zu diesem Zeitpunkt sollte die Spitze der Maske nahe dem Eingang des Ösophagus (oberer Ösophagussphinkter) liegen.

c)

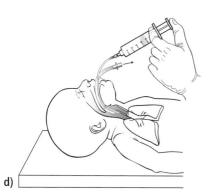

12. Blasen Sie die Maske mit 2–4 ml Luft auf **(Abb. 5-37d)**. Die Manschette (Cuff) sollte lediglich mit so viel Luft gefüllt werden, dass ein Abschluss erreicht wird. Halten Sie den Tubus beim Aufblasen der Maske nicht fest. Beim Aufblasen merken Sie unter Umständen, dass sich die Maske leicht nach außen bewegt. Das ist normal. **Füllen Sie die Manschette einer Larynxmaske der Größe 1 nie mit mehr als 4 ml Luft.**

d)

Abbildung 5-37: Einführen und Sichern einer Larynxmaske. In den Abbildungen nicht gezeigt ist, dass die Manschette (Cuff) leer eingeführt und erst nach dem Einführen aufgeblasen werden sollte.

Sichern Sie die Larynxmaske und beatmen Sie.

13. Schließen Sie Ihren Beatmungsbeutel an den 15-mm-Adapter der Maske an, und beginnen Sie mit der Beatmung **(Abb. 5-38)**.

14. Bestätigen Sie die korrekte Platzierung, indem Sie prüfen, ob die Herzfrequenz steigt, ob sich der Thorax bewegt und ob mit einem Stethoskop Atemgeräusche hörbar sind. Eine Prüfung des Kohlendioxids (CO_2) am Ende eines Atemzugs kann zur Bestätigung eines adäquaten Gasaustauschs dienen.

15. Sichern Sie den Tubus mit Pflaster wie bei einem Endotrachealtubus.

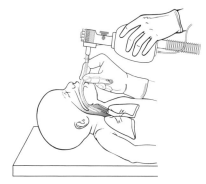

Abbildung 5-38: Überdruckbeatmung mittels Larynxmaske

Woran erkennen Sie, ob die Larynxmaske korrekt platziert ist?

Ist die Larynxmaske richtig platziert, sollten Sie einen sofortigen Anstieg der Herzfrequenz feststellen. Beim Auskultieren mit dem Stethoskop hören Sie gleichmäßige Atemgeräusche, und Sie erkennen Thoraxexkursionen, wie Sie sie auch bei einem korrekt platzierten Endotrachealtubus erwarten würden. Wenn Sie ein CO_2-Kolorimeter an den Adapter anschließen, sollten Sie einen raschen Farbwechsel feststellen, der auf abgeatmetes CO_2 hinweist. Sie sollten weder ein erhebliches Maß an Luft aus dem Mund des Babys austreten hören, noch sollte eine wachsende Vorwölbung am Hals des Babys zu sehen sein.

Welche Komplikationen können bei einer Larynxmaske auftreten?

Die Maske kann zu Weichteilschäden, Laryngospasmus oder einer Überblähung des Magens durch um die Maske herum austretende Luft führen. Der Einsatz über Stunden und Tage hinweg hat in seltenen Fällen zu einer Nervenschädigung im Bereich des Oropharynx oder zu einem Zungenödem geführt.

Wann sollten Sie eine Larynxmaske wieder entfernen?

Die Larynxmaske kann entfernt werden, wenn das Baby spontan zu atmen beginnt oder wenn sich erfolgreich ein Endotrachealtubus einführen lässt. Babys können durch die Larynxmaske spontan atmen. Wenn nötig, kann sie während des Transports auf die Neugeborenen-Intensivstation an ein Beatmungsgerät oder ein CPAP-System angeschlossen werden, der langfristige Einsatz zur Beatmung Neugeborener wurde jedoch bislang nicht untersucht.

KAPITEL 6

Medikamente

In Kapitel 6 lernen Sie:

- welche Medikamente Sie bei einer Reanimation verabreichen.
- wann bei einer Reanimation Medikamente zu verabreichen sind.
- wo bei einer Reanimation Medikamente zu verabreichen sind.
- wie man einen Nabelvenenkatheter legt.
- wie Epinephrin verabreicht wird.
- wann und wie intravenös Flüssigkeiten zu verabreichen sind, um während einer Reanimation das Blutvolumen zu erhöhen.

Medikamente

Der folgende Fall ist ein Beispiel dafür, wie Medikamente bei einer ausgedehnten Reanimation eingesetzt werden können. Stellen Sie sich beim Lesen des Falles vor, Sie seien Mitglied des Reanimationsteams. Die Einzelheiten der Verabreichung von Medikamenten werden anschließend in diesem Kapitel beschrieben.

6. Fall – Reanimation mit Überdruckbeatmung, Herzdruckmassage und Medikamenten

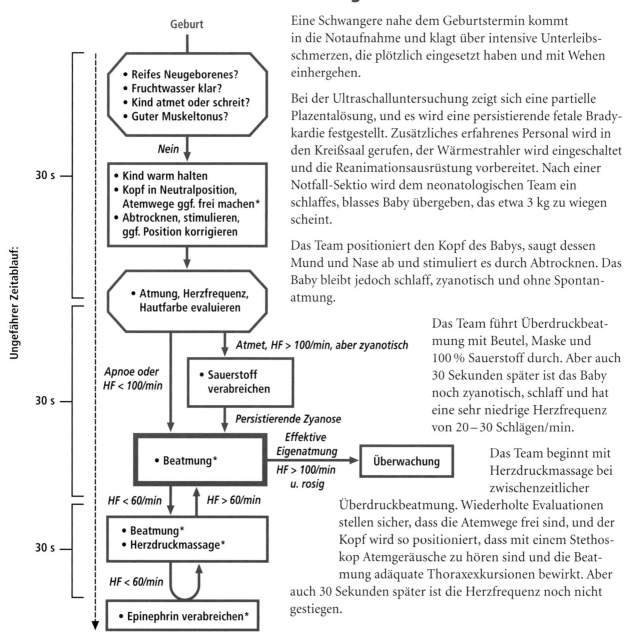

Eine Schwangere nahe dem Geburtstermin kommt in die Notaufnahme und klagt über intensive Unterleibsschmerzen, die plötzlich eingesetzt haben und mit Wehen einhergehen.

Bei der Ultraschalluntersuchung zeigt sich eine partielle Plazentalösung, und es wird eine persistierende fetale Bradykardie festgestellt. Zusätzliches erfahrenes Personal wird in den Kreißsaal gerufen, der Wärmestrahler wird eingeschaltet und die Reanimationsausrüstung vorbereitet. Nach einer Notfall-Sektio wird dem neonatologischen Team ein schlaffes, blasses Baby übergeben, das etwa 3 kg zu wiegen scheint.

Das Team positioniert den Kopf des Babys, saugt dessen Mund und Nase ab und stimuliert es durch Abtrocknen. Das Baby bleibt jedoch schlaff, zyanotisch und ohne Spontanatmung.

Das Team führt Überdruckbeatmung mit Beutel, Maske und 100 % Sauerstoff durch. Aber auch 30 Sekunden später ist das Baby noch zyanotisch, schlaff und hat eine sehr niedrige Herzfrequenz von 20–30 Schlägen/min.

Das Team beginnt mit Herzdruckmassage bei zwischenzeitlicher Überdruckbeatmung. Wiederholte Evaluationen stellen sicher, dass die Atemwege frei sind, und der Kopf wird so positioniert, dass mit einem Stethoskop Atemgeräusche zu hören sind und die Beatmung adäquate Thoraxexkursionen bewirkt. Aber auch 30 Sekunden später ist die Herzfrequenz noch nicht gestiegen.

* Endotracheale Intubation kann erwogen werden.

Rasch intubiert das Team die Trachea, um eine effektive Beatmung sicherzustellen, und beginnt mit dem Einführen eines Umbilikalvenenkatheters. Die Herzfrequenz ist jetzt nicht mehr nachweisbar, und so werden über den Endotrachealtubus 1,5 ml Epinephrin (1 : 10 000) instilliert, während ein Umbilikalvenenzugang gelegt wird. Bei koordiniert fortgesetzter Herzdruckmassage und Überdruckbeatmung wird alle 30 Sekunden die Herzfrequenz kontrolliert. Die Herzfrequenz ist noch immer nicht nachweisbar.

Während das Baby 3 Minuten alt wird, wird ein Umbilikalvenenkatheter gelegt, und bald darauf werden über diesen 0,6 ml Epinephrin, gefolgt von einer Spülung mit isotonischer Kochsalzlösung verabreicht. Die Herztöne sind nun mit dem Stethoskop hörbar, bleiben jedoch unter 60 Schlägen/min. Auf Grund der anhaltenden Bradykardie und eines möglichen Blutverlustes wegen werden 30 ml isotonische Kochsalzlösung über den Umbilikalvenenkatheter verabreicht. Die Herzfrequenz steigt allmählich an.

Sieben Minuten nach der Geburt schnappt das Baby zum ersten Mal nach Luft. Die Beatmung wird mit zusätzlichem Sauerstoff fortgesetzt, und die Herzfrequenz steigt auf über 100 Schläge/min an. Die Hautfarbe des Babys fängt an, sich zu bessern, und das Baby beginnt mit spontanen Atemzügen.

Das Baby wird bei fortgesetzter Beatmung zur weiteren Behandlung auf die Neugeborenenintensivstation verlegt.

Sofern die einzelnen Schritte der Reanimation geschickt und rechtzeitig durchgeführt wurden, wird sich der Zustand eines reanimationsbedürftigen Neugeborenen in 99 % aller Fälle so weit gebessert haben, dass keine Medikamente erforderlich sind. Vor der Verabreichung von Medikamenten sollten Sie die Effektivität der Beatmung schon mehrmals überprüft und sichergestellt haben, dass es bei jedem Atemhub zu guten Thoraxexkursionen und beidseits hörbaren Atemgeräuschen kommt und dass Sie 100 % Sauerstoff zur Überdruckbeatmung verwenden. Unter Umständen haben Sie bereits einen Endotrachealtubus gelegt, um für durchgängige Atemwege und eine effektive Koordination zwischen Herzdruckmassage und Beatmung zu sorgen.

Bleibt die Herzfrequenz trotz Beatmung und Herzdruckmassage unter 60 Schlägen/min, sorgen Sie zuerst dafür, dass Beatmung und Herzdruckmassage auch optimal erfolgen und dass Sie 100 % Sauerstoff verabreichen.

Bei einigen wenigen Neugeborenen (< 2/1000 Geburten) liegt die Herzfrequenz aber trotz guter Beatmung der Lunge und trotz verbesserter Herzleistung durch Herzdruckmassage immer noch unter 60 Schlägen/min. Der Herzmuskel dieser Babys war unter Umständen so lange ohne Sauerstoff, dass er sich auch dann nicht kontrahiert, wenn er von oxygeniertem Blut durchströmt wird. Diese Babys können von Epinephrin zur Stimulation des Herzens profitieren. Falls es einen akuten Blutverlust gab, kann eine Volumensubstitution von Nutzen sein.

Medikamente

Was wird in diesem Kapitel behandelt?

In diesem Kapitel lernen Sie, wann Sie *Epinephrin* verabreichen, wie Sie einen Zugang zu seiner Verabreichung schaffen und wie Sie die Dosierung bestimmen.

In diesem Kapitel werden *Volumenexpander* für Babys erörtert, die sich im blutverlustbedingten Schock befinden

Die Gabe des Opiatantagonisten Naloxon bei Babys mit opiatbedingter Atemdepression infolge mütterlicher Narkotika ist in den akuten Phasen der Reanimation nicht nötig und wird in Kapitel 7 besprochen. Natriumbikarbonat kann zur Behandlung einer metabolischen Azidose eingesetzt werden, und vasoaktive Substanzen, wie Dopamin, können bei Hypotonie oder einer schwachen Herzleistung angewandt werden. Sie werden jedoch häufiger in der Postreanimationsphase eingesetzt und in Kapitel 7 erörtert. Andere Substanzen, wie Atropin und Kalzium, werden bisweilen unter speziellen Reanimationsbedingungen verwandt, sind jedoch bei der Routine-Reanimation Neugeborener nicht indiziert.

Sie werden lernen, dass der intravenöse Weg die sicherste Art der Verabreichung von Medikamenten ist. Daher sollten Sie Hilfe herbeirufen, sobald Sie vermuten, dass Medikamente erforderlich werden. Während mindestens zwei Personen nötig sind, um eine koordinierte Überdruckbeatmung und Herzdruckmassage durchzuführen, braucht es eine dritte und vielleicht vierte Person, um einen intravenösen Zugang zu legen.

Wie legt man während der Reanimation eines Neugeborenen einen intravenösen Zugang?

Die Nabelvene

Die Nabelvene ist beim Neugeborenen der am schnellsten zugängliche direkte intravenöse Weg. Wenn der Einsatz von Epinephrin absehbar ist, weil das Baby auf vorangegangene Schritte der Reanimation nicht angesprochen hat, sollte ein Mitglied des Reanimationsteams mit dem Legen eines Nabelvenenkatheters beginnen, während andere mit den Reanimationsschritten fortfahren.

- Desinfizieren Sie die Nabelschnur mit einer antiseptischen Lösung. Legen Sie eine lockere Schlaufe Nabelband um den Ansatz der Nabelschnur. Dieses Band kann straffgezogen werden, wenn nach dem Durchtrennen der Nabelschnur zu viel Blut austritt.

- Füllen Sie mittels einer Spritze, die mit einem Hahn verbunden ist, vorab einen 3,5-F- oder 5-F-Umbilikalkatheter mit isotonischer Kochsalzlösung. Der Katheter sollte lediglich ein Loch an der Spitze haben. Schließen Sie den Hahn zum Katheter hin, um Flüssigkeitsverlust und Lufteintritt zu verhindern.

- Durchtrennen Sie mit einem Skalpell in steriler Technik die Nabelschnur unterhalb der Klemme, die bei der Geburt angebracht wurde, und etwa 1–2 cm über der Haut **(Abb. 6-1)**. Schneiden Sie im rechten Winkel zur Nabelschnur und nicht schräg.

- Die Nabelvene ist als große, dünnwandige Struktur, gewöhnlich bei 11 oder 12 Uhr zu erkennen. Die beiden Nabelarterien haben dickere Wände und liegen gewöhnlich dicht beieinander irgendwo bei 4 bis 8 Uhr. Allerdings verlaufen die Gefäße innerhalb der Nabelschnur geschlängelt, daher ist die Wahrscheinlichkeit, dass sie nicht an den beschriebenen Positionen liegen, umso größer, je länger der Nabelschnurstumpf hinter dem Schnitt ist.

- Führen Sie den Katheter in die Nabelvene ein **(Abb. 6-2)**. (Siehe auch die Farbabbildungen E-1 und E-2 in der Mitte des Buches.) Die Vene wird nach oben auf das Herz zu verlaufen, daher sollten Sie den Katheter entsprechend ausrichten. Schieben Sie ihn 2–4 cm (bei Frühgeborenen weniger) vor, bis Blut frei herausfließt, wenn Sie den Hahn zur Spritze hin öffnen und vorsichtig aspirieren. Für den Notfalleinsatz bei der Reanimation sollte die Spitze des Katheters nur eine kurze Strecke in die Vene vorgeschoben werden, und zwar nur bis zu dem Punkt, an dem sich zum ersten Mal Blut aspirieren lässt. Wird der Katheter weiter eingeführt, besteht Gefahr, Infusionen in die Leber zu verabreichen und Schäden zu verursachen.

- Injizieren Sie die geeignete Dosis Epinephrin (s. S. 6-7), gefolgt von 0,5–1,0 ml isotonischer Kochsalzlösung, damit die Substanz aus dem Katheter in das Baby gelangt.

- Nach abgeschlossener Reanimation des Babys nähen Sie den Katheter entweder fest oder entfernen ihn, ziehen die Schleife zusammen und machen einen Knoten, damit kein Blut aus dem Nabelschnurstumpf austritt. Ist der sterile Bereich erst einmal kontaminiert, sollten Sie den Katheter nicht weiter vorschieben.

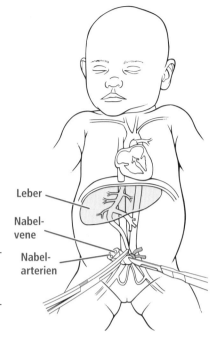

Abbildung 6-1: Durchtrennen des Nabelschnurstumpfs in Vorbereitung auf das Einführen des Umbilikalkatheters

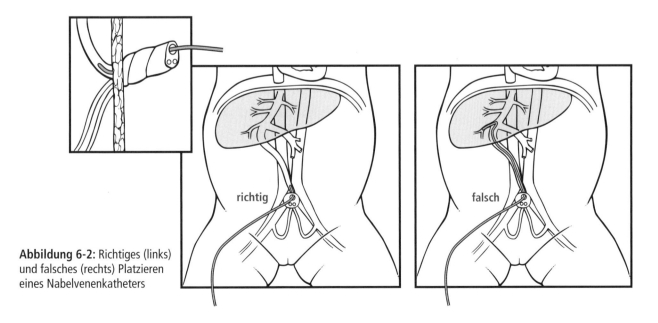

Abbildung 6-2: Richtiges (links) und falsches (rechts) Platzieren eines Nabelvenenkatheters

Medikamente

Gibt es Alternativen zu einem intravenösen Zugang zur Verabreichung von Medikamenten während der Reanimation eines Neugeborenen?

Der Endotrachealtubus

In den Endotrachealtubus hinein verabreichtes Epinephrin kann von der Lunge absorbiert werden und in das Blut gelangen, das unmittelbar zum Herzen fließt. Zwar ist dies unter Umständen der schnellste Weg, um einem intubierten Baby Epinephrin zu geben, jedoch verlängert der Absorptionsprozess in der Lunge die Reaktionszeit und macht sie weniger berechenbar, als wenn Epinephrin direkt in die Blutbahn gegeben wird. Untersuchungen an Tiermodellen sprechen dafür, dass die intravenöse Standarddosierung endotracheal unwirksam ist. Einiges spricht dafür, dass sich die verzögerte Absorption aus der Lunge durch eine höhere Dosis kompensieren lässt. Es gibt jedoch keine Studien, in denen die Wirksamkeit und Sicherheit dieses Vorgehens bestätigt worden wären. Da jedoch der endotracheale Weg am leichtesten zugänglich ist, glauben manche Kliniker, dass eine Endotrachealdosis erwogen werden sollte, während der intravenöse Zugang gelegt wird. Wird Epinephrin endotracheal verabreicht, ist eine höhere Dosis und daher auch eine größere Spritze nötig. Diese sollte eindeutig durch «Nur endotracheal!» gekennzeichnet werden, um zu verhindern, dass die erhöhte Dosis versehentlich intravenös verabreicht wird. Die endotracheale Technik wird in diesem Programm zwar erwähnt, jedoch wird der intravenöse Weg als beste Wahl empfohlen.

Der intraossäre Zugang

Bei der Reanimation eines Neugeborenen in einem klinischen Umfeld ist die Umbilikalvene eindeutig der am leichtesten verfügbare Gefäßzugang. Im ambulanten Bereich, wo das medizinische Fachpersonal nur begrenzte Erfahrung mit der Umbilikalvenenkatheterisierung hat und unter Umständen erfahrener im Legen intraossärer Zugänge ist, können letztere eine Alternative für einen Gefäßzugang darstellen, die vorzuziehen ist. Es gibt jedoch nur in begrenztem Umfang Daten über die Auswertung des Einsatzes intraossärer Zugänge bei Neugeborenen, und der intraossäre Zugang ist nicht Bestandteil dieses Programms. (siehe Clin. Perinatol. 2006; 33:161)

Was ist Epinephrin, und wann sollten Sie es verabreichen?

Epinephrin, oftmals auch als Adrenalin bezeichnet, ist ein Herzstimulans. Es erhöht Kraft und Geschwindigkeit der Herzkontraktionen und verursacht eine periphere Vasokonstriktion, welche die Durchblutung von Koronarien und Gehirn erhöhen kann.

 Epinephrin ist indiziert, wenn die Herzfrequenz auch nach 30 Sekunden effektiver Beatmung und weiteren 30 Sekunden einer koordinierten Herzdruckmassage und Beatmung unter 60 Schlägen/min bleibt.

Epinephrin ist erst indiziert, wenn Sie für adäquate Beatmung gesorgt haben, und zwar aus folgenden Gründen:

- Die mit dem Verabreichen von Epinephrin verbrachte Zeit wäre besser genutzt, wenn man eine effektive Beatmung und Oxygenierung sicherstellen würde.
- Epinephrin erhöht die Arbeitslast und den Sauerstoffverbrauch des Herzmuskels, was bei Fehlen von Sauerstoff zu Myokardschäden führen kann.

Wie sollten Sie Epinephrin vorbereiten, und wie viel sollten Sie verabreichen?

Zwar ist Epinephrin sowohl in Konzentrationen von 1 : 1000 als auch von 1 : 10 000 verfügbar, jedoch wird für Neugeborene die Konzentration von 1 : 10 000 empfohlen, wodurch das Verdünnen entfällt.

Epinephrin sollte intravenös verabreicht werden, auch wenn sich dies unter Umständen um die Zeit verzögert, die es braucht, um einen intravenösen Zugang zu legen. Der endotracheale Weg ist gewöhnlich schneller, führt jedoch zu niedrigeren und unkalkulierbaren Blutspiegeln, die wirkungslos sein können. Manche klinisch Tätige entscheiden sich für eine endotracheal verabreichte Adrenalin-Dosis, während der intravenöse Zugang gelegt wird.

Die empfohlene Dosis für Neugeborene beträgt 0,1–0,3 ml/kg KG einer Lösung im Verhältnis 1 : 10 000, entsprechend 0,01–0,03 mg/kg KG. Sie werden das Körpergewicht des Babys nach der Geburt schätzen müssen.

Für Erwachsene und ältere Kinder, die auf eine niedrigere Dosis nicht ansprachen, wurden erheblich höhere Dosen vorgeschlagen. Es gibt jedoch keine Evidenz dafür, dass sie auch zu einem besseren Ergebnis führen, und es gibt Evidenz dafür, dass höhere Dosen bei Babys zu Hirn- und Herzschäden führen können.

Studien an Tieren und an erwachsenen Menschen zeigen, dass bei einer Verabreichung über die Trachea deutlich höhere Dosen als die zuvor empfohlenen erforderlich sind, um eine positive Wirkung zu zeigen. Wenn Sie beschließen, endotracheal eine Dosis zu verabreichen, während der intravenöse Zugang gelegt wird, erwägen Sie nur auf diesem Weg die Gabe einer höheren Dosis (0,3–1,0 ml/kg KG oder 0,03–0,1 mg/kg KG). Die Sicherheit dieser höheren trachealen Dosen wurde indessen nicht untersucht. *Verabreichen Sie hohe Dosen nicht intravenös.*

Sorgen Sie beim Verabreichen von Epinephrin über einen Endotrachealtubus dafür, dass die Substanz direkt in den Tubus gegeben wird, und achten Sie darauf, dass sie sich weder im Verbindungsstück des Tubus absetzt noch an der Tubuswand haftet. Manche verwenden lieber einen Katheter, um die Substanz tief in den Tubus einzubringen. Da Sie endotracheal eine höhere Dosis verabreichen müssen, werden Sie auch eine relativ große Menge Flüssigkeit (bis zu 1 ml/kg KG) in den Tubus einbringen müssen.

Empfohlene Konzentration:
1 : 10 000

Empfohlene Verabreichung:
intravenös (endotracheale Gabe erwägen, während intravenöser Zugang gelegt wird)

Empfohlene Dosierung:
0,1–0,3 ml/kg KG der 1 : 10 000-Lösung
(bei endotrachealer Gabe 0,3–1,0 ml/kg KG erwägen)

Empfohlene Darreichungsform:
1 : 10 000-Lösung in 1-ml-Spritze (oder in größerer Spritze, bei endotrachealer Gabe)

Empfohlene Verabreichungsgeschwindigkeit:
schnell – so schnell wie möglich

Medikamente

Nach der Verabreichung sollten Sie mehrere Beatmungshübe ausführen, um das Medikament zur Absorption in der Lunge zu verteilen.

Wird die Substanz intravenös über einen Katheter verabreicht, sollten Sie mit 0,5–1 ml isotonischer Kochsalzlösung nachspülen, um sicher zu sein, dass die Substanz in die Blutbahn gelangt ist.

Prüfen Sie sich selbst!

(Die Antworten finden sich im vorangehenden Abschnitt und am Schluss des Kapitels.)

1. Weniger als _____ Babys auf 1000 Geburten benötigen Epinephrin zur Stimulation des Herzens.

2. Sobald Sie den Verdacht haben, dass bei einer Reanimation Medikamente erforderlich werden könnten, sollte ein Mitglied des Teams damit beginnen, einen _____ einzuführen, um die Medikamente zu verabreichen.

3. 30 Sekunden lang wurden eine effektive Beatmung und Herzdruckmassage durchgeführt, und die Herzfrequenz des Babys liegt unter 60 Schlägen/min. Sie sollten jetzt _____ verabreichen, während Sie die Herzdruckmassage und _____ fortsetzen.

4. Welches Problem besteht bei der Verabreichung von Epinephrin über einen Endotrachealtubus?

5. Nach einer intravenösen Verabreichung von Epinephrin sollten Sie mit _____ spülen, um sicherzugehen, dass der größte Teil der Substanz zum Baby gelangt, statt im Katheter oder im Tubus zu bleiben.

6. Epinephrin (erhöht) (verringert) die Kraft und (erhöht) (senkt) die Rate der Herzkontraktionen.

7. Die empfohlene Konzentration für Epinephrin bei Neugeborenen beträgt (1 : 1000) (1 : 10 000).

8. Die empfohlene Dosis für Epinephrin bei Neugeborenen beträgt ____ bis ____ ml/kg KG bei intravenöser Gabe und ____ bis ____ ml/kg KG bei intratrachealer Gabe einer Lösung von 1 : 10 000.

9. Epinephrin sollte (langsam) (möglichst rasch) verabreicht werden.

Was ist nach dem Verabreichen von Epinephrin zu erwarten?

Überprüfen Sie die Herzfrequenz des Babys 30 Sekunden nach Verabreichen des Epinephrins. Während Sie mit Überdruckbeatmung und Herzdruckmassage fortfahren, sollte die Herzfrequenz innerhalb von 30 Sekunden nach Epinephrin-Gabe auf über 60 Schläge/min steigen.

Sollte dies nicht der Fall sein, können Sie die Dosis alle 3–5 Minuten erneut verabreichen. Jede Wiederholungsdosis sollte jedoch möglichst intravenös gegeben werden. Vergewissern Sie sich außerdem, dass:

- ein guter Atemgasaustausch vorliegt, was sich anhand adäquater Thoraxbewegungen beidseitiger Atemgeräusche nachweisen lässt.
- die Herzdruckmassage bis in eine Tiefe von einem Drittel des Thoraxdurchmessers reicht und gut mit der Beatmung koordiniert ist.

Das Legen eines Endotrachealtubus ist angezeigt, falls nicht schon geschehen. Wenn schon ein Tubus liegt, stellen Sie sicher, dass er während der Maßnahmen zur kardiopulmonalen Reanimation in der Trachea geblieben ist.

Ist das Baby blass, finden sich Zeichen eines Blutverlustes und spricht es nur schlecht auf die Reanimation an, sollten Sie auch die Möglichkeit eines Volumenverlustes erwägen. Die Behandlung einer Hypovolämie wird als Nächstes besprochen.

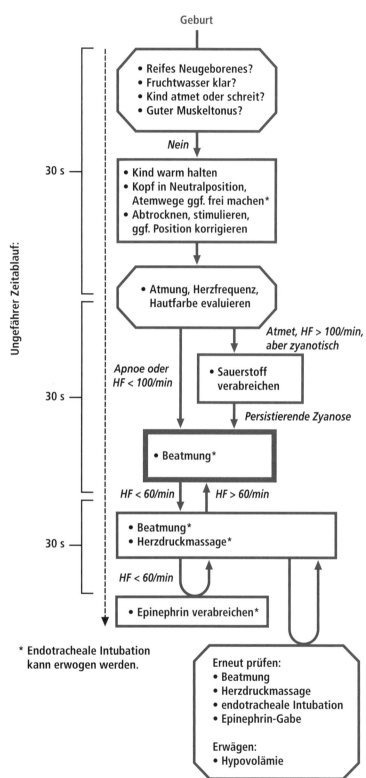

Medikamente

Was sollten Sie tun, wenn das Baby im Schock ist, wenn Zeichen eines Blutverlustes vorliegen und wenn es schlecht auf die Reanimation anspricht?

Bei einer Plazentalösung, einer Placenta praevia oder einem Blutverlust aus der Nabelschnur kann sich das Baby im hypovolämischen Schock befinden. In manchen Fällen hat es Blut an den mütterlichen Kreislauf verloren, und es finden sich Zeichen eines Schocks ohne offensichtlichen Blutverlust.

Babys im Schock sind blass, ihre kapillare Wiederauffüllzeit ist verlängert, und sie haben schwache Pulse. Ihre Herzfrequenz kann anhaltend niedrig sein, und der Zustand des Kreislaufs bessert sich unter effektiver Beatmung, Herzdruckmassage und Epinephrin oft nicht.

 Wenn das Baby im Schock zu sein scheint und nicht auf die Reanimation anspricht, kann die Gabe eines Volumenersatzmittels indiziert sein.

Was können Sie zur Volumenexpansion verabreichen? Wie hoch sollten Sie dosieren? Wie können Sie Volumen verabreichen?

Die empfohlene Lösung für die Akutbehandlung einer Hypovolämie ist eine isotone kristalloide Lösung. Akzeptabel sind:

- 0,9%ige NaCl-Lösung (isotonische Kochsalzlösung)
- Ringer-Laktat
- Erythrozytenkonzentrate der Gruppe 0, Rh-negativ sollten als Bestandteil eines Volumenersatzes gelten, sobald eine schwere fetale Anämie nachgewiesen oder erwartet wird. Wenn es eine rechtzeitige Diagnose erlaubt, kann die Spendereinheit in einer Kreuzprobe mit dem Blut der Mutter getestet werden, welche die Quelle aller problematischen Antikörper wäre. Andernfalls wird unter Umständen notfallmäßig Blut der Gruppe 0, Rh-negativ erforderlich.

> **Empfohlene Lösung:**
> isotonische Kochsalzlösung

Die Initialdosis beträgt 10 ml/kg KG. Zeigt das Baby jedoch nach der ersten Dosis nur minimale Besserung, müssen Sie unter Umständen eine weitere Dosis verabreichen. In dem seltenen Fall eines großen Blutverlustes müssen unter Umständen weitere Transfusionen erwogen werden.

> **Empfohlene Dosis:**
> 10 ml/kg KG

Ein Volumenersatzmittel muss in das Gefäßsystem hinein verabreicht werden. Bei einem Neugeborenen ist die Nabelvene gewöhnlich das am leichtesten zugängliche Gefäß, wobei aber auch andere Wege (z. B. der intraossäre Weg) gewählt werden können.

> **Empfohlene Art der Verabreichung:**
> über die Nabelvene

Bei Verdacht auf Hypovolämie füllen Sie eine große Spritze mit isotonischer Kochsalzlösung oder einem anderen Volumenersatzmittel, während andere aus dem Team mit der Reanimation fortfahren.

Eine akute Hypovolämie, die eine Reanimation erforderlich macht, sollte ziemlich rasch korrigiert werden, auch wenn manche Kliniker Bedenken haben, dass die schnelle Verabreichung bei einem Neugeborenen und vor allem bei einem Frühgeborenen zu einer intrakraniellen Blutung führen kann. Bislang gibt es keine Studien zur Definition einer optimalen Transfusionsgeschwindigkeit, jedoch erscheint eine stetige Transfusion über 5–10 Minuten vernünftig.

> **Empfohlene Verabreichungsgeschwindigkeit:**
> über 5–10 Minuten

Prüfen Sie sich selbst!

(Die Antworten finden sich im vorangehenden Abschnitt und am Schluss des Kapitels.)

10. Was sollten Sie etwa 30 Sekunden nach Verabreichen von Epinephrin tun?

11. Wenn die Herzfrequenz des Babys unter 60 Schlägen/min bleibt, können Sie die Epinephrin-Gabe alle _____ bis _____ Minuten wiederholen.

12. Wenn die Herzfrequenz des Babys unter 60 Schlägen/min bleibt, nachdem Sie Epinephrin verabreicht haben, sollten Sie auch prüfen, ob die Beatmung zu guten Thoraxexkursionen führt und die _____ _____ korrekt durchgeführt wird.

13. Wenn das Baby im Schock ist, Belege für einen Blutverlust vorliegen und die Reanimation keine Besserung bringt, sollten Sie erwägen, _____ ml/kg KG _____ über _____ zu verabreichen.

Medikamente

Was sollten Sie tun, wenn es auch weiterhin nicht zur Besserung kommt?

Wenn alle Reanimationsbemühungen trotz starker Gefährdung des Babys glatt gelaufen sind, sollten Sie den Zeitpunkt der Epinephrin-Gabe relativ rasch erreicht haben. Jeweils 30 Sekunden sollten bei dem Versuch der folgenden vier Reanimationsschritte vergehen (unter Umständen ist zusätzlich Zeit erforderlich, um sicher zu sein, dass jeder Schritt optimal durchgeführt wird):

- Beurteilung und erste Schritte
- Beatmung
- Beatmung und Herzdruckmassage
- Beatmung, Herzdruckmassage und Epinephrin.

Auch die endotracheale Intubation hat wahrscheinlich schon stattgefunden. Sie haben die Effektivität eines jeden dieser Schritte überprüft und an eine Hypovolämie gedacht.

Ist der Herzschlag wahrnehmbar, bleibt jedoch unter 60 Schlägen/min, wird das Baby wahrscheinlich auf die Reanimation ansprechen, sofern es nicht extrem unreif ist oder eine letale angeborene Fehlbildung hat. Wenn Sie sicher sind, dass eine effektive Beatmung, Herzdruckmassage und Medikamente korrekt durchgeführt bzw. verabreicht werden, könnten Sie dann an mechanische Ursachen für das schlechte Ansprechen denken, wie z. B. eine Fehlbildung der Atemwege, einen Pneumothorax, eine Zwerchfellhernie oder eine angeborene Herzerkrankung (s. Kap. 7).

Fehlt der Herzschlag oder ist in bestimmten Situationen, wie etwa bei extremer Frühreife, kein Fortschritt zu erzielen, kann es angemessen sein, die Reanimationsbemühungen einzustellen. Bevor Sie solch eine Entscheidung in Erwägung ziehen, sollten Sie sicher sein, dass mindestens 10 Minuten lang optimale Technik angewandt wurde. Wie lange Sie fortfahren und welche ethischen Erwägungen dabei eine Rolle spielen, wird in Kapitel 9 erörtert.

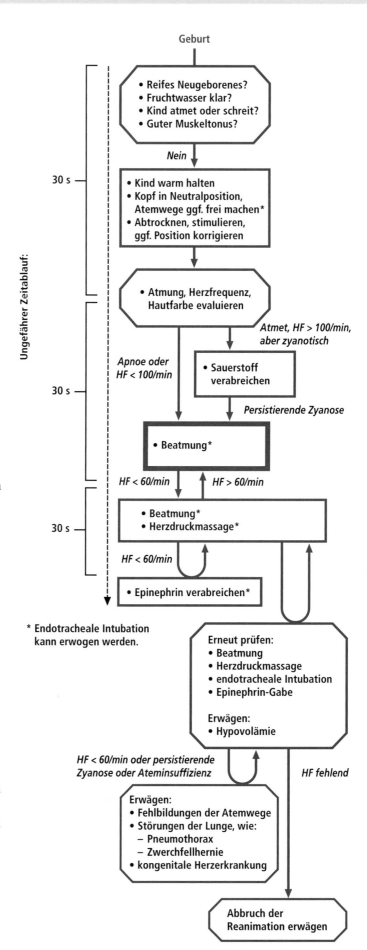

Kernpunkte

1. Epinephrin, ein Herzstimulans, ist indiziert, wenn die Herzfrequenz trotz 30 Sekunden assistierter Beatmung und weiteren 30 Sekunden koordinierter Herzdruckmassage und Beatmung weiter unter 60 Schlägen/min liegt.

2. Empfehlungen zu Epinephrin:

    - Konzentration: 1 : 10 000 (0,1 mg/ml)
    - Art der Verabreichung: intravenös. Die endotracheale Gabe kann erwogen werden, während der venöse Zugang gelegt wird.
    - Dosis: 0,1 – 0,3 ml/kg KG (ausschließlich für die endotracheale Gabe höhere Dosis von 0,3 – 1,0 ml/kg KG erwägen)
    - Zubereitung: Lösung 1 : 10 000
    - Geschwindigkeit der Verabreichung: *rasch* – so schnell wie möglich.

3. Epinephrin sollte über die Nabelvene verabreicht werden. Der endotracheale Weg ist oft der schnellere und leichter zugänglich als das Platzieren eines Umbilikalkatheters, geht jedoch mit unkalkulierbarer Resorption einher und ist in der niedrigeren Dosierung unter Umständen nicht wirksam.

4. Zu den Indikationen für Volumenersatzmittel während der Reanimation gehören:

    - Ausbleiben der Reaktion des Babys auf die Reanimation

    und

    - Schock des Babys (blasse Hautfarbe, schwache Pulse, anhaltend niedrige Herzfrequenz, trotz Reanimation keine Besserung des Kreislaufzustands)

    und

    - anamnestisch bekannter Zustand in Verbindung mit einem fetalen Blutverlust (z. B. ausgedehnte Vaginalblutung, Abruptio placentae, Placenta praevia, Transfusion zwischen Zwillingen etc.).

5. Empfehlungen zu Volumenersatzmittel:

    - Lösung: isotonische Kochsalzlösung, Ringer-Laktat oder Rhesus-negatives Blut
    - Dosis: 10 ml/kg KG
    - Art der Verabreichung: Nabelvene
    - Zubereitung: korrekte Menge, in eine große Spritze aufgezogen
    - Geschwindigkeit der Verabreichung: über 5 – 10 Minuten.

Medikamente

Kapitel 6 – Übungsfragen

(Die Antworten finden sich im Anschluss.)

1. Weniger als _____ Babys auf 1000 Geburten benötigen Epinephrin zur Stimulation des Herzens.

2. Sobald Sie den Verdacht haben, dass bei einer Reanimation Medikamente erforderlich werden könnten, sollte ein Mitglied des Teams damit beginnen, einen _____ einzuführen, um die Medikamente zu verabreichen.

3. 30 Sekunden lang wurden eine effektive Beatmung und Herzdruckmassage durchgeführt, und die Herzfrequenz des Babys liegt unter 60 Schlägen/min. Sie sollten jetzt _____ verabreichen, während Sie die Herzdruckmassage und _____ fortsetzen.

4. Welches Problem besteht bei der Verabreichung von Epinephrin über einen Endotrachealtubus?

5. Nach einer intravenösen Verabreichung von Epinephrin sollten Sie mit _____ spülen, um sicherzugehen, dass der größte Teil der Substanz zum Baby gelangt, statt im Katheter oder im Tubus zu bleiben.

6. Epinephrin (erhöht) (verringert) die Kraft und (erhöht) (senkt) die Rate der Herzkontraktionen.

7. Die empfohlene Konzentration für Epinephrin bei Neugeborenen beträgt (1 : 1000) (1 : 10 000).

8. Die empfohlene Dosis für Epinephrin bei Neugeborenen beträgt ____ bis ____ ml/kg KG bei intravenöser Gabe und ____ bis ____ ml/kg KG bei intratrachealer Gabe einer Lösung von 1 : 10 000.

9. Epinephrin sollte (langsam) (möglichst rasch) verabreicht werden.

10. Was sollten Sie etwa 30 Sekunden nach Verabreichen von Epinephrin tun?

Kapitel 6 – Übungsfragen *(Forts.)*

(Die Antworten finden sich im Anschluss.)

11. Wenn die Herzfrequenz des Babys unter 60 Schlägen/min bleibt, können Sie die Epinephrin-Gabe alle ____ bis ____ Minuten wiederholen.

12. Wenn die Herzfrequenz des Babys unter 60 Schlägen/min bleibt, nachdem Sie Epinephrin verabreicht haben, sollten Sie auch prüfen, ob die Beatmung zu guten Thoraxexkursionen führt und die _____ _____ korrekt durchgeführt wird.

13. Wenn das Baby im Schock ist, Belege für einen Blutverlust vorliegen und die Reanimation keine Besserung bringt, sollten Sie erwägen, ____ ml/kg KG _____ über _____ zu verabreichen.

Medikamente

Antworten

1. Weniger als **zwei** Babys auf 1000 Geburten benötigen Epinephrin zur Stimulation des Herzens.

2. Ein Mitglied des Teams sollte damit beginnen, einen **Umbilikalvenenkatheter** zu legen, wenn absehbar ist, dass Medikamente benötigt werden.

3. Sie sollten **Epinephrin** geben, während Sie Herzdruckmassage und **Beatmung** fortsetzen.

4. **Über den Endotrachealtubus verabreichtes Epinephrin wird nicht zuverlässig absorbiert. Wenn Epinephrin verabreicht wird, sollte erwogen werden, eine höhere Dosis (0,3 – 1,0 ml/kg KG) zu geben, während der Zugang über die Umbilikalvene gelegt wird.**

5. Nach einer Epinephrin-Injektion sollte mit **isotonischer Kochsalzlösung** gespült werden.

6. Epinephrin **erhöht** Kraft und Frequenz der Herzkontraktionen.

7. Die empfohlene Konzentration von Epinephrin für Neugeborene beträgt **1 : 10 000**.

8. Bei intravenöser Verabreichung beträgt die empfohlene Dosis von Epinephrin für Neugeborene **0,1 – 0,3 ml/kg KG** einer Lösung 1 : 10 000. Bei endotrachealer Verabreichung beträgt die empfohlene Dosis von Epinephrin für Neugeborene **0,3 – 1,0 ml/kg KG** einer Lösung 1 : 10 000.

9. Epinephrin sollte **möglichst rasch** verabreicht werden.

10. Etwa 30 Sekunden nach dem Verabreichen von Epinephrin sollten Sie die **Herzfrequenz überprüfen**.

11. Sollte die Herzfrequenz des Babys unter 60 Schlägen/min bleiben, können Sie die Epinephrin-Dosis alle 3 – 5 Minuten wiederholen.

12. Prüfen Sie nach, um sicherzugehen, dass die Beatmung zu guten Thoraxexkursionen führt und dass die **Herzdruckmassage** korrekt durchgeführt wird.

13. Sie sollten erwägen, **10** ml/kg KG **isotonische Kochsalzlösung** über die **Nabelvene** zu verabreichen.

Praktischer Test
Kapitel 6 – Medikamente

Ausbilder: Der Teilnehmer sollte gebeten werden, den Vorgang bei der Durchführung auch zu erläutern. Beurteilen Sie die Leistung bei jedem Schritt, und haken Sie das Kästchen ab (✓), sobald eine Maßnahme korrekt abgeschlossen wurde. Wenn nicht, machen Sie einen Kreis um das Kästchen, um den Schritt später erörtern zu können. An bestimmten Punkten müssen Sie Informationen über den Zustand des Babys liefern.

Teilnehmer: Um diesen Test erfolgreich abzuschließen, sollten Sie alle Schritte dieses Vorgangs erfolgreich durchführen und alle Entscheidungen richtig treffen können. Während der Durchführung sollten Sie den Vorgang erläutern.

Ausrüstung und Material

…für Epinephrin oder Volumenersatzmittel über einen Nabelvenenkatheter

Nabelschnursegment zum Legen eines Zugangs (simuliert oder echt)*

2-ml-Spritzen

20-ml-Spritzen

3-Wege-Hahn

3,5-F- oder 5-F-Umbilikalkatheter

isotonische Kochsalzlösung

antiseptische Lösung (oder Simulation)

isotonische Kochsalzlösung zur Volumenexpansion (oder Simulation)

Nadel

Etiketten für Medikamente

Formblatt zur Dokumentation der Medikation

…für Epinephrin über einen Endotrachealtubus

Übungspuppe für die Intubation

Epinephrin 1 : 10 000 (oder Substitut)

2-ml- oder 5-ml-Spritzen

Etiketten für Medikamente

selbstentfaltender Beatmungsbeutel mit Reservoir

oder

durch Flow entfaltender Beatmungsbeutel mit Sauerstoffquelle

Formblatt zur Dokumentation der Medikation

* *Bei Verwendung menschlicher Nabelschnurabschnitte*

Menschliche Nabelschnur, stabilisiert im Sauger eines Baby-Fläschchens (s. Ausbilder-Handbuch)

persönliche Schutzausrüstung (Vollkittel, Handschuhe, Gesichtsschutz)

geeignete Entsorgungsvorrichtungen (Wäschebeutel, Glas- und Nadelbehälter, Behälter für Infektionsgut).

Geburt

- Reifes Neugeborenes?
- Fruchtwasser klar?
- Kind atmet oder schreit?
- Guter Muskeltonus?

Nein ↓

30 s
- Kind warm halten
- Kopf in Neutralposition, Atemwege ggf. frei machen*
- Abtrocknen, stimulieren, ggf. Position korrigieren

- Atmung, Herzfrequenz, Hautfarbe evaluieren

Atmet, HF > 100/min, aber zyanotisch

Apnoe oder HF < 100/min

30 s
- Sauerstoff verabreichen

Persistierende Zyanose

- Beatmung*

HF < 60/min | HF > 60/min

30 s
- Beatmung*
- Herzdruckmassage*

HF < 60/min

- Epinephrin verabreichen*

Ungefährer Zeitablauf

* Endotracheale Intubation kann erwogen werden.

Erneut prüfen:
- Beatmung
- Herzdruckmassage
- endotracheale Intubation
- Epinephrin-Gabe

Erwägen:
- Hypovolämie

Medikamente

Praktischer Test
Kapitel 6 – Medikamente über die Umbilikalvene

Name: _____ Ausbilder: _____ Datum: _____

Der erste Teil dieses praktischen Tests ist in zwei Rollen unterteilt: Einführen des Katheters und Vorbereiten/ Verabreichen von Medikamenten. Wird nur ein Teilnehmer geprüft, kann dieser beide Rollen übernehmen oder der Ausbilder kann jeweils die Rolle der anderen Person übernehmen.

Anmerkungen und Fragen des Ausbilders stehen in Anführungszeichen. Die Fragen und richtigen Antworten des Teilnehmers sind fett gesetzt. Wenn der Teilnehmer korrekt antwortet, sollte der Ausbilder einen Haken in das entsprechende Kästchen setzen.

«Es geht um ein Reifgeborenes mit schwachem Muskeltonus, Apnoe und zentraler Zyanose. Es wurde unter einen Wärmestrahler gelegt. Die bislang durchgeführte Reanimation umfasste Beutel-Maske-Beatmung, endotracheale Intubation und 30 Sekunden Herzdruckmassage. Die Herzfrequenz beträgt noch immer 30 Schläge/min. Bitte zeigen Sie, was Sie tun würden.»

Führt ein: **Bereitet vor:**

      Bereitet den Umbilikalkatheter zur Einführung vor.

            Füllt eine 2-ml-Spritze mit isotonischer Kochsalzlösung. ☐

            Schließt einen 3-Wege-Hahn an den Umbilikalkatheter an. ☐

            Spült den 3-Wege-Hahn mit isotonischer Kochsalzlösung. ☐

            Schließt den Hahn zum Katheter, um Flüssigkeitsverlust und Lufteintritt ☐
            in den Katheter zu verhindern.

☐ **Bereitet den Ansatz und die unteren paar Zentimeter der Nabelschnur mit geeigneter antiseptischer Lösung vor.**

☐ **Schlingt Nabelband locker um den Ansatz der Nabelschnur.**

☐ **Durchtrennt Nabenschnur in steriler Technik mit Skalpell, um die Vene darzustellen.**

Führt den Katheter in die Vene ein.

      ☐ **Führt den Katheter in die Vene ein.**

      Öffnet den Hahn zwischen Baby und Spritze und aspiriert vorsichtig, ☐
      um Blutrückfluss festzustellen.

      ☐ **Schiebt den Katheter vor, bis Blut zu erkennen ist.**

      Entfernt Luft aus Katheter und Hahn. ☐

Kapitel 6

☐ Bittet um eine Schätzung des Gewichts des Babys.

«Das Baby scheint etwa 3 kg zu wiegen.»

☐ Konstatiert, dass Epinephrin erforderlich ist und nennt die korrekte Dosis (0,1–0,3 ml/kg KG).

☐ Prüft das Etikett des Medikaments auf Namen und Konzentration (Epinephrin 1 : 10 000).

☐ Verwendet eine Spritze der korrekten Größe (1 ml).

☐ Errechnet das korrekte Volumen an Epinephrin, das diesem Säugling zu verabreichen ist (0,3–0,9 ml).

☐ Zieht die korrekte Epinephrin-Dosis in einer 1-ml-Spritze auf und kennzeichnet sie entsprechend.

☐ Bereitet isotonische Kochsalzlösung vor.

☐ Führt doppelte Überprüfung der Medikation und Dosis durch, indem er Medikation und zu verabreichende Dosis benennt. ☐

☐ Hält den Katheter fest, während Epinephrin rasch und blasenfrei verabreicht wird. ☐

☐ Spült den Schlauch, um die richtige Dosis sicherzustellen. ☐

☐ Hört den Thorax ab und gibt Herzfrequenz an.

☐ Dokumentiert Epinephrin-Dosis, Darreichungsform, -zeit und Reaktion des Neugeborenen auf dem Formblatt. ☐

«Dieses Baby hat gut auf Ihre Maßnahmen reagiert und hat nun eine Herzfrequenz von 120 Schlägen/min bei weiterer Besserung. Nehmen Sie jedoch an, die Anamnese enthielte eine starke Vaginalblutung der Mutter und die Herzfrequenz bliebe trotz allem, was Sie bislang getan haben, bei 50 Schlägen/min. Beschreiben Sie, was Sie noch tun könnten, und welche zusätzlichen Maßnahmen erforderlich werden könnten.»

☐ Prüft Angemessenheit von Überdruckbeatmung und Herzdruckmassage und fragt, ob das Baby im Schock zu sein scheint (blass, mit schlechter Durchblutung).

☐ Konstatiert, ein Volumenersatzmittel zu erwägen.

«Welches Volumenersatzmittel würden Sie verwenden, und wie würden Sie es verabreichen?»

☐ Beschreibt die Anwendung von isotonischer Kochsalzlösung, Ringer-Laktat oder Rhesus-negativem Blut, sofern verfügbar.

☐ Verabreicht eine Dosis von 10 ml/kg KG.

☐ Beschreibt die Infusionsrate über den Umbilikalvenenkatheter mit 5–10 min.

Medikamente

«Sie stellen jetzt 12 Schläge in 6 Sekunden fest. Das Baby ist immer noch apnoisch.»

Führt ein: **Bereitet vor:**

- [ ] Zeigt an, dass die Herzdruckmassage eingestellt werden kann, Beatmung sollte fortgesetzt und der Katheter kann entfernt werden.
- [ ] Entfernt den Katheter, sichert das Nabelband und kontrolliert auf eine Blutung.

Gesamtwertung

- [ ] Versteht die Technik, eine Einzeldosis eines Medikaments aus einer Originalpackung zu entnehmen.   [ ]
- [ ] Versteht die Anwendung der Richtungen eines 3-Wege-Hahns.   [ ]
- [ ] Erkennt die geeignete Menge eines Medikaments oder Volumenersatzmittels.
- [ ] Verabreicht das Medikament bzw. den Volumenexpander innerhalb geeigneter Zeiträume.   [ ]
- [ ] Wendet Standard-Hygienemaßnahmen und sterile Technik an.

Praktischer Test
Kapitel 6 – Adrenalin über den Endotrachealtubus

Name: _____ Ausbilder: _____ Datum: _____

In diesem zusätzlichen praktischen Test geht es um das Verabreichen von Adrenalin über einen Endotrachealtubus. Wie in diesem Kapitel beschrieben, führt endotracheal verabreichtes Adrenalin erwiesenermaßen zu unkalkulierbaren Blutspiegeln und bewirkt beim Baby ein unzuverlässiges Ansprechen. Dennoch haben in der Realität die unmittelbare Verfügbarkeit von Personal und die für das Legen eines intravenösen Zugangs erforderliche Zeit einige Kliniker dazu veranlasst, lieber eine endotracheale Adrenalin-Dosis zu verabreichen, während der Zugang gelegt wird. Dieser Test dient dazu, die Technik der endotrachealen Verabreichung zu beschreiben und die wichtigen Unterschiede bei der Dosierung für den endotrachealen im Vergleich zum intravenösen Zugang hervorzuheben.

«Ein reifes Neugeborenes zeigte einen schwachen Muskeltonus, Apnoe und zentrale Zyanose. Es wurde unter einen Wärmestrahler gelegt. Die bisher durchgeführte Reanimation umfasste Beatmung mit Beutel und Maske, endotracheale Intubation und 30 Sekunden Herzdruckmassage. Die Herzfrequenz beträgt noch immer 30 Schläge/min. Während der Vorbereitungen für einen umbilikalen Zugang wird beschlossen, endotracheal eine Dosis Adrenalin zu verabreichen. Bitte zeigen Sie, was Sie tun würden.»

☐ Bittet um eine Schätzung des Gewichts des Babys.

«Das Baby scheint etwa 3 kg zu wiegen.»

☐ Konstatiert, dass Epinephrin erforderlich ist und nennt die korrekte Dosis.

☐ Prüft das Etikett des Medikaments auf Namen und Konzentration.

☐ Verwendet eine Spritze der korrekten Größe (2 oder 5 ml).

☐ Errechnet das korrekte Volumen an Epinephrin, das diesem Säugling zu verabreichen ist (0,9–3,0 ml).

☐ Zieht die korrekte Epinephrin-Dosis in einer 2- oder 5-ml-Spritze auf und kennzeichnet sie entsprechend.

☐ Verabreicht die Substanz direkt in den Tubus.
  • Führt das Medikament nicht ins Anschlussstück ein.

☐ Beatmet nach dem Instillieren der Substanz.

☐ Dokumentiert Epinephrin-Dosis, Darreichungsform, -zeit und Reaktion des Neugeborenen auf dem Formblatt.

KAPITEL 7

Spezielle Situationen

In Kapitel 7 lernen Sie:

- spezielle Situationen kennen, welche die Reanimation komplizieren und weitere Probleme verursachen können.

- etwas über die Anschlussbetreuung des Babys, bei dem eine Reanimation erforderlich war.

- wie sich die Prinzipien dieses Programms auf Babys anwenden lassen, die über die unmittelbare Neugeborenenperiode hinaus oder außerhalb des Kreißsaals reanimiert werden müssen.

Spezielle Situationen

Welche Komplikationen sollten Sie bedenken, wenn es dem Baby trotz erster Reanimationsversuche noch immer nicht gut geht?

Sie haben gelernt, dass nahezu jedes gefährdete Neugeborene auf angemessene Stimulation und Maßnahmen zur Verbesserung der Atmung anspricht. Ein paar von ihnen benötigen unter Umständen Herzdruckmassage und Medikamente, damit sich ihr Zustand bessert, und eine sehr geringe Anzahl stirbt trotz aller Reanimationsmaßnahmen.

Es gibt aber noch eine andere kleine Gruppe von Neugeborenen, die zunächst auf eine Reanimation ansprechen, dann aber weiterhin gefährdet bleiben. Diese Babys haben unter Umständen eine angeborene Fehlbildung oder Infektion, oder es ist bei der Geburt bzw. bei der Reanimation zu Komplikationen gekommen. Anhand einer Ultraschalluntersuchung oder anderer Methoden der Pränataldiagnostik lässt sich das Problem bisweilen schon vor der Geburt erkennen.

Je nach der zu Grunde liegenden Störung werden Sie bei jedem Baby auf ganz eigene weitere Schwierigkeiten stoßen. Unter Umständen lassen sich manche Babys trotz all Ihrer Bemühungen nicht beatmen. Andere lassen sich vielleicht leicht beatmen, bleiben jedoch zyanotisch und haben auch weiterhin eine niedrige Herzfrequenz. Bei anderen wiederum bleibt trotz effektiver Beatmung die Spontanatmung aus.

Der effektivste Ansatz bei Babys, deren Zustand sich nach der Reanimation nicht bessert, richtet sich nach ihrem jeweiligen klinischen Bild.

- Führt die Beatmung nicht zur adäquaten Belüftung der Lunge?
- Bleibt das Baby trotz guter Beatmung zyanotisch oder bradykard?
- Setzt die Spontanatmung nicht ein?

Jede dieser drei Fragen wird gesondert besprochen.

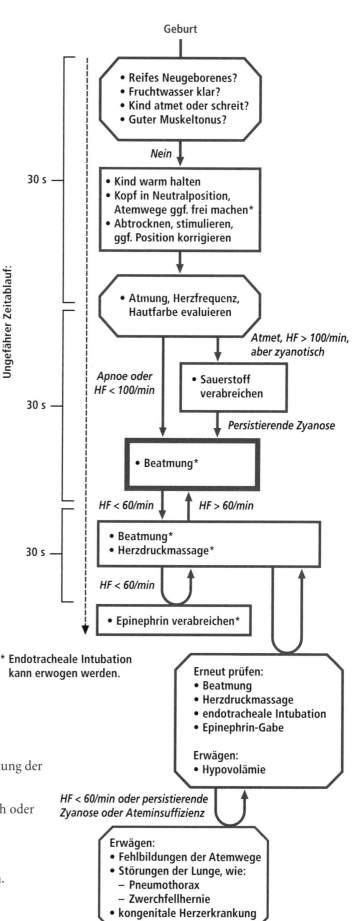

Was tun, wenn Beatmung nicht zur adäquaten Belüftung der Lunge führt?

Wenn Sie die Atemwege frei gemacht, den Kopf des Babys korrekt in «Schnüffelstellung» positioniert und eine suffiziente Beatmung angewendet haben, sollte es zu einer Besserung von Herzfrequenz, Hautfarbe und Muskeltonus gekommen sein. Besteht weiterhin Bradykardie, sollten Sie sich vergewissern, dass es bei jedem Atemhub unter Überdruckbeatmung zu einer wahrnehmbaren Thoraxexkursion kommt. Wenn Sie ferner die Lunge des Babys mit dem Stethoskop auskultieren, sollten Sie einen guten Ein- und Ausstrom des Atems hören. Sollten Sie weder gute Thoraxexkursionen erkennen noch einen guten Atemstrom hören, kann dies auf eines der folgenden Probleme zurückzuführen sein:

- mechanische Verlegung der Atemwege, etwa durch
  - Mekonium oder Schleim im Rachen oder in der Trachea
  - Choanalatresie
  - Fehlbildungen der Atemwege im Rachen (z. B. Robin-Syndrom)
  - andere seltene Zustände (z. B. Laryngeal-Web).
- beeinträchtigte Lungenfunktion, etwa durch
  - Pneumothorax
  - kongenitale Pleuraergüsse
  - kongenitale Zwerchfellhernie
  - Hypoplasie der Lunge
  - extreme Unreife
  - kongenitale Pneumonie.

Mechanische Verlegung der Atemwege

Blockade durch Mekonium oder Schleim

Denken Sie daran, dass die Atemwege bis zur Geburt noch nicht erprobt wurden. Sollten ein erstes Absaugen von Mekonium oder einfache, nichtinvasive Maßnahmen, wie etwa das Positionieren des Kopfes und das Absaugen von Mund und Nase nicht zu freien Atemwegen führen, sollten Sie erwägen, die Atemwege in Mund und Nase mit einem großen Absaugkatheter (10 F oder 12 F) tiefer abzusaugen.

Die beste Art, Schleim oder Mekonium in den Atemwegen auszuschließen, besteht im Einführen eines Endotrachealkatheters und im Absaugen, wie in den Kapiteln 2 und 5 beschrieben. Bisweilen blockieren große Mekoniumpfröpfe die Atemwege eines Babys, das aus mekoniumhaltigem Fruchtwasser geboren wird.

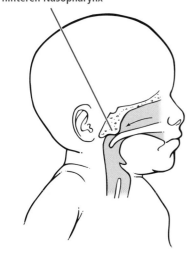

Abbildung 7-1: Choanalatresie

Choanalatresie

Die Anatomie der Atemwege eines Babys erfordert, dass die Nase frei ist, damit während der Spontanatmung Luft in die Lunge gelangt. Es fällt Babys nicht leicht, durch den Mund zu atmen, sofern sie nicht gerade schreien. Sind die Nasengänge daher mit Schleim oder Mekonium gefüllt oder nicht richtig ausgebildet (Choanalatresie), hat das Baby schwere Atemnot **(Abb. 7-1)**. Obwohl eine Choanalatresie Sie nicht daran hindern wird, das Baby über den Oropharynx mit Überdruck zu beatmen, ist das Baby unter Umständen nicht in der Lage, spontan Luft durch den blockierten Nasopharynx zu bewegen.

Testen Sie auf das Vorliegen einer Choanalatresie, indem Sie einen dünnen Absaugkatheter erst durch das eine, dann durch das andere Nasenloch in den hinteren Rachenraum schieben. Richten Sie den Katheter rechtwinklig zum Gesicht des Babys aus, sodass er am Boden des unteren Nasengangs entlangläuft. Lässt sich auch ein korrekt ausgerichteter Katheter nicht durchschieben, kann eine Choanalatresie vorliegen. Sie müssen dann oral einen Guedel-Tubus einlegen, damit Luft durch den Mund gelangen kann **(Abb. 7-2)**, oder Sie können einen Endotrachealtubus verwenden, den Sie über den Mund in den hinteren Pharynx schieben, ohne ihn erst bis in die Trachea einführen zu müssen.

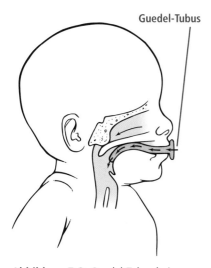

Abbildung 7-2: Guedel-Tubus bei Choanalatresie

Fehlbildung der Atemwege im Rachenraum (Robin-Syndrom)

Manche Babys kommen mit einem sehr kleinen Unterkiefer zur Welt, der zu einer kritischen Einengung der Atemwege im Rachen führt **(Abb. 7-3)**. Innerhalb der ersten paar Monate wächst der Unterkiefer gewöhnlich, was zu einem adäquaten Atemweg führt, unmittelbar nach der Geburt hat das Baby jedoch erhebliche Schwierigkeiten beim Atmen. Das Hauptproblem bei der Geburt liegt darin, dass die nach rückwärts verlagerte Zunge weiter in den Rachen zurückfällt und diesen knapp oberhalb des Larynx verlegt.

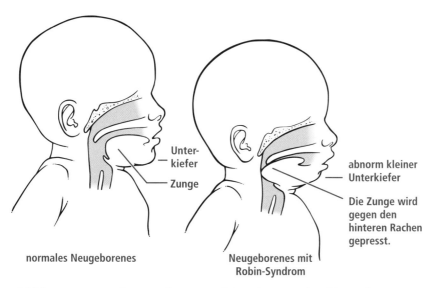

Abbildung 7-3: Normales Neugeborenes und Neugeborenes mit Robin-Syndrom

Ihre erste Maßnahme sollte darin bestehen, das Baby auf den Bauch zu legen. Oft fällt dadurch die Zunge nach vorn, und damit öffnen sich die Atemwege. Bleibt dies erfolglos, besteht das zweiteffektivste Mittel, dem Baby mit Robin-Syndrom zu einem Atemweg zu verhelfen, im Einführen eines großen Katheters (12 F) oder eines kleinen Endotrachealtubus (2,5 mm) durch die Nase, dessen Spitze tief im rückwärtigen Rachen liegt **(Abb. 7-4)**. Dieser Tubus kann den Sog vermindern, der oft bewirkt, dass die Zunge die Atemwege verlegt. Diese beiden Prozeduren (Auf-den-Bauch-Drehen des Babys und Einführen eines Nasopharyngealtubus) ermöglichen dem Baby gewöhnlich gut, aus eigener Kraft ein- und auszuatmen, ohne dass Überdruckbeatmung nötig ist.

 Einen Endotrachealtubus in die Trachea eines Babys mit Robin-Syndrom einzuführen, ist gewöhnlich sehr schwierig. Bauchlage und ein Nasopharyngealtubus genügen oft, um die Atemwege offen zu halten.

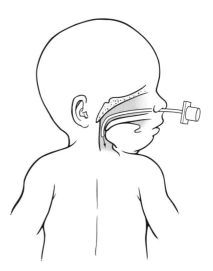

Abbildung 7-4: Lagerung in Bauchlage und Einlegen eines Tubus in den hinteren Rachenraum öffnet gewöhnlich die Atemwege eines Babys mit Robin-Syndrom.

Führt keine dieser Maßnahmen zu einer adäquaten Atmung, und bleiben Versuche der endotrachealen Intubation erfolglos, halten manche Kliniker das Einführen einer Larynxmaske für eine effektive Maßnahme (s. Kap. 5).

Andere seltene Zustände

Angeborene Fehlbildungen, wie Laryngeal-Webs, ein zystisches Hygrom oder eine kongenitale Struma, können seltene Ursachen einer Atemwegsgefährdung Neugeborener sein. Nicht alle, aber die meisten dieser Fehlbildungen lassen sich durch äußere Untersuchung des Babys nachweisen. Lässt sich kein Endotrachealtubus legen, kann eine Notfall-Tracheostomie erforderlich werden. Dieses Verfahren wird hier nicht dargestellt.

Spezielle Situationen

Beeinträchtigte Lungenfunktion

Jede Substanz, die sich zwischen Außenseite der Lunge und Innenseite des Thorax sammelt, kann die Lunge daran hindern, sich innerhalb des Thorax zu entfalten. Dies führt beim Baby zu Zeichen von Atemnot und möglicherweise zu anhaltender Zyanose und Bradykardie.

Pneumothorax

Es ist nicht unüblich, dass kleine Lecks entstehen, während sich die Lunge des Neugeborenen mit Luft füllt. Die Wahrscheinlichkeit ist deutlich erhöht, wenn Überdruckbeatmung erforderlich ist, vor allem bei Vorliegen von Mekonium oder einer Lungenfehlbildung wie der angeborenen Zwerchfellhernie (s. S. 7-8). Luft, die aus dem Inneren der Lunge austritt und sich im Pleuraspalt sammelt, nennt man Pneumothorax (**Abb. 7-5**). Wird ein Pneumothorax groß genug, kann die unter Druck befindliche eingeschlossene Luft die Lunge daran hindern, sich zu entfalten und außerdem den Blutstrom zur Lunge blockieren, was zu Atemnot, Zyanose und Bradykardie führt.

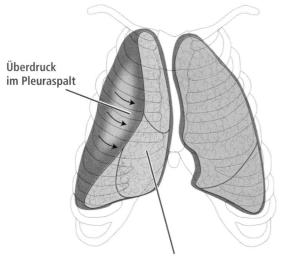

Abbildung 7-5: Pneumothorax mit Beeinträchtigung der Lungenfunktion

Die Atemgeräusche auf der Seite des Pneumothorax sind abgeschwächt. Die definitive Diagnose lässt sich anhand einer Röntgen-Aufnahme stellen. Als Screening-Verfahren kann die Transillumination des Thorax hilfreich sein.

 Achtung: Das Verschwinden der Atemgeräusche linksseits kann auch ein Zeichen dafür sein, dass der Endotrachealtubus zu weit in den rechten Hauptbronchus eingeführt wurde.

Verursacht ein Pneumothorax erhebliche Atemnot, sollte er entlastet werden, indem man perkutan eine Nadel oder eine Thoraxdrainage in den Pleuraspalt einführt (s. S. [7-7]). Ein kleiner Pneumothorax wird gewöhnlich spontan resorbiert und bedarf unter Umständen keiner Behandlung.

Pleuraergüsse

Flüssigkeitsansammlungen im Pleuraspalt verursachen die gleichen Symptome wie ein Pneumothorax. In seltenen Fällen sammelt sich im Pleuraspalt eines Neugeborenen Ödemflüssigkeit, Lymphe oder Blut und hindert die Lunge daran, sich adäquat zu entfalten. Gewöhnlich finden sich bei solchen Neugeborenen weitere Zeichen für eine Störung, wie etwa ein Ganzkörperödem (Hydrops fetalis).

Flüssigkeit im Pleuraspalt lässt sich diagnostisch durch eine Röntgen-Aufnahme nachweisen. Bei Atemnot führen Sie einen perkutanen Katheter, eine Nadel oder eine Thoraxdrainage in den Pleuraspalt ein, um die Flüssigkeit zu entfernen, wie im Folgenden beschrieben.

Kapitel 7

Im Detail zu beschreiben, wie man chirurgisch eine Thoraxdränage legt, überschreitet den Rahmen dieses Programms. In einer Notsituation, bei der das Baby durch einen Pneumothorax oder einen Pleuraerguss in Atemnot gerät, kann die Luft bzw. die Flüssigkeit durch Aspirieren mit einem Perkutankatheter oder einer Nadel entfernt werden.

> **!** **Wenn sich eine bereits bestehende Bradykardie und Zyanose verschlechtern und sich asymmetrische Atemgeräusche finden, nachdem das Baby anfänglich reanimiert worden war, können Sie auf der Seite mit den verminderten Atemgeräuschen notfallmäßig einen Perkutankatheter oder eine Nadel einführen, während Sie auf die Röntgen-Aufnahme des Thorax warten.**

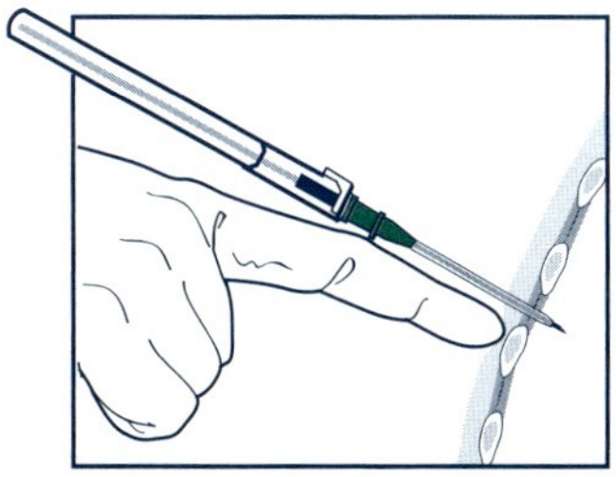

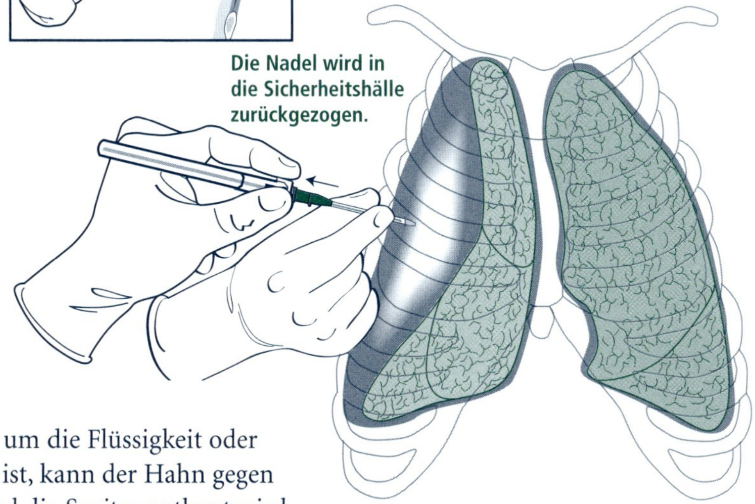

Das Baby sollte zunächst auf die Seite gedreht werden, wobei die Seite mit dem Pneumothorax nach oben zeigen sollte, damit die Luft aufsteigen kann. Ein 18- oder 20-G-Perkutankatheter wird rechtwinklig zur Thoraxwand und knapp oberhalb der Rippe in den 4. Interkostalraum auf der vorderen Axillarlinie der vermuteten Seite eingeführt **(Abb. 7-6, oben)**. Der 4. Interkostalraum liegt auf der Höhe der Brustwarzen. Die Nadel wird dann zurückgezogen und aus dem Katheter entfernt, und ein 3-Wege-Hahn, der an eine 20-ml-Spritze angeschlossen ist, wird mit dem Katheter verbunden (Abb. 7-6). Anschließend wird der Hahn zwischen Spritze und Katheter geöffnet, und mit der Spritze wird aspiriert, um die Flüssigkeit oder Luft zu entfernen. Sobald die Spritze gefüllt ist, kann der Hahn gegen den Thorax hin geschlossen werden, während die Spritze entleert wird. Dann kann der Hahn zum Thorax hin wieder geöffnet werden, und mehr Flüssigkeit oder Luft wird aspiriert, bis sich der Zustand des Babys gebessert hat. Anschließend sollte eine Röntgen-Aufnahme des Thorax gemacht werden, um einen etwaigen Restpneumothorax oder verbliebene Flüssigkeit zu dokumentieren.

Ist ein Perkutankatheter von geeigneter Größe nicht verfügbar, kann eine 19- oder 21-G-Butterfly verwandt werden. In einem solchen Fall kann der Hahn direkt an den Schlauch der Butterfly-Nadel angeschlossen werden. Es besteht jedoch eine geringe Wahrscheinlichkeit, beim Aspirieren der Flüssigkeit bzw. Luft mit der Butterfly-Nadel die Lunge zu punktieren.

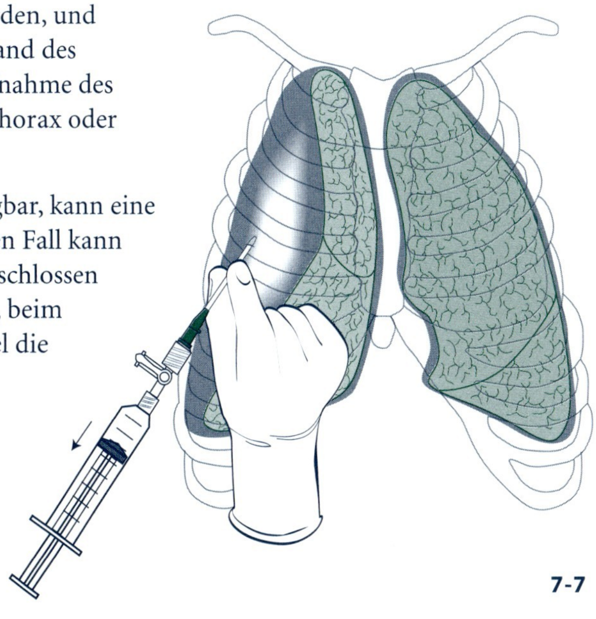

Die Nadel wird in die Sicherheitshälle zurückgezogen.

Abbildung 7-6: Einführen eines Perkutankatheters zur Drainage eines Pneumothorax oder eines Pleuragusses (s. Text). Man beachte, dass die Nadel in der unteren Abbildung entfernt wurde und nur der Katheter im Pleuraspalt verbleibt.

Spezielle Situationen

Angeborene Zwerchfellhernie

Das Zwerchfell (Diaphragma) trennt normalerweise den Inhalt des Abdomens vom Inhalt des Thorax. Wird es unvollständig ausgebildet, gelangt ein Teil des Abdominalinhalts – gewöhnlich Darm und Magen, bisweilen die Leber – in den Thorax und hindert die Lunge auf der entsprechenden Seite an der normalen Entwicklung. Eine Zwerchfellhernie lässt sich oft schon vor der Geburt mittels Ultraschall erkennen. Ohne Pränataldiagnostik kann ein Baby mit Zwerchfellhernie bei der Geburt völlig unerwartet Atemnot haben.

Ein Baby mit Zwerchfellhernie zeigt anhaltende Atemnot, und sein Abdomen erscheint oft ungewöhnlich flach (eingefallen), da sich weniger Inhalt darin befindet als normal wäre. Die Atemgeräusche sind auf der Seite der Hernie abgeschwächt. Diese Babys haben auch eine persistierende pulmonale Hypertonie und bleiben daher auf Grund der unzureichenden Lungendurchblutung unter Umständen stets zyanotisch.

Bei der Geburt kann sich die Lunge nicht normal entfalten. Wenn bei der Reanimation Überdruckbeatmung mit Beutel und Maske durchgeführt wird, gelangt ein Teil des Atemgases in Magen und Darm **(Abb. 7-7)**. Da sich der Darm im Thorax befindet, wird die Belüftung der Lunge weiter behindert. Außerdem kann die Überdruckbeatmung der unterentwickelten Lunge zum Pneumothorax führen.

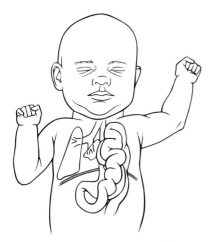

Abbildung 7-7: Gestörte Lungenfunktion infolge einer angeborenen Zwerchfellhernie

 Babys, bei denen eine Zwerchfellhernie nachgewiesen wurde oder ein entsprechender Verdacht besteht, sollten nicht über längere Zeit mit Überdruckbeatmung mittels Maske reanimiert werden. Intubieren Sie endotracheal und legen Sie eine große Magensonde (10 F), um Mageninhalt abzusaugen (Abb. 7-8). Ein doppellumiger Katheter (Replogle-Magensonde) ist am effektivsten.

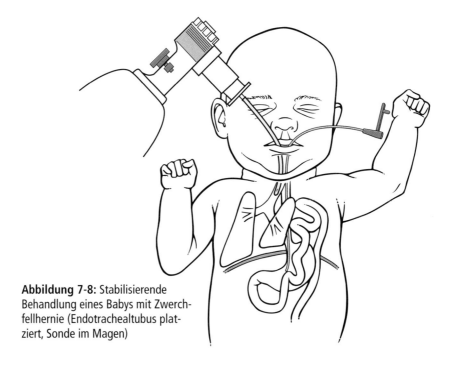

Abbildung 7-8: Stabilisierende Behandlung eines Babys mit Zwerchfellhernie (Endotrachealtubus platziert, Sonde im Magen)

Lungenhypoplasie

Für eine normale Entwicklung der Lunge muss Amnionflüssigkeit vorhanden sein. Jede Erkrankung, die zu einer schweren Oligohydramnie führt (z. B. Nierenagenesie) kann eine Hypoplasie der Lunge bewirken. Es bedarf hoher Beatmungsdrücke, und ein Pneumothorax kommt häufig vor. Eine schwere Lungenhypoplasie ist mit dem Leben gewöhnlich nicht vereinbar.

Extreme Unreife

Babys mit extrem unreifer Lunge sind selbst bei hohen Beatmungsdrücken unter Umständen nur sehr schwer zu beatmen (s. Kap. 8).

Kongenitale Pneumonie

Zwar zeigt sich die kongenitale Pneumonie gewöhnlich nach der Geburt als eine sich verschlechternde Lungenerkrankung, jedoch können sich manche fulminante Infektionen (z. B. mit Streptokokken der Gruppe B) schon bei der Geburt als Ateminsuffizienz zeigen. Auch die Aspiration von Amnionflüssigkeit, vor allem, wenn diese mit Mekonium kontaminiert ist, kann zu schweren Atemstörungen führen.

Was tun, wenn das Baby trotz guter Beatmung zyanotisch oder bradykard bleibt?

Stellen Sie zuerst sicher, dass sich der Thorax des Babys adäquat bewegt, dass auf beiden Seiten des Thorax gute, gleichmäßige Atemgeräusche zu hören sind und dass 100 % Sauerstoff verabreicht werden. Ist das Baby noch immer bradykard und/oder zyanotisch, hat es unter Umständen ein angeborenes Herzleiden. Möglicherweise müssen Sie dies durch eine Röntgen-Aufnahme des Thorax, ein EKG oder ein Echokardiogramm bestätigen. Denken Sie jedoch daran, dass ein kongenitaler AV-Block oder gar eine mit Zyanose einhergehende angeborene Herzerkrankung selten sind, während eine unzureichende Ventilation der Lunge nach der Geburt als Ursache einer anhaltenden Zyanose und Bradykardie viel häufiger vorkommt.

 Babys mit kongenitalem Herzleiden sind nach der Geburt selten kritisch krank. Probleme bei der Reanimation gehen fast immer auf eine erfolglose Beatmung zurück.

Spezielle Situationen

Was tun, wenn das Baby nicht spontan zu atmen beginnt?

Wenn die Überdruckbeatmung zu einem Anstieg der Herzfrequenz und zu einer Verbesserung der Hautfarbe geführt hat, das Baby aber immer noch einen schwachen Muskeltonus hat und nicht spontan atmet, liegt unter Umständen eine Beeinträchtigung des ZNS oder der Muskelaktivität vor, und zwar aus folgenden Gründen:

- Schädigung des Gehirns (hypoxisch-ischämische Enzephalopathie [HIE]), schwere Azidose oder eine kongenitale neuromuskuläre Erkrankung

oder

- Sedierung infolge von Medikamenten, die ursprünglich der Mutter verabreicht worden waren und über die Plazenta zum Baby gelangt sind.

Opiate, die der Mutter zur Schmerzlinderung verabreicht wurden, können auch den Atemantrieb und die Aktivität des Neugeborenen hemmen. In solchen Fällen kehrt Naloxon, ein Opiatantagonist, die Wirkung der Narkotika auf das Baby um.

Die Gabe eines Opiatantagonisten ist bei einem nicht atmenden Baby nicht die korrekte Erstbehandlung. Es sollte zunächst Überdruckbeatmung erhalten.

Naloxonhydrochlorid

Empfohlene Konzentration:
1,0 mg/ml Lösung

Empfohlene Verabreichung:
vorzugsweise intravenös; i.m. ist akzeptabel, die Wirkung setzt jedoch verzögert ein. Es gibt keine Studien zur Wirksamkeit von endotracheal verabreichtem Naloxon.

Empfohlene Dosierung:
0,1 mg/kg KG

*Die Indikationen für die Gabe von **Naloxon** bei einem Baby erfordern, dass die beiden folgenden Bedingungen erfüllt sind:*

- fortgesetzte Atemdepression, nachdem Herzfrequenz und Hautfarbe mittels Überdruckbeatmung normalisiert wurden

und

- eine anamnestisch bekannte Verabreichung von Opiaten bei der Mutter innerhalb der letzten 4 Stunden.

Setzen Sie die Überdruckbeatmung nach der Verabreichung von Naloxon fort, bis das Baby normal atmet. Die Dauer der Wirkung von Opiaten überschreitet oft die des Naloxons, das deshalb wiederholt verabreicht werden muss. Das Baby sollte daher engmaschig auf ein erneutes Auftreten der Atemdepression hin überwacht werden, das wiederholte Naloxongaben erfordert.

Achtung: Verabreichen Sie Naloxon nicht einem Neugeborenen, bei dessen Mutter der Verdacht auf Opiatabhängigkeit oder Methadonsubstitution besteht. Dies könnte beim Neugeborenen zu Krämpfen führen.

Auch andere Medikamente, die der Mutter verabreicht wurden, wie etwa Magnesiumsulfat, Nichtopiatanalgetika oder Allgemeinanästhetika, können beim Neugeborenen zur Atemdepression führen und sprechen auf Naloxon nicht an. Sollte die Mutter keine Opiatanalgetika erhalten haben oder Naloxon nicht zur Wiederherstellung der Spontanatmung führen, sollten Sie das Baby zur weiteren Untersuchung und Betreuung auf die Neugeborenenintensivstation verlegen und dabei die Überdruckbeatmung fortsetzen.

Prüfen Sie sich selbst!

(Die Antworten finden sich im vorangehenden Abschnitt und am Schluss des Kapitels.)

1. Durch welches Verfahren lässt sich eine Choanalatresie ausschließen?
   _____.

2. Einem Baby mit Robin-Syndrom und Verlegung der oberen Atemwege kann geholfen werden, indem ein(e) _____ gelegt wird und es in _____ positioniert wird. Die endotracheale Intubation solcher Kinder ist gewöhnlich (leicht) (schwierig).

3. Ein Pneumothorax oder eine kongenitale Zwerchfellhernie sollten erwogen werden, wenn die Atemgeräusche auf beiden Seiten des Thorax (gleich) (ungleich) sind.

4. Sie sollten eine kongenitale Zwerchfellhernie vermuten, wenn das Abdomen _____ ist. Solche Babys sollten nicht mittels _____ reanimiert werden.

5. Persistierende Bradykardie und Zyanose während der Reanimation werden höchstwahrscheinlich durch (Störungen der Lunge) (Störungen des Herzens) verursacht.

6. Ein Baby ohne Spontanatmung, dessen Mutter Opiate erhalten hatte, sollte zunächst _____ erhalten und kann dann, wenn die Spontanatmung nicht einsetzt, _____ verabreicht bekommen.

Spezielle Situationen

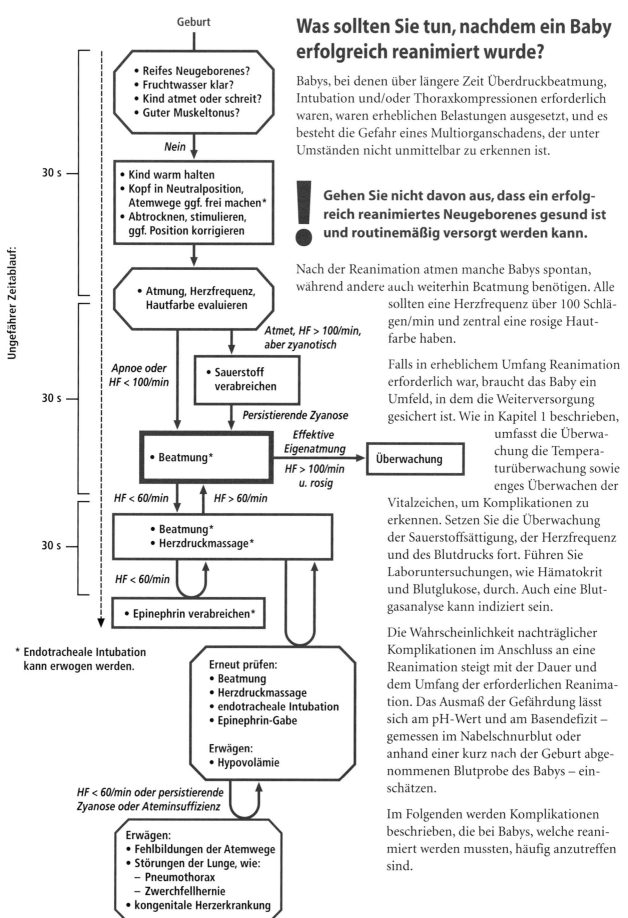

* Endotracheale Intubation kann erwogen werden.

Was sollten Sie tun, nachdem ein Baby erfolgreich reanimiert wurde?

Babys, bei denen über längere Zeit Überdruckbeatmung, Intubation und/oder Thoraxkompressionen erforderlich waren, waren erheblichen Belastungen ausgesetzt, und es besteht die Gefahr eines Multiorganschadens, der unter Umständen nicht unmittelbar zu erkennen ist.

> **!** Gehen Sie nicht davon aus, dass ein erfolgreich reanimiertes Neugeborenes gesund ist und routinemäßig versorgt werden kann.

Nach der Reanimation atmen manche Babys spontan, während andere auch weiterhin Beatmung benötigen. Alle sollten eine Herzfrequenz über 100 Schlägen/min und zentral eine rosige Hautfarbe haben.

Falls in erheblichem Umfang Reanimation erforderlich war, braucht das Baby ein Umfeld, in dem die Weiterversorgung gesichert ist. Wie in Kapitel 1 beschrieben, umfasst die Überwachung die Temperaturüberwachung sowie enges Überwachen der Vitalzeichen, um Komplikationen zu erkennen. Setzen Sie die Überwachung der Sauerstoffsättigung, der Herzfrequenz und des Blutdrucks fort. Führen Sie Laboruntersuchungen, wie Hämatokrit und Blutglukose, durch. Auch eine Blutgasanalyse kann indiziert sein.

Die Wahrscheinlichkeit nachträglicher Komplikationen im Anschluss an eine Reanimation steigt mit der Dauer und dem Umfang der erforderlichen Reanimation. Das Ausmaß der Gefährdung lässt sich am pH-Wert und am Basendefizit – gemessen im Nabelschnurblut oder anhand einer kurz nach der Geburt abgenommenen Blutprobe des Babys – einschätzen.

Im Folgenden werden Komplikationen beschrieben, die bei Babys, welche reanimiert werden mussten, häufig anzutreffen sind.

Pulmonale Hypertonie

Wie in Kapitel 1 erläutert, sind die Blutgefäße in der Lunge beim Fetus enggestellt. Beatmung und Oxygenierung bei der Geburt sind die Hauptstimuli, welche die Blutgefäße dazu bringen, sich zu öffnen, damit Blut in die Lungen gelangt, um Sauerstoff aufzunehmen.

Die Blutgefäße in der Lunge von Babys, die bei der Geburt extremen Belastungen ausgesetzt waren, können enggestellt bleiben, was infolge einer pulmonalen Hypertonie zur Hypoxämie führt und eine Sauerstofftherapie erfordert. Eine schwere pulmonale Hypertonie führt im Weiteren zur Hypoxämie und kann spezielle Therapien wie die Inhalation von Stickstoffoxid oder die extrakorporale Membranoxygenierung (ECMO) erforderlich machen.

Eine zusätzliche pulmonale Vasokonstriktion lässt sich verhindern, indem nach dem Reanimieren eines Babys Hypoxämieepisoden vermieden werden.

Um sicher zu sein, dass ein Baby nach der Reanimation gut oxygeniert bleibt, sollten Sie ein Oximeter verwenden oder arterielle Blutgasanalysen durchführen lassen.

Pneumonie und andere Lungenkomplikationen

Babys, die reanimiert werden müssen, tragen ein höheres Risiko für eine Pneumonie, und zwar entweder infolge eines Aspirationssyndroms oder infolge einer kongenitalen Infektion, die ursächlich für die perinatale Gefährdung verantwortlich gewesen sein kann. Eine neonatale Pneumonie geht auch mit pulmonaler Hypertonie einher.

Wenn bei einem Baby nach der Reanimation Zeichen von Atemnot fortbestehen oder weiterhin zusätzlicher Sauerstoff erforderlich ist, sollten Sie daran denken, es auf Pneumonie oder bakterielle Sepsis zu untersuchen, und mit einer parenteralen Antibiotikatherapie beginnen.

Wenn sich während oder nach der Reanimation die Atmung veschlechtert, sollten Sie die Möglichkeit eines Pneumothorax erwägen. Wenn das Baby auch nach der Reanimation intubiert bleibt, sollten Sie bedenken, dass sich der Tubus verschoben haben könnte oder verstopft ist.

Metabolische Azidose

Der Einsatz von Natriumbikarbonat während der Reanimation ist zwar umstritten, kann jedoch hilfreich sein, um eine metabolische Azidose zu korrigieren, die durch Anfluten von Laktat entstanden ist. Letzteres wird gebildet, nachdem das Gewebe zu wenig Sauerstoff erhalten hat. Eine schwere Azidose führt dazu, dass sich das Myokard nur schwach kontrahiert und die Blutgefäße der Lunge sich verengen, sodass die Durchblutung der Lunge abnimmt und diese das Blut nicht mehr ausreichend oxygenieren kann.

Natriumbikarbonat kann jedoch Schäden verursachen, vor allem, wenn es bei einer Reanimation zu früh verabreicht wird. Sie sollten sicher sein, dass die Lunge adäquat ventiliert ist. Mischt sich Natriumbikarbonat mit Säure, entsteht Kohlendioxid (CO_2). Um das CO_2 abzuatmen, muss die Lunge ausreichend ventiliert sein.

Spezielle Situationen

 Geben Sie Natriumbikarbonat erst, wenn die Lunge ausreichend belüftet ist.

Sollten Sie Natriumbikarbonat verabreichen wollen, denken Sie daran, dass es stark gewebeschädlich ist und eine hohe Osmolarität hat, und daher in eine große, gut durchströmte Vene gegeben werden muss. Die übliche Dosis beträgt 2 mMol/kg KG/Dosis, verabreicht als 4,2 %ige Lösung (0,5 mMol/ml) in einer Geschwindigkeit nicht mehr als 1 mMol/kg KG/min.

 Natriumbikarbonat ist stark gewebeschädlich und wird bei der Reanimation niemals durch den Endotrachealtubus verabreicht.

Arterielle Hypotonie

Eine perinatale Gefährdung kann eine Schädigung des Herzmuskels und/oder eine Abnahme des Gefäßtonus bewirken, was zur arteriellen Hypotonie führt. Oft sind Herzgeräusche infolge einer vorübergehenden Trikuspidalinsuffizienz hörbar, die Zeichen einer verminderten Leistung des rechten Ventrikels sein kann. Falls eine Sepsis oder ein Blutverlust der Grund für die Reanimationsbedürftigkeit des Babys war, kann das effektive zirkulierende Blutvolumen niedrig sein, was ebenfalls zur arteriellen Hypotonie führen kann.

Bei Babys, die reanimiert werden mussten, sollten Herzfrequenz und Blutdruck überwacht werden, bis Blutdruck und periphere Durchblutung normal sind. Die Transfusion von Blut oder anderen Volumenersatzmittel kann indiziert sein, wie in Kapitel 6 beschrieben, und bei manchen Babys kann eine Infusion mit inotropen Substanzen, wie Dopamin, erforderlich werden, um Herzleistung und Gefäßtonus zu erhöhen, sofern der initiale Volumenbolus nicht zur Normalisierung des Blutdrucks führt.

Überwachung des Flüssigkeitshaushalts

Eine perinatale Beeinträchtigung kann zu einer Nierenfunktionsstörung führen, die zwar gewöhnlich vorübergehender Natur ist (akute tubuläre Nekrose), aber schwere Elektrolyt- und Flüssigkeitsverschiebungen zur Folge haben kann. Untersuchen Sie den Urin auf Blut und Eiweiß, um eine akute tubuläre Nekrose auszuschließen. Einige in ihrer Vitalität stark eingeschränkte Neugeborene können auch ein Syndrom der inadäquaten ADH-Sekretion (SIADH) entwickeln. Nach einer schweren perinatalen Beeinträchtigung sollten Urinausfuhr, Körpergewicht und Serumelektrolytspiegel in den ersten Tagen nach der Geburt häufig überprüft werden. Bei manchen kann eine Einschränkung der Flüssigkeits- und Elektrolytaufnahme erforderlich werden, bis sich die Nierenfunktion wieder normalisiert oder das SIADH zurückgeht. Die zusätzliche Verabreichung von Kalzium kann erforderlich werden. Elektrolytanomalien erhöhen die Gefahr von Herzrhythmusstörungen.

Krampfanfälle oder Apnoe

Perinatal beeinträchtigte und reanimierte Neugeborene können später Symptome einer hypoxisch-ischämischen Enzephalopathie (HIE) zeigen. Zunächst hat das Baby vielleicht nur einen verminderten Muskeltonus, nach einigen Stunden können jedoch Krampfanfälle eintreten. Auch Apnoe oder Hypoventilation kann eine hypoxisch-ischämische Enzephalopathie widerspiegeln.

Dieselben Symptome können auch Zeichen von Stoffwechselanomalien (z. B. Hypoglykämie) oder Elektrolytstörungen (z. B. Hyponatriämie oder Hypokalzämie) sein.

Babys, die mit umfangreichem Aufwand reanimiert werden mussten, sollten engmaschig auf Krampfanfälle überwacht werden. Unter Umständen ist eine (intravenöse) Behandlung mit Glukose und/oder Elektrolyten erforderlich. Bei Krämpfen, die auf eine HIE zurückgehen, kann eine Therapie mit Antikonvulsiva (z. B. Phenobarbital) nötig werden.

Hypoglykämie

Unter den Bedingungen des Sauerstoffentzugs, wie er in perinatalen Gefährdungssituationen auftreten kann, verbraucht der Stoffwechsel erheblich mehr Glukose als der gleiche Stoffwechsel in Anwesenheit von ausreichend Sauerstoff. Zwar führt eine anfänglich erhöhte Katecholaminsekretion zum Anstieg der Serum-Glukose, jedoch entleeren sich die Glukosespeicher (Glykogen) während der perinatalen Gefährdungssituation sehr rasch, und es kann zur Hypoglykämie kommen. Glukose ist für das normale Funktionieren des Gehirns bei Neugeborenen essenziell.

Bei Babys, die reanimiert werden mussten, sollten kurz nach der Reanimation und dann in regelmäßigen Abständen die Blutzuckerspiegel überwacht werden, und zwar so lange, bis mehrere Werte im Normbereich liegen und eine ausreichende Glukoseversorgung sichergestellt ist. Oft ist zur Behandlung einer Hypoglykämie die intravenöse Gabe von Glukose erforderlich.

Ernährungsprobleme

Der Magen-Darm-Trakt des Neugeborenen reagiert sehr empfindlich auf Hypoxämie und Ischämie, die zum Ileus, zur Magen-Darm-Blutung und sogar zur nekrotisierenden Enterokolitis führen können. Auf Grund der neurologischen Schädigung kann es auch mehrere Tage dauern, bis sich das Saugverhalten und die Koordination von Saugen, Schlucken und Atmen wieder erholen. Während dieser Zeit ist unter Umständen die intravenöse Gabe von Flüssigkeit und Nährstoffen erforderlich.

Spezielle Situationen

Regulieren der Körpertemperatur

Babys, die reanimiert werden mussten, können aus vielfältigen Gründen auskühlen. Spezielle Techniken zur Aufrechterhaltung einer normalen Körpertemperatur bei Frühgeborenen werden in Kapitel 8 abgehandelt. Andere Babys, vor allem von Müttern mit Chorioamnionitis, haben im Kreißsaal unter Umständen eine erhöhte Körpertemperatur. Da Hyperthermie für ein Baby schädlich sein kann, ist es wichtig, das Baby während oder nach der Reanimation nicht zu überwärmen. Die Körpertemperatur des Babys sollte im Normalbereich gehalten werden.

 Hyperthermie (Überwärmung) kann ein Baby stark schädigen. Achten Sie darauf, es während oder nach der Reanimation nicht zu überwärmen.

Die voranstehende Aussage sollte nicht mit neueren Studien verwechselt werden, in denen die potenziell neuroprotektive Rolle einer leichten Hypothermie bei kurz vor dem Termin und termingerecht Geborenen evaluiert wurde, bei denen die Gefahr einer HIE bestand. Bis zum Abschluss dieser Untersuchungen wird geraten, die Körpertemperatur während und nach einer Reanimation im Normbereich zu halten.

Versorgung nach der Reanimation

Organsystem	Mögliche Komplikation(en)	Maßnahmen nach der Reanimation
Gehirn	Apnoe Krämpfe	auf Apnoe überwachen Atmung nach Bedarf unterstützen Glukose und Elektrolyte überwachen Hyperthermie vermeiden Antikonvulsivatherapie erwägen
Lunge	pulmonale Hypertonie Pneumonie Pneumothorax transiente Tachypnoe Mekoniumaspirationssyndrom Surfactant-Mangel	adäquate Oxygenierung und Beatmung aufrechterhalten Antibiotika erwägen bei Atemnot Röntgen-Thorax Surfactant-Therapie erwägen bei Atemnot orale Nahrungszufur ggf. verzögern
Herz und Kreislauf	arterielle Hypotonie	Blutdruck und Herzfrequenz überwachen inotrope Substanzen (z. B. Dopamin) und/oder Volumenersatzmittel erwägen
Nieren	akute tubuläre Nekrose	Urinausfuhr überwachen Flüssigkeit einschränken, wenn Oligurie auftritt und vaskuläres Volumen adäquat sind Serum-Elektrolyte überwachen
Magen und Darm	Ileus nekrotisierende Enterokolitis	orale Nahrungszufuhr ggf. verzögern intravenös Flüssigkeiten verabreichen parenterale Ernährung erwägen
Stoffwechsel, Blut	Hypoglykämie Hypokalzämie, Hyponatriämie Anämie Thrombozytopenie	Blutzucker überwachen Elektrolyte überwachen Hämatokrit überwachen Thrombozyten überwachen

Spezielle Situationen

Prüfen Sie sich selbst!

(Die Antworten finden sich im vorangehenden Abschnitt und am Schluss des Kapitels.)

7. Nach der Reanimation eines kurz vor dem Termin bzw. termingerecht geborenen Babys ist der Blutdruck im Lungenkreislauf eher (hoch) (niedrig). Eine adäquate Oxygenierung führt wahrscheinlich dazu, dass die Lungendurchblutung (steigt) (sinkt).

8. Wenn ein mekoniumbedecktes Baby reanimiert wurde und sein Zustand sich anschließend verschlechtert, sollte der Verdacht auf ein/e/n _____ entstehen.

9. Ein Baby hat nach der Reanimation und einer Bluttransfusion wegen des Verdachts auf perinatalen Blutverlust immer noch niedrigen Blutdruck. Unter Umständen ist eine Infusion mit _____ erforderlich, um Herzleistung und Gefäßtonus zu steigern.

10. Reanimierte Babys leiden unter Umständen an einem Nierenschaden und benötigen nach der Reanimation eher (mehr) (weniger) Flüssigkeit.

11. Ein Baby hat 10 Stunden nach der Reanimation einen Krampfanfall. Blutzucker und Serum-Elektrolyte sind normal. Welche Substanzklasse sollte zur Behandlung des Krampfanfalls verschrieben werden? _____ _____.

12. Nennen Sie drei Ursachen für einen Krampfanfall nach einer Reanimation:

    1) _____

    2) _____

    3) _____.

13. Da Energiespeicher bei Fehlen von Sauerstoff rascher verbraucht werden, können die _____-Spiegel nach einer Reanimation erniedrigt sein.

Gelten für außerhalb der Klinik geborenen Babys oder jenseits der Neugeborenenperiode andere Reanimationstechniken?

In diesem Programm haben Sie die Reanimation Neugeborener erlernt, die in einer Klinik zur Welt kommen und Schwierigkeiten beim Übergang von intra- zum extrauterinen Leben haben. Manche Babys geraten indessen in Schwierigkeiten und müssen reanimiert werden, nachdem sie außerhalb der Klinik geboren wurden, und andere wiederum benötigen Reanimation jenseits der unmittelbaren Neugeborenenperiode.

Zu den Babys, die unter anderen Umständen reanimiert werden müssen, gehören:

- Babys nach einer Sturzgeburt zu Hause oder in einem Fahrzeug, wo es nur begrenzte Ressourcen gibt
- ein Baby, das auf der Neugeborenenstation apnoisch wird
- ein 2 Tage altes Baby mit Sepsis und Schock
- ein intubiertes Baby auf der Neugeborenenintensivstation, dessen Zustand sich akut verschlechtert. (Bei Babys, die in dieser Situation reanimiert werden müssen, handelt es sich häufiger um ein mechanisches Problem mit dem Endotrachealtubus oder dem Beatmungsgerät als um ein neues medizinisches Problem. Das Reanimationsteam sollte das Baby vom Beatmungsgerät abkoppeln und von Hand weiterbeatmen, während das Problem untersucht und beseitigt wird.)

Die Ereignisse, welche die Reanimation erfordern, mögen außerhalb des Kreißsaals jeweils ganz unterschiedlich sein, die physiologischen Prinzipien und die Schritte, die Sie zur Wiederherstellung der Vitalzeichen unternehmen sollten, sind jedoch während der Neugeborenenperiode (erster Monat nach der Geburt) dieselben:

- Kind warm halten, Positionieren, Atemwege frei machen, das Baby zum Atmen stimulieren und Sauerstoff verabreichen (nach Bedarf)
- für effektive Beatmung sorgen
- Herzdruckmassage durchführen
- Medikamente verabreichen.

Zu jedem Zeitpunkt in der Neugeborenenperiode sollte das Wiederherstellen einer adäquaten Beatmung unabhängig von der Lokalität Vorrang haben.

Nachdem für adäquate Beatmung gesorgt ist, kümmern Sie sich um jede nur verfügbare anamnestische Information über das Baby, die Ihren Reanimationsbemühungen als Richtschnur dienen könnten.

Spezielle Situationen

Dieses Programm wurde nicht für die Unterweisung in Neugeborenen-Reanimation unter diesen anderen, oben genannten Szenarien konzipiert. Auf den folgenden Seiten werden jedoch ein paar Strategien zur Anwendung der Prinzipien außerhalb des Kreißsaals aufgeführt. Weitere Einzelheiten finden sich in anderen Programmen, wie z. B. dem Pediatric Advanced Life Support (PALS) Program der American Heart Association oder im Pediatric Education for Prehospital Professionals (PEPP) Program der American Academy of Pediatrics.

7. Fall – Reanimation eines scheinbar gesunden Neugeborenen

In einer Klinik kommt nach unkomplizierter Schwangerschaft, Wehenphase und Entbindung zum Termin ein Baby mit einem Gewicht von 3400 g zur Welt. Die Adaptation verläuft normal. Das Baby bleibt bei seiner Mutter, die bald nach der Geburt mit dem Stillen beginnt.

Etwa 20 Stunden nach der Geburt findet die Mutter das Baby apnoisch und reaktionslos im Bettchen. Sie löst den Notfallalarm aus, und eine Pflegekraft auf dem Flur reagiert sofort.

Die Pflegeperson findet das Baby apnoisch, schlaff und mit bläulicher Hautfarbe vor. Sie legt es unter einen Wärmestrahler und öffnet seine Atemwege, indem sie den Kopf in «Schnüffelstellung» positioniert und Mund und Nase absaugt. Aber auch nach Reiben des Rückens und Anschnipsen der Fußsohlen beginnt das Baby nicht wieder zu atmen. Die Pflegeperson ruft Hilfe herbei.

Ein selbstentfaltender Beatmungsbeutel findet sich rasch. Eine zweite Pflegeperson kommt zur Hilfe und schließt den Beutel an 100 % Sauerstoff an. Nach etwa 30 Sekunden Beatmung nimmt die zweite Pflegeperson ein Stethoskop, um die Herzfrequenz zu überprüfen, und stellt 30 Schläge/min fest.

Man beginnt mit Herzdruckmassage und koordiniert sie mit der Überdruckbeatmung. Nach 30 Sekunden wird die Herzfrequenz erneut überprüft, und es werden 40 Schläge/min festgestellt. Ein dritter Klinikmitarbeiter erscheint und legt einen Endotrachealtubus. Ein intravenöser Zugang wird gelegt, über den 1 ml einer Adrenalin-Lösung 1 : 10 000 verabreicht wird. Nach weiteren 30 Sekunden wird die Herzfrequenz mit 80 Schlägen/min bestimmt.

Die Herzdruckmassage wird eingestellt und die Überdruckbeatmung fortgesetzt. Nach einer weiteren Minute steigt die Herzfrequenz auf über 100 Schläge/min, und das Baby beginnt spontan zu atmen.

Ein Pulsoximeter wird angeschlossen und das Baby in einen Transportinkubator gelegt. Eine Pflegeperson unterstützt und informiert die Mutter, während das Baby zur Neugeborenenintensivstation gebracht wird, um die Ursache seines Atemstillstands festzustellen.

* Endotracheale Intubation kann erwogen werden.

Welche Strategien sind bei der Reanimation außerhalb einer Klinik oder jenseits der Neugeborenenperiode anders?

Temperaturkontrolle

Während der Reanimation eine normale Körpertemperatur aufrechtzuerhalten, ist auch weiterhin wichtig, fällt jedoch leichter, wenn es sich nicht um ein Neugeborenes handelt, da das Baby im Allgemeinen nicht am ganzen Körper nass ist. Bei einem Neugeborenen, das außerhalb der Klinik reanimiert werden muss, kann das Aufrechterhalten der Körpertemperatur zu einer größeren Herausforderung werden, da Ihnen wahrscheinlich nicht ohne Weiteres ein Wärmestrahler zur Verfügung steht. Um den Wärmeverlust möglichst gering zu halten, wird Folgendes empfohlen:

- Schalten Sie die Heizung im Raum oder im Fahrzeug an.
- Trocknen Sie das Baby mit Handtüchern, einer Decke oder sauberen Kleidungsstücken gut ab.
- Nutzen Sie den Körper der Mutter als Wärmequelle. Erwägen Sie, das Kind der Mutter in direktem Hautkontakt auf die Brust zu legen und beide mit einer Decke zuzudecken.

Freimachen der Atemwege

Ist eine Reanimation außerhalb des Kreißsaals oder einer Neugeborenenstation erforderlich, steht oft kein Absauggerät zur Verfügung. Zum Freimachen der Atemwege kann dann Folgendes empfohlen werden:

- Verwenden Sie eine einfache Absaughilfe.
- Wischen Sie Mund und Nase mit einem sauberen Taschentuch oder einem anderen Tuch, das Sie um den Zeigefinger wickeln, aus.

Beatmung

Die meisten Babys atmen nach der Geburt spontan. Das Neugeborene abzutrocknen, seinen Rücken zu reiben und seine Fußsohlen anzuschnipsen sind akzeptable Methoden der Stimulation. Aber auch bei außerhalb einer Klinik geborenen Babys kann Überdruckbeatmung erforderlich werden. Ist ein Beatmungsbeutel mit Maske nicht verfügbar, lässt sich Überdruckbeatmung durch Mund-zu-Mund-Beatmung durchführen. Das Baby sollte in «Schnüffelstellung» gelagert werden, und der Mund der reanimierenden Person sollte luftdicht über Mund und Nase des Babys abschließen. Bei besonders großen Babys oder Reanimierenden mit kleinem Mund lässt sich mit dem Mund der reanimierenden Person unter Umständen nur der Mund des Babys abdecken, während die Nase des Babys zusammengedrückt wird, um diesen Atemweg zu verschließen. Bei dieser Technik besteht die Gefahr der Übertragung ansteckender Krankheiten.

Spezielle Situationen

Gefäßzugang

Das Katheterisieren der Nabelgefäße ist außerhalb einer Klinik oder jenseits der ersten postnatalen Tage generell keine Option. Vernünftige Alternativen in solchen Fällen sind das sofortige Anlegen eines periphervenösen Zugangs oder das Einführen einer intraossären Nadel in die Tibia. Eine eingehende Beschreibung dieser Techniken würde den Rahmen dieses Programms überschreiten. (siehe Clin. Perinatol. 2006; 33:161)

Medikamente

Epinephrin sollte auch hier das Medikament der Wahl zur Reanimation von Babys darstellen, die auf Überdruckbeatmung und Herzdruckmassage nicht ansprechen. Je nach Ursache des Arrests werden aber unter Umständen auch andere Medikamente (z. B. Kalzium) benötigt. Die erforderlichen diagnostischen Schritte und Einzelheiten in Bezug auf den Einsatz dieser Substanzen würden den Rahmen dieses Programms überschreiten.

Prüfen Sie sich selbst!

(Die Antworten finden sich im vorangehenden Abschnitt und am Schluss des Kapitels.)

14. Die Körpertemperatur reanimationsbedürftiger Babys zu kontrollieren ist jenseits der unmittelbaren Neugeborenenperiode (schwerer) (leichter) (etwa gleich schwierig).

15. Bei der Reanimation von Babys jenseits der unmittelbaren Neugeborenenperiode sollte Folgendes Vorrang haben:

    a) Defibrillation des Herzens

    b) Auffüllen des Blutvolumens

    c) eine effektive Beatmung

    d) Verabreichen von Epinephrin

    e) Herzdruckmassage.

16. Ist kein Absauggerät zum Freimachen der Atemwege verfügbar, gibt es zwei Alternativen: _____ und _____.

17. Bei einem 15 Tage alten, reanimationsbedürftigen Baby mit Blutverlust gibt es zwei Möglichkeiten für einen Gefäßzugang: _____ und _____.

Kernpunkte

1. Die geeigneten Maßnahmen bei einem Baby, das auf die Reanimation nicht anspricht, hängen vom klinischen Bild ab: Atemversagen, persistierende Zyanose oder Bradykardie oder fehlendes Einsetzen der Spontanatmung.

2. Bei Symptomen einer Choanalatresie kann durch eine orale Atempassage (Guedel-Tubus) geholfen werden.

3. Einer Verlegung der Atemwege bei Robin-Syndrom lässt sich durch Einführen eines Nasopharyngealtubus und Bauchlage begegnen.

4. Im Notfall lässt sich ein Pneumothorax durch Transillumination nachweisen und durch Einführen einer Nadel in den Thorax behandeln.

5. Bei Verdacht auf Zwerchfellhernie sollten Sie Überdruckbeatmung vermeiden. Intubieren Sie sofort die Trachea, und legen Sie eine Magensonde.

6. Eine persistierende Zyanose und Bradykardie werden nur selten durch ein kongenitales Herzleiden, sonder viel häufiger durch inadäquate Beatmung verursacht.

7. Nach der Reanimation muss ein Baby engmaschig überwacht und betreut werden, und zwar im Hinblick auf Oxygenierung, Infektion, Blutdruck, Flüssigkeit, Apnoe, Blutzucker, Ernährung und Körpertemperatur.

8. Achten Sie darauf, das Baby während oder nach der Reanimation nicht zu überwärmen.

9. Wenn eine Mutter vor kurzem Opiate erhalten hat und ihr Baby nicht atmet, unterstützen Sie die Atmung zunächst durch Beatmung und überlegen Sie dann, dem Baby Naloxon zu geben.

10. Beim Reanimieren von Babys bei der Geburt im Kreißsaal, später in der Neugeborenenstation oder an anderer Stelle hat die Wiederherstellung einer ausreichenden Atmung Vorrang.

11. Zu den alternativen Techniken der Reanimation außerhalb eines Kreißsaals gehören folgende:

    - Erhalten der Körpertemperatur, indem das Baby in direkten Hautkontakt mit der Mutter gebracht und die Umgebungstemperatur angehoben wird

    - Freimachen der Atemwege mit einer einfachen Absaughilfe oder einem um den Finger gewickelten Stück Stoff

    - Mund zu Mund und Nase-Beatmung als Überdruckbeatmung

    - Schaffen eines periphervenösen oder eines intraossären Zugangs

Kapitel 7 – Übungsfragen

(Die Antworten finden sich im Anschluss.)

1. Durch welches Verfahren lässt sich eine Choanalatresie ausschließen?
   _____.

2. Einem Baby mit Robin-Syndrom und Verlegung der oberen Atemwege kann geholfen werden, indem ein(e) _____ gelegt wird und es in _____ positioniert wird. Die endotracheale Intubation solcher Kinder ist gewöhnlich (leicht) (schwierig).

3. Ein Pneumothorax oder eine kongenitale Zwerchfellhernie sollten erwogen werden, wenn die Atemgeräusche auf beiden Seiten des Thorax (gleich) (ungleich) sind.

4. Sie sollten eine kongenitale Zwerchfellhernie vermuten, wenn das Abdomen _____ ist. Solche Babys sollten nicht mittels _____ reanimiert werden.

5. Persistierende Bradykardie und Zyanose während der Reanimation werden höchstwahrscheinlich durch (Störungen der Lunge) (Störungen des Herzens) verursacht.

6. Ein Baby ohne Spontanatmung, dessen Mutter Opiate erhalten hatte, sollte zunächst _____ erhalten und kann dann, wenn die Spontanatmung nicht einsetzt, _____ verabreicht bekommen.

7. Nach der Reanimation eines kurz vor dem Termin bzw. termingerecht geborenen Babys ist der Blutdruck im Lungenkreislauf eher (hoch) (niedrig). Eine adäquate Oxygenierung führt wahrscheinlich dazu, dass die Lungendurchblutung (steigt) (sinkt).

8. Wenn ein mekoniumbedecktes Baby reanimiert wurde und sein Zustand sich anschließend verschlechtert, sollte der Verdacht auf ein/e/n _____ entstehen.

9. Ein Baby hat nach der Reanimation und einer Bluttransfusion wegen des Verdachts auf perinatalen Blutverlust immer noch niedrigen Blutdruck. Unter Umständen ist eine Infusion mit _____ erforderlich, um Herzleistung und Gefäßtonus zu steigern.

Kapitel 7 – Übungsfragen *(Forts.)*

(Die Antworten finden sich im Anschluss.)

10. Reanimierte Babys leiden unter Umständen an einem Nierenschaden und benötigen nach der Reanimation eher (mehr) (weniger) Flüssigkeit.

11. Ein Baby hat 10 Stunden nach der Reanimation einen Krampfanfall. Blutzucker und Serum-Elektrolyte sind normal. Welche Substanzklasse sollte zur Behandlung des Krampfanfalls verschrieben werden? _____ _____.

12. Nennen Sie drei Ursachen für einen Krampfanfall nach einer Reanimation:

    1) _____

    2) _____

    3) _____.

13. Da Energiespeicher bei Fehlen von Sauerstoff rascher verbraucht werden, können die _____-Spiegel nach einer Reanimation erniedrigt sein.

14. Die Körpertemperatur reanimationsbedürftiger Babys zu kontrollieren ist jenseits der unmittelbaren Neugeborenenperiode (schwerer) (leichter) (etwa gleich schwierig).

15. Bei der Reanimation von Babys jenseits der unmittelbaren Neugeborenenperiode sollte Folgendes Vorrang haben:

    a) Defibrillation des Herzens

    b) Auffüllen des Blutvolumens

    c) eine effektive Beatmung

    d) Verabreichen von Epinephrin

    e) Herzdruckmassage.

16. Ist kein Absauggerät zum Freimachen der Atemwege verfügbar, gibt es zwei Alternativen: _____ und _____.

17. Bei einem 15 Tage alten, reanimationsbedürftigen Baby mit Blutverlust gibt es zwei Möglichkeiten für einen Gefäßzugang: _____ und _____.

Spezielle Situationen

Antworten

1. Eine Choanalatresie lässt sich ausschließen, indem man einen **Nasopharyngealkatheter durch die Nasenöffnung** schiebt.

2. Einem Baby mit Robin-Syndrom und verlegten oberen Atemwegen kann geholfen werden, indem man einen **Nasopharyngealtubus** legt und es in **Bauchlage** bringt. Die endotracheale Intubation solcher Babys ist **schwierig**.

3. Ein Pneumothorax oder eine Zwerchfellhernie sollten erwogen werden, wenn die Atemgeräusche auf beiden Seiten des Thorax **ungleich** sind. Sollte die Trachea intubiert worden sein, überprüfen Sie, ob der Tubus nicht **zu weit** vorgeschoben wurde.

4. Bci **flachcm (schüsselförmigem)** Abdomen sollten Sie eine kongenitale Zwerchfellhernie vermuten. Diese Babys sollten **nicht mit Beutel und Maske reanimiert** werden.

5. Eine während der Reanimation fortbestehende Bradykardie und Zyanose werden höchstwahrscheinlich durch **inadäquate Beatmung** verursacht.

6. Babys, die nicht spontan atmen und deren Mütter Opiate erhalten haben, sollten zunächst **Überdruckbeatmung** und, wenn die Atmung nicht spontan einsetzt, **Naloxon** erhalten.

7. Nach der Reanimation eines nahe dem Termin oder zu Termin geborenen Babys ist der Blutdruck im Lungenkreislauf eher **hoch**. Eine adäquate Oxygenierung führt wahrscheinlich dazu, dass der pulmonale Gefäßwiderstand sinkt und damit die Durchblutung **steigt**.

8. Wenn ein mit Mekonium bedecktes Baby reanimiert wurde und sich sein Zustand danach akut verschlechtert, sollte ein **Pneumothorax** vermutet werden. (Eine weitere Überlegung wäre ein mit Mekonium verstopfter Endotrachealtubus.)

9. Um Herzleistung und Gefäßtonus zu verbessern, benötigt das Baby unter Umständen eine Infusion mit **Dopamin oder einer anderen inotropen Substanz**.

10. Im Anschluss an eine Reanimation benötigt ein Baby eher **weniger** Flüssigkeit.

11. Ein Baby, das 10 Stunden nach der Reanimation einen Krampfanfall erleidet und dessen Blutzucker normal ist, sollte mit einem **Antikonvulsivum (z. B. Phenobarbital)** behandelt werden.

Antworten *(Forts.)*

12. Krampfanfälle im Anschluss an eine Reanimation können verursacht sein durch: 1) **hypoxisch-ischämische Enzephalopathie**, 2) **Stoffwechselstörungen, wie z. B. Hypoglykämie**, 3) **Elektrolytstörungen, wie z. B. Hyponatriämie oder Hypokalzämie**.

13. Nach einer Reanimation kann der **Blutzuckerspiegel** niedrig sein.

14. Ihre Schwierigkeiten beim Kontrollieren der Körpertemperatur von Babys, die jenseits der unmittelbaren Neugeborenenperiode reanimiert werden müssen, sind wahrscheinlich eher **geringer**, da diese Babys gewöhnlich nicht feucht sind.

15. Beim Reanimieren von Babys jenseits der unmittelbaren Neugeborenenperiode sollte eine **effektive Beatmung** Vorrang haben.

16. Ist ein Absauggerät zum Freimachen der Atemwege nicht verfügbar, gibt es zwei Alternativen: Absaugen mit einer einfachen Absaughilfe und Auswischen der Atemwege mit einem sauberen Tuch.

17. Bei einem 15 Tage alten, reanimationsbedürftigen Baby bestehen die Möglichkeiten eines Gefäßzugangs im Anlegen eines **periphervenösen Zugangs** und im Einführen einer **intraossären Nadel**.

KAPITEL

Versorgung von Frühgeborenen

In Kapitel 8 lernen Sie:

- die Risikofaktoren, die mit Frühgeburtlichkeit assoziiert sind.
- die zur Versorgung von Frühgeborenen benötigten zusätzlichen Ressourcen.
- zusätzliche Strategien zur Aufrechterhaltung der Körpertemperatur des Frühgeborenen.
- zusätzliche Überlegungen zum Einsatz von Sauerstoff bei einem Frühgeborenen.
- die Unterstützung der Atmung bei einem Frühgeborenen mit Atemnotsymptomatik.
- Wege, um das Risiko für einen Hirnschaden zu reduzieren.
- spezielle Vorsichtsmaßnahmen im Anschluss an die Reanimation eines Frühgeborenen.

Im folgenden Fall werden die Entbindung und Reanimation eines extrem früh geborenen Babys beschrieben. Stellen Sie sich beim Lesen des Falles vor, Sie seien Mitglied des Teams: von dem Augenblick an, in dem eine Frühgeburt absehbar ist, über die Reanimation und Stabilisierung bis zum abschließenden Transfer auf eine Neugeborenenintensivstation.

8. Fall – Versorgung und Stabilisierung eines extrem unreifen Frühgeborenen

Eine 24-Jährige wird mit vorzeitigen Wehen mit 26 Schwangerschaftswochen in die geburtshilfliche Abteilung aufgenommen. Der werdenden Mutter zufolge haben die Wehen vor etwa 6 Stunden begonnen. Ferner berichtet sie, kurz vor ihrer Ankunft sei die Fruchtblase gesprungen, und die Flüssigkeit sei blutig gewesen.

Bei der Aufnahme ist die Zervix auf 6 cm geweitet, ein Fuß des Feten ist tastbar, und man kommt zu dem Schluss, die Geburt stehe unmittelbar bevor. Auf Grund einer Steißlage wird beschlossen, die Entbindung per Sektio vorzunehmen. Ein Team mit Erfahrung in Neugeborenenreanimation, darunter auch Personen mit Erfahrungen mit Intubation und Nabelkatheterisierung, wird in den Kreißsaal gerufen. Ein Mitglied des Teams schließt einen Mischer an die Sauerstoff- bzw. Druckluftversorgung an und befestigt eine Maske für extrem früh Geborene am Beatmungsbeutel. Die Temperatur im Kreißsaal wird erhöht, ein Einwegheizkissen wird aktiviert und unter mehrere Lagen wärmender Decken unter einen vorgewärmten Heizstrahler gelegt. Von einem verschließbaren Beutel wird der Boden abgeschnitten, und der Beutel wird auf die Decken gelegt. Ein Laryngoskop mit einem Spatel der Größe 0 wird zusammengesetzt und auf Funktionieren der Beleuchtung geprüft, und ein 2,5-mm-Endotrachealtubus wird zum Reanimationstisch gebracht. Dann wird eine leitenden Person benannt, und das Team erörtert, was während der Versorgung wahrscheinlich zu tun sein wird. Dazu gehört auch, wer für die Atemwege, die Überwachung der Herzfrequenz, eine eventuelle Nabelvenenkatheterisierung und das Vorbereiten von Medikamenten verantwortlich ist. Eine zusätzliche Person wird eingebunden, um alle Ereignisse zu dokumentieren. Die Teamleiterin stellt sich der Mutter und dem Vater vor und erläutert die kommenden Ereignisse.

Das Baby wird entbunden, die Nabelschnur durchtrennt, und das etwa 900 g wiegende Neugeborene wird einem Mitglied des Reanimationsteams übergeben, das es bis zum Hals in den Polyethylenbeutel steckt und es sanft auf die vorgewärmten Tücher unter den Wärmestrahler legt. Blutige Amnionflüssigkeit wird aus Mund und Nase abgesaugt, seine Atmung wird durch sanftes Reiben der Extremitäten stimuliert, und eine dritte Person befestigt eine Pulsoximetersonde am Fuß des Babys. Dessen Tonus ist recht gut, und es unternimmt mühsame Atemanstrengungen. Über die Maske wird ein kontinuierlicher positiver Atemwegsdruck (CPAP) verabreicht. Im Alter von 30 s beträgt die Herzfrequenz 70/min, und die Atemanstrengungen des Babys lassen nach. Überdruckbeatmung mit Sauerstoffzusatz wird durchgeführt, aber trotz Justieren der Kopfposition und Absaugen der Atemwege sind mit dem Stethoskop keinerlei Atemgeräusche zu hören, und die Herzfrequenz steigt nicht. Die Trachea wird intubiert und die korrekte Platzierung mit einem CO_2-Detektor verifiziert, die Atemgeräusche erweisen sich als beidseits gleich, und es wird dokumentiert, dass die 7-cm-Marke an der Lippe des Babys liegt. Vorsichtig wird intermittierende Überdruckbeatmung mit 100 % Sauerstoff bei etwa 20–22 cm H_2O Atemwegsspitzendruck durchgeführt. Das Pulsoximeter beginnt, eine Herzfrequenz von über 100/min und eine Sauerstoffsättigung im Bereich von 70 %, Tendenz steigend, zu registrieren. Das Baby ist 2 Minuten alt. Es sind Atemgeräusche zu hören und leichte Thoraxexkursionen zu erkennen. Mit steigender Sättigung wird die Sauerstoffkonzentration allmählich gesenkt. Im Alter von 5 Minuten beträgt die Herzfrequenz 150/min und die Sättigung etwa 90 %, während die intermittierende Überdruckbeatmung mit 50 % Sauerstoff fortgesetzt wird. Der Atemwegsspitzendruck wird auf das Minimum abgesenkt, das nötig ist, um die Herzfrequenz bei wahrnehmbaren Thoraxexkursionen dauerhaft oberhalb von 100/min zu halten. Im Alter von 10 Minuten wird über den Endotrachealtubus Surfactant verabreicht. Mit 15 Minuten ist die Sauerstoffkonzentration auf 25 % reduziert worden. Das Baby wird seinen Eltern gezeigt und beatmet in einem Transportinkubator in die Neugeborenenintensivstation gebracht.

Was wird in diesem Kapitel behandelt?

In den ersten sieben Kapiteln haben Sie ein systematisches Vorgehen gelernt, ein Baby nach der Geburt zu reanimieren und diese Prinzipien auch bei der Reanimation eines Säuglings in den ersten paar Wochen nach der Geburt anzuwenden. Die Ihnen nun wohl bekannten Reanimationsschritte zielen darauf ab, Babys beim Übergang von einem intrauterinen Leben in «flüssiger Umgebung» zum extrauterinen Leben zu helfen.

Tritt die Geburt vor dem errechneten Termin ein, gibt es zahlreiche zusätzliche Herausforderungen, die der Fetus bewältigen muss, um diesen schwierigen Übergang zu schaffen. Die Wahrscheinlichkeit, dass das Frühgeborene Ihre Hilfe benötigt, steigt mit dem Grad der Frühgeburtlichkeit. Komplikationen der Frühgeburtlichkeit und viele der lebenslangen Störungen, die mit einer Frühgeburt einhergehen können, werden durch Ereignisse ausgelöst, die kurz vor und während dieser paar Minuten des Übergangs eintreten. Die Reanimationsschritte, welche Sie bisher erlernt haben, gelten auch für die Reanimation eines Frühgeborenen. In diesem Kapitel liegt der Schwerpunkt vielmehr auf den zusätzlichen Problemen in Verbindung mit einer Frühgeburt, und es werden vor allem die Maßnahmen dargestellt, die Sie zur Vermeidung ebendieser Probleme treffen können.

Warum sind Frühgeborene stärker gefährdet?

Frühgeborene sind nach der Geburt der Gefahr zahlreicher Komplikationen ausgesetzt. Einige dieser Risikofaktoren haben unter Umständen zu ihrer Frühgeburt beigetragen. Frühgeborene sind anatomisch und physiologisch unreif:

- Ihre dünne Haut und ihre im Vergleich zur Körpermasse große Oberfläche sowie das verminderte Fettgewebe lassen sie rascher an Körperwärme verlieren.

- Ihre unreifen Gewebe können durch zu viel Sauerstoff leichter geschädigt werden.

- Ihre schwache Muskulatur kann ihnen das Atmen erschweren.

- Ihr Atemantrieb kann durch die Unreife des Nervensystems vermindert sein.

- Ihre Lunge kann unreif sein, und es kann ihr an Surfactant fehlen, was die Atmung erschwert und ihre Lunge bei Überdruckbeatmung anfälliger für Schäden macht.

- Ihr Immunsystem ist unreif, wodurch die Wahrscheinlichkeit steigt, mit einer Infektion geboren zu werden und nach der Geburt eine Infektion zu bekommen.

- Fragile Kapillaren in ihrem in Entwicklung befindlichen Gehirn können rupturieren.

- Ihr geringes Blutvolumen macht sie anfälliger für die hypovolämischen Auswirkungen eines Blutverlustes.

Diese und andere Aspekte der Frühreife sollten Sie veranlassen, zusätzliche Hilfe zu rufen, wenn die Frühgeburt eines Babys absehbar wird.

Welche zusätzlichen Ressourcen benötigen Sie?

- *Zusätzliches ausgebildetes Personal*
  Die Wahrscheinlichkeit, dass ein Frühgeborenes Unterstützung benötigt, ist wesentlich höher als bei einem zum Termin geborenen Baby. Es bedarf zusätzlicher Überwachung, und unter Umständen muss zusätzliches Gerät für die Beatmung bedient werden. Wenn das Baby deutlich frühgeboren ist, besteht überdies eine höhere Wahrscheinlichkeit dafür, dass es endotracheal intubiert werden muss. Rekrutieren Sie daher zusätzliches Personal, das bei der Geburt anwesend ist, darunter auch Personen mit Erfahrung in endotrachealer Intubation.

- *Zusätzliche Mittel zur Aufrechterhaltung der Körpertemperatur*
  Erhöhen Sie die Temperatur im Kreißsaal, und heizen Sie den Wärmestrahler vor, um eine warme Umgebung für das Baby sicherzustellen. Ist das Baby voraussichtlich ein sehr unreifes Frühgeborenes (z. B. vor der 28. SSW), sollten Sie einen wiederverschließbaren Polyethylenbeutel

(wie er sonst zur Aufbewahrung von Nahrungsmitteln verwendet wird) und ein tragbares Heizkissen bereithalten, wie im nächsten Abschnitt beschrieben. Ein Transportinkubator ist hilfreich, um nach der Reanimation die Körpertemperatur des Babys während des Transfers auf die Neugeborenenintensivstation aufrechtzuerhalten.

In diesem Neugeborenen-Reanimationsprogramm (NRP) wird gegenwärtig empfohlen, für die Reanimation extrem früh Geborener die Möglichkeit, dass weniger als 100 % Sauerstoff verabreicht werden können, vorzusehen. Verlegt jedoch eine Klinik Mütter mit Hochrisikoschwangerschaften normalerweise in eine übergeordnete Einrichtung, wird die Reanimation eines extrem früh Geborenen nur sehr selten in dieser Klinik notwendig sein. Zu diesen seltenen Fällen kann es kommen, wenn ein Transfer der Mutter kontraindiziert ist, etwa wenn die Wehen schon zu weit fortgeschritten sind, als dass eine Überführung noch sicher zu bewerkstelligen wäre. In solchen Fällen ist die Reanimation mit 100 % Sauerstoff akzeptabel, zumal Studien bisher nicht bewiesen haben, dass es essenziell ist, in der kurzen, für die Reanimation benötigten Zeit weniger als 100 % Sauerstoff zu verwenden. Für den Kreißsaal und den Entbindungsbereich jeder Einrichtung, in der elektiv Babys mit weniger als 32 Schwangerschaftswochen geboren werden wird folgende Ausrüstung empfohlen. Sobald weitere Forschungsergebnisse verfügbar sind, wird diese Ausrüstung unter Umständen für alle Kliniken empfohlen, in denen Babys geboren werden.

- *Druckluftquelle*
  Sie werden eine Druckluftquelle benötigen (entweder in der Wand oder aus einer Flasche), um Luft mit 100%igem Sauerstoff zu mischen und eine zwischen 21 % (Raumluft) und 100 % Sauerstoff liegende Sauerstoffkonzentration zu erreichen.

- *Sauerstoffmischer* (Abb. 8-1)
  Ein Sauerstoffmischer wird benötigt, um eine Sauerstoffkonzentration zwischen 21 % und 100 % zu liefern. Hochdruckschläuche verlaufen von der Sauerstoff- bzw. Druckluftquelle zum Mischer, an dem sich das Gas mittels eines Drehknopfes zwischen 21 % und 100 % Sauerstoff einstellen lässt. An den Mischer ist ein regulierbarer Durchflussmesser angeschlossen, sodass Durchflussraten von 0 bis 20 l/min der gewünschten Sauerstoffkonzentration direkt zum Baby oder zum Beatmungsgerät für die Überdruckbeatmung geleitet werden können.

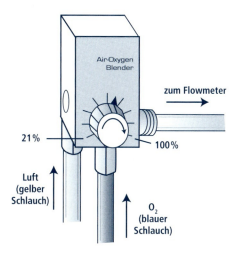

Abbildung 8-1: Mischen von Sauerstoff und Luft mit einem Sauerstoffmischer. Mit dem Kontrollknopf lässt sich die gewünschte Sauerstoffkonzentration einstellen.

- *Pulsoximeter* (Abb. 8-2)
  Sauerstoff wird durch das Hämoglobin in den Erythrozyten aus der Lunge ins Gewebe transportiert. Wenn es mehr Sauerstoff transportiert, ändert Hämoglobin seine Farbe von Bläulich (zyanotisch) nach Rot. Der Grad der Sättigung des Hämoglobins mit Sauerstoff kann mit einem Pulsoximeter gemessen werden, das an die Hand oder den Fuß des Babys angeschlossen wird. Das Oximeter hat einen Ablesebereich von 0 % bis 100 % und dient dazu festzustellen, ob ein Baby eine zufriedenstellende Menge Sauerstoff im Blut hat.

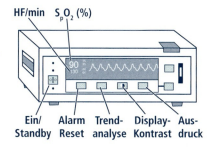

Abbildung 8-2: Pulsoximeter zur Messung der Sättigung des Hämoglobins mit Sauerstoff.

Versorgung von Frühgeborenen

Wie halten Sie das Baby warm?

Frühgeborene sind besonders anfällig für Kältestress. Ihr größerer Körperoberfläche/Körpermasse-Quotient, die dünne, durchlässige Haut, das geringe Unterhautfett und die eingeschränkte Stoffwechselreaktion auf Kälte können zu raschem Wärmeverlust und sinkender Körpertemperatur führen. Bei Frühgeborenen sollten alle Schritte unternommen werden, um den Wärmeverlust zu verringern, selbst wenn sie zunächst keine Reanimation zu benötigen scheinen. Ist daher eine Frühgeburt zu erwarten, stellen Sie sich darauf ein, dass die Temperaturregulation eine Herausforderung darstellen wird, und bereiten Sie sich darauf vor:

- *Erhöhen Sie die Temperatur im Kreißsaal.* Oft werden Kreißsäle und OPs relativ kühl gehalten, um es der Mutter in den Wehen und chirurgischem Personal, das mehrere Lagen Schutzkleidung tragen muss, angenehmer zu machen. Ist die Entbindung eines Frühgeborenen absehbar, sollte die Raumtemperatur für die kurze, zur Reanimation und Stabilisierung des Babys benötigte Zeit möglichst erhöht werden. Manche Einrichtungen verfügen über einen separaten angrenzenden Reanimationsbereich für das Baby. Falls dem so ist, sollte dieser Bereich vorgewärmt werden.

- *Heizen Sie den Wärmestrahler vor,* indem Sie ihn schon einige Zeit vor der Geburt einschalten.

- *Legen Sie ein tragbares Heizkissen unter die Schichten von Tüchern* auf dem Reanimationstisch. Diese Kissen sind im Handel erhältlich und werden nur bei Bedarf erwärmt, indem eine chemische Reaktion im Inneren des Kissens in Gang gesetzt wird. Die Kissen sind so ausgelegt, dass sie sich nicht überhitzen. Folgen Sie den Hinweisen des Herstellers zur Aktivierung, und platzieren Sie die korrekte Seite zum Baby hin.

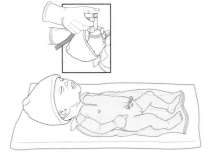

Abbildung 8-3: Verwenden eines Plastikbeutels zur Verringerung des verdunstungsbedingten Wärmeverlustes

- *Kommt das Baby mit weniger als 28 Schwangerschaftswochen zur Welt, sollten Sie es bis zum Hals in einen wiederverschließbaren Polyethylenbeutel einführen* **(Abb. 8-3)**. Zwar haben Sie in Kapitel 2 gelernt, dass sich der verdunstungsbedingte Wärmeverlust vermindern lässt, indem man das Baby unmittelbar nach der Geburt abtrocknet, jedoch lässt sich dies auch erreichen, indem man den Körper des Babys bis zum Hals in einen Plastikbeutel steckt, ohne zuerst die Haut abzutrocknen. Damit vermeidet man auch den Stress, der beim heftigen Reiben auftreten kann, und spart die Zeit, die normalerweise für das Auswechseln der feuchten gegen trockene Tücher benötigt wird. Der Beutel kann ein normaler 4-Liter-Polyethylenbeutel für Lebensmittel aus einem Drogeriemarkt sein. Schneiden Sie vor der Entbindung mit einer Schere am geschlossenen Ende ein Loch hinein, das groß genug für den Kopf des Babys ist. Nachdem das Baby dann in den Beutel verbracht wurde, wobei sein Kopf durch das angeschnittene Ende hinausschaut, und nachdem es angemessen versorgt wurde, kann das verschließbare Ende geschlossen werden, um die Verdunstung weiter zu minimieren.

- *Verwenden Sie einen vorgewärmten Transportinkubator, wenn das Baby nach der Reanimation in die Neugeborenenstation transportiert wird,* um unterwegs angemessen die Körpertemperatur kontrollieren zu können.

Anmerkung: Bei Verwenden des Plastikbeutels wurden in seltenen Fällen Überwärmungen beschrieben. Die gleichzeitige Anwendung all dieser Strategien zur Wahrung der Temperaturkontrolle wurde nicht untersucht. Stellen Sie sicher, dass die Körpertemperatur des Babys überwacht wird, und vermeiden Sie sowohl Überwärmen als auch Auskühlen. Ziel sollte eine axilläre Temperatur von etwa 36,5 °C sein.

Prüfen Sie sich selbst!

(Die Antworten finden sich im vorangehenden Abschnitt und am Schluss des Kapitels.)

1. Nennen Sie fünf Faktoren, die das Risiko einer Reanimation bei Frühgeborenen erhöhen.
   _____
   _____
   _____
   _____
   _____

2. Ein Baby kommt in der 30. Schwangerschaftswoche zur Welt. Welche zusätzlichen Ressourcen sollten Sie bereitstellen?
   _____
   _____
   _____
   _____
   _____

3. In Erwartung der Geburt eines Babys mit 27 Schwangerschaftswochen haben Sie den Wärmestrahler eingeschaltet. Was könnten Sie noch erwägen, um die Körpertemperatur dieses Babys erhalten zu helfen?
   _____
   _____
   _____

Wie viel Sauerstoff sollten Sie anwenden?

In den vorangehenden Kapiteln haben Sie gelernt, dass Schäden während der perinatalen Übergangsphase durch eine unzureichende Durchblutung und eingeschränkte Sauerstoffversorgung der Gewebe im Körper entstehen und dass die Wiederherstellung dieser Faktoren ein wichtiges Ziel der Reanimation darstellt. Die Forschung sowohl auf zellulärer Ebene als auch auf der Ebene des gesamten Körpers spricht jedoch dafür, dass eine exzessive Mengen Sauerstoff, die Geweben verabreicht werden, welche zuvor schlecht durchblutet und unzureichend mit Sauerstoff versorgt waren, sogar noch stärkere Schäden verursachen können. Der sogenannte hyperoxische Reperfusionsschaden kann ein bedeutsamer Faktor für das Frühgeborene sein, weil die Entwicklung der Gewebe während der Fetalzeit normalerweise in relativ sauerstoffarmer Umgebung verläuft und die Mechanismen zum Schutz des Körpers vor Oxidationsschäden noch nicht voll entwickelt sind.

Wie in Kapitel 3 dargelegt, konnte in wissenschaftlichen Untersuchungen bislang nicht genau definiert werden, wie rasch ein Baby, das unter Sauerstoffmangel stand, reoxygeniert werden sollte. Bei der Reanimation termingerecht geborener Babys rät das NRP zur Anwendung von 100 % Sauerstoff, sobald ein Baby zyanotisch wird oder wann immer eine Überdruckbeatmung nötig ist. Bei der Reanimation eines Frühgeborenen sollten Sie jedoch neben der Gabe von ausreichend Sauerstoff zur Korrektur des hypoxämischen Zustands des Babys sehr genau darauf achten, eine exzessive Sauerstoffgabe zu vermeiden. Um dies zu erreichen, benötigen Sie einen Sauerstoffmischer und ein Pulsoximeter, um die Menge des verabreichten Sauerstoffs zu variieren und die Menge des vom Baby aufgenommenen Sauerstoffs zu messen. Diese Zusatzausrüstung ist besonders dann zu empfehlen, wenn in Ihrer Einrichtung elektiv Frühgeborene mit weniger als 32 Schwangerschaftswochen geboren werden. Verfügt Ihre Einrichtung nicht über diese Ressourcen, und ist nicht genügend Zeit, um die Mutter in eine andere Einrichtung zu verlegen, verwenden Sie während der Reanimation die Ressourcen und das Sauerstoffmanagement, die in den Kapiteln 1 bis 7 für ein termingerecht geborenes Baby beschrieben wurden. (Siehe Abbildung F-1, F-2, F-3 und F-4 im Farbteil in der Mitte des Buches.)

Wie stellen Sie den Sauerstoff ein?

Die Konzentration des bei der Reanimation verwendeten Sauerstoffs wird bestimmt durch Ihre klinische Beurteilung, die Konzentration des verabreichten Sauerstoffs und die Anzeige des Pulsoximeters, das an das Baby angeschlossen ist. Während seiner Entwicklung in utero hat ein Fetus normalerweise eine Oxyhämoglobinsättigung von etwa 60 %. Raumluftatmende Kinder und Erwachsene haben normalerweise Oxyhämoglobinsättigungen von 95 bis 100 %. Beobachtungsstudien an termingerecht geborenen Babys nach einer unkomplizierten Geburt und komplikationslosem Einsetzen der Atmung haben gezeigt, dass es normalerweise bis zu 10 Minuten dauern kann, bis die Oxyhämoglobinsättigung auf 90 % ansteigt und dass in den ersten paar Tagen des extrauterinen Lebens gelegentliche Abfälle in den hohen 80-Prozent-Bereich normal sind.

Studien zur Definition der optimalen Oxyhämoglobinsättigung bei einem Frühgeborenen während der ersten Minuten nach der Geburt wurden bisher nicht durchgeführt. Da Frühgeborene jedoch besonders empfindlich gegen überschießende Sauerstoffkonzentrationen im Gewebe sind, können lange Phasen mit Sättigungswerten oberhalb von 95 % zu hoch sein, wenn ein Frühgeborenes zusätzlichen Sauerstoff erhält. Daher empfehlen sich mehrere Schritte zur Senkung einer überschießenden Gewebsoxygenierung, wenn ein Frühgeborenes elektiv in Ihrer Einrichtung geboren wird. Diese Schritte werden mit abnehmendem Gestationsalter immer bedeutsamer. Verfügt Ihre geburtshilfliche Abteilung allerdings nicht über die Ressourcen zur Applikation variabler Sauerstoffkonzentrationen, gibt es aber auch keine überzeugenden Belege dafür, dass eine kurze Phase mit 100 % Sauerstoff während der Reanimation schädlich wäre.

1. Schließen Sie einen Mischer an die Druckluft- und Sauerstoffquelle sowie an die Einrichtung zur Überdruckbeatmung an. Empfohlen wird, irgendwo zwischen Raumluft (21 %) und 100 % Sauerstoff zu beginnen, sodass Sie die Konzentration entsprechend dem Zustand des Babys erhöhen oder senken können. Es gibt keine Studien, die den Beginn bei einer bestimmten Konzentration rechtfertigen würden.

2. Befestigen Sie ein Pulsoximeter an einem Fuß oder einer Hand des Babys, während die ersten Schritte der Reanimation durchgeführt werden. Die Art der Befestigung des Oximeter-Sensorclips hängt von der Marke des jeweiligen Geräts ab. Folgen Sie den Empfehlungen des Herstellers.

3. Achten Sie am Oximeter auf ein zuverlässiges Signal. Das Gerät zeigt sowohl die Herzfrequenz als auch die Sättigung an. Der angezeigte Wert für die Herzfrequenz sollte mit demjenigen übereinstimmen, den Sie am Nabelpuls palpieren oder mit dem Stethoskop hören. Der angezeigte Wert für die Sättigung ist erst dann zuverlässig, wenn der Wert für die Herzfrequenz korrekt ist. Es kann einige Minuten dauern, bis Sie zuverlässige Messwerte bekommen. Zeigt das Oximeter auch dann keine Werte an, ist unter Umständen die Herzauswurfleistung zu niedrig oder der Sensorclip muss neu befestigt werden.

Zögern Sie die Reanimationsmaßnahmen nicht hinaus, während Sie darauf warten, dass das Pulsoximeter ein gutes Signal anzeigt.

4. Passen Sie die Sauerstoffkonzentration aus dem Mischer entweder nach oben oder nach unten an, um eine Oxyhämoglobinkonzentration zu erreichen, die allmählich auf 90 % ansteigt. Während der ersten paar Minuten sind Sättigungswerte von 70–80 % akzeptabel, solange die Herzfrequenz zunimmt, die Lungen des Babys ventiliert werden und die Sauerstoffsättigungswerte ansteigen. Liegen die Sättigungswerte unter 85 % und steigen nicht weiter an, erhöhen Sie die Sauerstoffkonzentration aus dem Mischer (oder den Beatmungsspitzendruck, wenn sich der Thorax nicht bewegt). Senken Sie die Sauerstoffkonzentration, wenn die Sättigungswerte über 95 % hinaus ansteigen.

Versorgung von Frühgeborenen

> ⚠ **Wenn die Herzfrequenz nicht anspricht, indem sie rasch auf über 100/min ansteigt, wird das Baby wahrscheinlich nicht adäquat beatmet. Korrigieren Sie das Beatmungsproblem, und setzen Sie bis zum Erreichen einer adäquaten Oxygenierung 100 % Sauerstoff ein.**

Wie unterstützen Sie die Beatmung?

Deutlich vor dem errechneten Termin geborene Babys haben unreife Lungen, die unter Umständen schwierig zu beatmen sind, die aber unter Überdruckbeatmung auch leicht zu Schaden kommen können. Wenn das Baby spontan atmet und seine Herzfrequenz oberhalb von 100/min liegt, kann es besser sein, es während der ersten paar Minuten der Adaptation ohne Unterstützung vorankommen zu lassen. Wenden Sie bei der Atemunterstützung jedoch dieselben Kriterien an, die Sie auch zur Atemunterstützung bei einem termingerecht geborenen Baby gelernt haben (s. Fließdiagramm). Es folgen einige spezielle Erwägungen zur Atemunterstützung bei Frühgeborenen.

Erwägen Sie den Einsatz von CPAP. Wenn das Baby spontan atmet und seine Herzfrequenz mehr als 100/min beträgt, seine Atemzüge jedoch angestrengt erscheinen oder wenn es zyanotisch ist oder eine niedrige Sauerstoffsättigung hat, kann eine CPAP-Beatmung (CPAP = kontinuierlicher positiver Atemwegsdruck) hilfreich sein. Sie wird durchgeführt, indem die Maske eines flowabhängigen Beatmungsbeutels oder eines T-Stücks dicht auf das Gesicht des Babys aufgesetzt wird und der Durchflussregler **(Abb. 8-4)** oder das Ventil für den positiven endexspiratorischen Druck (PEEP-Ventil, **Abb. 8-5**) auf die gewünschte CPAP-Höhe eingestellt werden. Im Allgemeinen genügt ein Druck von 4–6 cm H_2O. *Eine CPAP-Beatmung ist mit einem selbstentfaltenden Beatmungsbeutel nicht möglich.*

Verwenden Sie den niedrigsten Beatmungsdruck, der für ein ausreichendes Ansprechen nötig ist. Wird infolge einer Apnoe, einer Herzfrequenz von weniger als 100/min oder einer anhaltenden Zyanose eine intermittierende Überdruckbeatmung erforderlich, so genügt bei den meisten Frühgeborenen ein initialer

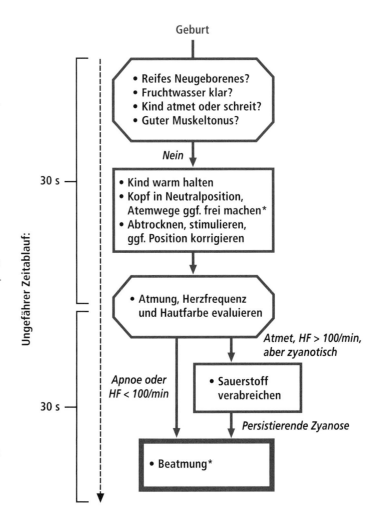

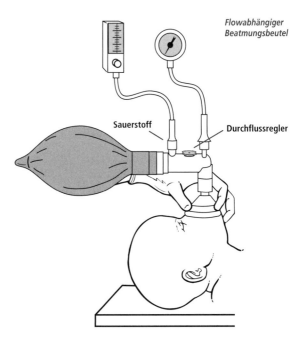

Abbildung 8-4: Beatmung bei kontinuierlichem positivem Atemwegsdruck mit einem flowabhängigen Beatmungsbeutel

Beatmungsspitzendruck von 20–25 cm H_2O. Kommt es dadurch nicht zur sofortigen Erhöhung der Herzfrequenz oder zu Thoraxexkursionen, sind unter Umständen höhere Drücke erforderlich. Achten Sie jedoch sorgfältig darauf, beim Beatmen Frühgeborener unmittelbar nach der Geburt ein exzessives Anheben des Thorax zu vermeiden, da es leicht zu einer Lungenschädigung kommen kann.

Erwägen Sie die Verabreichung von Surfactant, wenn das Baby deutlich zu früh geboren wurde. Untersuchungen zufolge profitieren Babys, die etwa vor der 30. Schwangerschaftswoche zur Welt kommen, von einer Surfactantgabe im Kreissaal im Anschluss an die Reanimation, selbst wenn es noch nicht zu einer signifikanten Atemnot gekommen ist. Die Indikationen und der optimale Zeitpunkt der Verabreichung von Surfactant sind jedoch nach wie vor umstritten. Für eine etwaige prophylaktische Verabreichung von Surfactant sollten die jeweiligen lokalen Richtlinien beachtet werden.

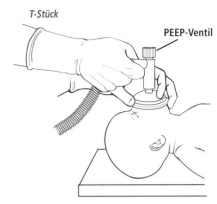

Abbildung 8-5: Beatmung bei kontinuierlichem positivem Atemwegsdruck mit einem T-Stück

 Ein Baby sollte bei der Versorgung zuerst ausreichend stabilisiert werden, bevor es Surfactant erhält.

Was können Sie tun, um die Wahrscheinlichkeit eines Hirnschadens zu senken?

Das Gehirn eines etwa vor der 32. Schwangerschaftswoche geborenen Babys enthält eine sehr fragile, als periventrikuläres Keimlager bezeichnete Struktur (auch germinale Matrix genannt). Sie besteht aus einem Netzwerk von Kapillaren, die zur Ruptur neigen, vor allem, wenn das Baby zu grob behandelt wird, bei raschen Veränderungen der Konzentration von Kohlendioxid (CO_2) im Blut, bei raschen Blutdruckschwankungen oder wenn der venöse Abfluss aus dem Gehirn in irgendeiner Weise behindert wird. Ein rupturiertes periventrikuläres Keimlager führt zu einer intraventrikulären Hämorrhagie, die mit lebenslanger Behinderung einhergehen kann. Die folgenden Vorsichtsmaßnahmen könnten für Babys jeden Gestationsalters dienen, sind jedoch besonders wichtig beim Reanimieren eines Frühgeborenen, um eine intraventrikuläre Blutung vermeiden zu helfen:

Gehen Sie vorsichtig mit dem Baby um. Zwar mag dies für jeglichen Umgang mit einem Baby selbstverständlich erscheinen, jedoch wird dieser Aspekt der Versorgung im Stress einer Reanimation, wenn alle Mitglieder des Teams rasch und effektiv zu handeln versuchen, unter Umständen vergessen.

Vermeiden Sie es, das Baby in eine Kopftieflage (Trendelenburg) zu bringen. Der Reanimationstisch sollte eben sein.

Vermeiden Sie exzessiven Überdruck oder CPAP. Es sollte für hinreichenden Atemwegsdruck gesorgt werden, um einen Anstieg der Herzfrequenz und eine ausreichende Beatmung zu bewirken, ein exzessiver Beatmungsdruck oder ein zu hoher CPAP kann jedoch den venösen Rückstrom vom Gehirn einschränken oder zu einem Pneumothorax führen, die beide mit dem erhöhten Risiko einer intraventrikulären Hämorrhagie einhergehen.

Verwenden Sie ein Oximeter, und bestimmen Sie die Blutgase, um die Beatmung und die Sauerstoffkonzentration schrittweise und angemessen anzupassen. Rasche Änderungen der CO_2-Werte führen zu entsprechenden Veränderungen der zerebralen Durchblutung, welche die Gefahr einer Blutung erhöhen können.

Nehmen Sie keine schnellen Infusionen von Flüssigkeit vor. Wird eine Volumenexpansion nötig (s. Kap. 6), vermeiden Sie ein zu rasches Infundieren. Vermeiden Sie auch die intravenöse Verabreichung hypertoner Lösungen. Ist die intravenöse Gabe von Dextrose zur Behandlung einer Hypoglykämie erforderlich, sollten Sie zunächst Konzentrationen oberhalb von ca. 10 % zu vermeiden versuchen.

Welche speziellen Vorsichtsmaßnahmen sollten getroffen werden, nachdem ein Frühgeborenes erfolgreich reanimiert wurde?

Der größte Teil an physiologischer Vorbereitung des Babys auf die Unabhängigkeit von seiner Mutter geschieht während des letzten Trimenons. Wird ein Baby zu früh geboren, sind viele dieser Adaptationen noch nicht eingetreten, und das Frühgeborene, bei dem Reanimationsmaßnahmen erforderlich waren, ist gegenüber den Belastungen des unabhängigen Lebens sogar noch empfindlicher. Denken Sie an die folgenden Vorsichtsmaßnahmen, wenn Sie zum ersten Mal ein Frühgeborenes betreuen, das bei der Geburt reanimiert werden musste:

Überwachen Sie den Blutzucker. Frühgeborene haben geringere Glykogenspeicher als Babys, die zum Termin geboren wurden. Ist eine Reanimation erforderlich, dann ist auch die Wahrscheinlichkeit höher, dass diese Speicher rasch erschöpft sind. Daher besteht bei Frühgeborenen, die reanimiert werden müssen, ein erhebliches Risiko einer Hypoglykämie.

Überwachen Sie das Baby auf Apnoe und Bradykardie. Oft ist die Kontrolle der Atmung bei Frühgeborenen instabil. Sobald Sauerstoff, CO_2, Elektrolyte oder andere Stoffwechselvariablen außerhalb der Referenzwerte geraten, wie dies nach einer Reanimation wahrscheinlicher ist, kann das erste klinische Zeichen eine Apnoe sein, auf die eine Bradykardie folgt.

Verabreichen Sie ausreichend Sauerstoff, und beatmen Sie ausreichend. Auch nach der Reanimation sind Frühgeborene besonders anfällig sowohl für eine Hypoxämie als auch für eine Hyperoxämie. Setzen Sie die Überwachung mit dem Pulsoximeter fort, bis Sie sicher sind, dass das Baby auch bei Raumluft eine normale Oxygenierung aufrechterhalten kann. Braucht das Baby auch weiterhin eine Beatmung, bestimmen Sie die Blutgase, um die Beatmungsparameter entsprechend zu steuern.

Füttern Sie langsam und vorsichtig, während Sie die intravenöse Ernährung beibehalten. Frühgeborene laufen Gefahr, eine nekrotisierende Enterokolitis zu entwickeln – eine lebensbedrohende Darmerkrankung, die umso wahrscheinlicher auftritt, wenn es vorher zu einer Ischämie des Darms gekommen war. Bei reanimationsbedürftigen Frühgeborenen ist das Risiko einer nekrotisierenden Enterokolitis daher besonders hoch. Viele Neonatologen und Gastroenterologen sind der Ansicht, dass Fütterungen bei Babys mit dem Risiko einer nekrotisierenden Enterokolitis ausgesetzt oder nur sehr langsam und vorsichtig erfolgen sollten. In dieser Zeit bedarf es unter Umständen der intravenösen Ernährung.

Achten Sie verstärkt auf Infektionen. Frühgeborene haben unreife Immunmechanismen, und eine Amnionitis gilt als ein bedeutender Grund für das vorzeitige Einsetzen der Wehen. Eine fetale Infektion kann zur perinatalen Kreislaufdepression führen und eine Reanimation erfordern. Zeigt ein Frühgeborenes, das reanimiert werden musste, auch weiterhin Symptome, denken Sie an eine Infektion als Ursache und an die Notwendigkeit einer Antibiotikatherapie.

Kernpunkte

1. Bei Frühgeborenen bestehen zusätzliche Risiken, die eine Reanimation nötig machen und zu Komplikationen führen können, und zwar aus folgenden Gründen:

    - exzessiver Wärmeverlust
    - Anfälligkeit für hyperoxische Schäden
    - unreife Lunge und verminderter Atemantrieb
    - unreifes Gehirn, das zu Hämorrhagien neigt
    - Infektionsanfälligkeit
    - niedriges Blutvolumen, wodurch die Folgen eines Blutverlustes steigen.

2. Zu den zusätzlichen Ressourcen, die zur Vorbereitung auf eine absehbare Frühgeburt benötigt werden, gehören:

    - zusätzliches trainiertes Personal, das auch Erfahrungen im Intubieren hat
    - zusätzliche Strategien zur Aufrechterhaltung der Körpertemperatur
    - Druckluft
    - Sauerstoffmischer
    - Pulsoximeter.

3. Frühgeborene sind anfälliger für eine Hyperoxie. Verwenden Sie ein Oximeter und einen Mischer, um während und unmittelbar nach der Reanimation schrittweise Oxyhämoglobinkonzentrationen im Bereich von 85–95 % zu erreichen.

Versorgung von Frühgeborenen

4. Für die Beatmung Frühgeborener gilt Folgendes:

   - Folgen Sie denselben Kriterien für den Beginn einer Beatmung wie bei termingerecht geborenen Babys.
   - Verwenden Sie den niedrigsten Beatmungsspitzendruck, um ein adäquates Ansprechen zu erreichen.
   - Erwägen Sie den Einsatz von CPAP, wenn das Baby spontan atmet und eine Herzfrequenz von mehr als 100/min hat, aber gleichzeitig Probleme wie Atemnotsymptomatik, anhaltende Zyanose oder eine niedrige Sauerstoffsättigung bestehen.
   - Erwägen Sie die prophylaktische Gabe von Surfactant.

5. Das Risiko einer Hirnschädigung lässt sich durch folgende Maßnahmen senken:

   - vorsichtiger Umgang mit dem Baby
   - Vermeiden einer Trendelenburglage
   - Vermeiden hoher Atemwegsdrücke, wenn möglich
   - schrittweises Anpassen der Beatmung auf der Grundlage der körperlichen Untersuchung, der Oximetrie und der Blutgase
   - Vermeiden rascher intravenöser Bolusinjektionen von Flüssigkeiten und hypertonen Lösungen.

6. Nach der Reanimation eines Frühgeborenen sind folgende Maßnahmen nötig:

   - Überwachen und Kontrollieren des Blutzuckers
   - Überwachen auf Apnoe, Bradykardie oder Sauerstoffentsättigungen und sofortiges Intervenieren
   - Überwachen und Kontrollieren der Oxygenierung und Beatmung
   - orale Nahrungszufuhr ggf. hinauszuzögern, wenn die perinatale Beeinträchtigung beträchtlich war
   - an das höhere Risiko für eine Infektion denken.

Kapitel 8 – Übungsfragen

(Die Antworten finden sich am Schluss des Kapitels.)

1. Nennen Sie fünf Faktoren, die das Risiko einer Reanimation bei Frühgeborenen erhöhen.
   _____
   _____
   _____
   _____
   _____

2. Ein Baby kommt in der 30. Schwangerschaftswoche zur Welt. Welche zusätzlichen Ressourcen sollten Sie bereitstellen?
   _____
   _____
   _____
   _____
   _____

3. In Erwartung der Geburt eines Babys mit 27 Schwangerschaftswochen haben Sie den Wärmestrahler eingeschaltet. Was könnten Sie noch erwägen, um die Körpertemperatur dieses Babys erhalten zu helfen?
   _____
   _____
   _____

4. Ein Baby wird mit 30 Schwangerschaftswochen geboren. Es benötigt bei einer anfänglichen Herzfrequenz von 80/min trotz taktiler Stimulation Überdruckbeatmung. Es reagiert rasch mit einem Anstieg der Herzfrequenz und Spontanatmung. Im Alter von 2 Minuten atmet es, hat eine Herzfrequenz von 140/min und erhält CPAP mit einem flowabhängigen Beatmungsbeutel und 50 % Sauerstoff. Sie haben ein Oximeter angelegt, das 85 % anzeigt, Tendenz: steigend. Sie sollten (die Sauerstoffkonzentration erhöhen) (die Sauerstoffkonzentration senken) (die Sauerstoffkonzentration unverändert lassen).

5. CPAP kann verabreicht werden mit einem (wählen Sie alle richtigen Lösungen):

   A. selbstentfaltenden Beatmungsbeutel

   B. flowabhängigen Beatmungsbeutel

   C. T-Stück.

Kapitel 8 – Übungsfragen *(Forts.)*

6. Die beste Lagerung, um die Wahrscheinlichkeit eines Hirnschadens zu verringern, ist (auf ebenem Tisch) (in Kopftieflage).

7. Intravenös verabreichte Flüssigkeiten sollten bei Frühgeborenen (rasch) (langsam) gegeben werden.

8. Nennen Sie drei Vorsichtsmaßnahmen bei der Betreuung eines Frühgeborenen, bei dem eine Reanimation nötig war.
   _____
   _____
   _____

Antworten der Fragen zu Kapitel 8

1. Zu den Risikofaktoren gehören:
   - **rascher Wärmeverlust**
   - **höheres Risiko für Gewebsschäden durch zu viel Sauerstoff**
   - **eine schwache Muskulatur, die das Atmen erschwert**
   - **Surfactantmangel in der Lunge**
   - **ein unreifes Immunsystem**
   - **fragile Kapillaren im Gehirn**
   - **ein geringes Blutvolumen.**

2. Zusätzliche Ressourcen umfassen:
   - **zusätzliches Personal**
   - **zusätzliche Mittel zur Temperaturkontrolle**
   - **Druckluft**
   - **Sauerstoffmischer**
   - **Oximeter.**

3. Zusätzliche Überlegungen sind:
   - **Erhöhen der Temperatur im Kreißsaal**
   - **Aktivieren des tragbaren Heizkissens**
   - **Vorbereiten des Plastikbeutels**
   - **Vorbereiten des Transportinkubators.**

4. **Lassen Sie die Sauerstoffkonzentration unverändert.**

5. Kontinuierlicher positiven Atemwegsdruck (CPAP) kann mit einem **flowabhängigen Beatmungsbeutel** oder einem **T-Stück** verabreicht werden.

6. Die beste Lagerung ist die **auf ebenem Tisch**.

7. Intravenös verabreichte Flüssigkeiten sollten **langsam** gegeben werden.

8. Nach der Reanimation:
   - **Überprüfen des Blutzuckers**
   - **Überwachen auf Apnoe**
   - **Kontrolle der Oxygenierung**
   - **Erwägen, die orale Nahrungszufuhr hinauszuzögern**
   - **verstärktes Achten auf eine Infektion.**

KAPITEL 9

Ethik und palliative Versorgung

In Kapitel 9 lernen Sie:

- die ethischen Prinzipien in Verbindung mit dem Beginn und dem Abbruch der Neugeborenenreanimation.
- mit Eltern zu kommunizieren und sie in die ethische Entscheidungsfindung einzubeziehen.
- wann es angemessen sein kann, nicht mit der Reanimation zu beginnen.
- was bei ungewisser Prognose zu tun ist.
- wie lange mit den Reanimationsversuchen fortzufahren ist, wenn das Baby nicht reagiert.
- was zu tun ist, wenn ein Baby stirbt.
- wie Sie den Eltern durch den Trauerprozess helfen.
- wie Sie den MitarbeiterInnen durch den Trauerprozess helfen.

Ethik und palliative Versorgung

Anmerkungen: Zwar richtet sich dieses Kapitel an das Mitglied des Reanimationsteams, das an leitender Stelle die medizinischen Entscheidungen trifft, jedoch sollten alle Angehörigen des Teams die den Entscheidungen zu Grunde liegende Argumentation verstehen. Eltern sollten in der Phase ihrer ganz persönlichen Krise eine weitestmöglich einheitliche Unterstützung erfahren. In diesem Kapitel ist von «Eltern» die Rede, auch wenn klar ist, dass die Mutter oder der Vater in der Krise bisweilen allein ist und bisweilen Unterstützung durch die erweiterte Familie oder Bezugspersonen zur Verfügung steht. Dieses Kapitel eignet sich für Fachkräfte, die auf allen Ebenen an der Neugeborenenreanimation beteiligt sind, sowie für Fachkräfte, die Familien nach dem Tod eines Neugeborenen versorgen.

Nach Gestationsalter geordnete Daten zur Mortalität und Morbidität finden sich auf der Website des Neugeborenen-Reanimationsprogramms (NRP) unter http://www.aap.org/nrp.

Die Empfehlungen in diesem Kapitel sind natürlich bis zu einem gewissen Grad durch den kulturellen Kontext der USA bestimmt und bedürfen der Adaptation an andere Kulturen und Länder. Klar ist auch, dass die Empfehlungen durch die aktuellen, aber nicht notwendigerweise auch durch die zukünftigen Erfahrungen mit den Ergebnissen bestimmt werden. Eine Richtlinie zur Frühgeburt an der Grenze der Lebensfähigkeit des Kindes der Gesellschaft für Neonatologie und Pädiatrische Intensivmedizin ist unter http://awmf-online.de abrufbar.

9. Fall – Fall eines Babys, das nicht reanimiert werden konnte

Eine Drittgravida wird mit 23 Schwangerschaftswochen mit Wehentätigkeit, Fieber und gesprungener Fruchtblase in die geburtshilfliche Abteilung des Krankenhauses einer ländlichen Gemeinde aufgenommen. Das Gestationsalter war anhand von Reihen-Ultraschalluntersuchungen im 1. und 2. Trimenon geschätzt worden. Die Geburtshelferin bittet Sie, an dem Gespräch mit den Eltern über die Implikationen einer Entbindung in diesem frühen Stadium der Schwangerschaft teilzunehmen. Vor dem Treffen besprechen Sie beide die regionale Mortalitätsstatistik der vergangenen 5 Jahre und die nationalen Informationen über die Langzeitmorbidität von Überlebenden einer Geburt in der 23. Schwangerschaftswoche und einer möglichen Chorioamnionitis. Wegen des Verdachts auf eine Chorioamnionitis spricht sich die Geburtshelferin gegen eine Tokolyse aus und meint, die Wehen seien zu weit fortgeschritten, um zu versuchen, die Mutter zu transportieren. Beide gehen Sie in das Zimmer der Mutter, stellen sich vor und bitten die Besucher, sich in den Warteraum zu begeben, während Sie mit beiden Elternteilen sprechen, sofern diese nicht vorziehen, dass die Besucher dableiben. Der Fernseher wird abgeschaltet, und Sie beide nehmen auf Stühlen neben dem Bett der Mutter Platz.

Die Geburtshelferin beschreibt den Plan der geburtshilflichen Versorgung. Sie erläutern die Implikationen einer extrem frühen Geburt mit überlagernder Chorioamnionitis einschließlich der Mortalitäts- und Morbiditätsstatistik sowie einige Aspekte in Zusammenhang mit der Neugeborenen-Intensivversorgung. Sie beschreiben das Reanimationsteam, das für die Entbindung zur Verfügung steht, die ggf. zur Unterstützung des Überlebens des Kindes erforderlichen Maßnahmen und die Tatsache, dass sich manche Eltern auch entschließen könnten, angesichts der Risiken für das wahrscheinliche Ergebnis keinen Reanimationsversuch zu unternehmen. Die Eltern entgegnen, sie «möchten, dass alles getan wird, wenn es auch nur irgendeine Chance gibt, dass das Baby leben kann».

In der folgenden Stunde schreiten die Wehen fort, die Geburt steht unmittelbar bevor, und das Neugeborenen-Transportteam im regionalen medizinischen Zentrum wird alarmiert. Entsprechende Vorbereitungen bzgl. Ausrüstung und Personal für eine extreme Frühgeburt werden getroffen. Als das Baby dem neonatologischen Team übergeben wird, zeigt es eine dünne, gelatinöse Haut, keinerlei Tonus und nur minimale Atemanstrengungen. Ein unangenehmer Geruch spricht für eine Chorioamnionitis. Die ersten Schritte und eine Überdruckbeatmung per Maske werden durchgeführt, und es findet sich eine Herzfrequenz von etwa 40/min. Die Trachea wird intubiert und die Überdruckbeatmung über den Endotrachealtubus fortgesetzt. Trotz weiterer Reanimationsschritte sinkt die Herzfrequenz jedoch allmählich, und der Pädiater erklärt den Eltern, dass die Reanimation erfolglos war. Der Endotrachealtubus wird entfernt, das Baby wird in eine saubere Decke gehüllt, und die Eltern werden gefragt, ob sie es im Arm halten möchten. Die Eltern tun dies, und ein Mitglied des Teams bleibt zur Unterstützung bei ihnen. Ein Foto wird gemacht und den Eltern übergeben. Das Baby wird für tot erkärt, als keine Lebenszeichen mehr bestehen.

Später am Tag kommt ein Mitglied des Neonatologieteams noch einmal ins Zimmer der Eltern, spricht sein Beileid aus, beantwortet Fragen zur Reanimation und fragt die Eltern, ob sie eine Autopsie vornehmen lassen möchten. Am nächsten Tag wird ein Beerdigungsinstitut gefunden. Etwa einen Monat später nimmt ein Mitglied des Neonatologieteams Kontakt zu den Eltern auf und bietet an, einen Termin für einen Besuch in der Klinik festzusetzen, um die Ergebnisse der Autopsie zu besprechen und mögliche Folgeerscheinungen und Probleme zu erörtern, welche die Eltern und Geschwister in Anbetracht ihres Verlusts haben, und um Fragen zu beantworten, die in Verbindung mit dem Tod ihres Sohnes noch offen sind.

Welche ethischen Prinzipien gelten für die Neugeborenen-Reanimation?

Die ethischen Prinzipien der Neugeborenen-Reanimation unterscheiden sich in keiner Weise von denen, die für die Reanimation eines älteren Kindes oder eines Erwachsenen gelten. Zu den allgemeinen ethischen Prinzipien, die für die gesamte medizinische Versorgung gelten, gehören, das Recht auf Freiheit und auf die Unabhängigkeit, Veränderungen vorzunehmen, die das eigene Leben betreffen (Prinzip der Patientenautonomie) zu respektieren, zum Wohle anderer zu handeln (Prinzip «Mehr nützen als schaden»), unnötigen Schaden bei anderen zu vermeiden (Prinzip der Schadensvermeidung) und Menschen wahrhaftig und fair zu behandeln (Prinzip der Gerechtigkeit). Auf Grund dieser Prinzipien holen wir bei Patienten eine Einverständniserklärung ein, bevor wir mit der Behandlung fortfahren. Ausnahmen von dieser Regel bilden lebensbedrohende medizinische Notfälle und Fälle, in denen der Patient außer Stande ist, eigene Entscheidungen zu treffen. Die Neugeborenenreanimation ist eine medizinische Behandlung, die oft durch beide Ausnahmen gleichzeitig kompliziert wird.

Anders als Erwachsene können Kinder keine Entscheidungen für sich selbst treffen und ihre Wünsche nicht zum Ausdruck bringen. Es muss ein stellvertretender Entscheidungsträger benannt werden, um die Verantwortung für die Wahrung der besten Interessen des Kindes zu übernehmen. Eltern gelten allgemein als die besten stellvertretenden Entscheidungsträger für die eigenen Kinder. Um diese Rolle verantwortungsvoll wahrnehmen zu können, brauchen sie relevante, genaue und ehrliche Informationen über Risiken und Nutzen einer jeden Behandlungsoption. Außerdem müssen sie genügend Zeit haben, um jede Option zu überdenken, zusätzliche Fragen zu stellen und andere Meinungen einzuholen. Leider ist die Notwendigkeit einer Reanimation oft ein unerwarteter Notfall, bei dem nur wenig Gelegenheit besteht, ein Einverständnis nach vollständiger Aufklärung einzuholen, bevor die Behandlung weitergeführt wird. Selbst wenn Sie Gelegenheit zur Begegnung mit Eltern haben, kann es die Ungewissheit hinsichtlich des Ausmaßes kongenitaler Anomalien, des tatsächlichen Gestationsalters, der Wahrscheinlichkeit des Überlebens und der Möglichkeit schwerer Behinderungen für Eltern schwierig machen, vor der Entbindung zu entscheiden, was im besten Interesse ihres Babys liegt. In seltenen Fällen kann das behandelnde Team zu dem Schluss kommen, dass die von einem Elternteil getroffene Entscheidung unvernünftig und nicht im besten Interesse des Kindes ist.

Das NRP unterstützt folgende Erklärung im Code of Medical Ethics der American Medical Association (AMA):

> Die primäre Überlegung bei Entscheidungen über eine lebenserhaltende Behandlung schwer kranker Neugeborener sollte darin liegen, was für das Neugeborene am besten ist. Folgende Faktoren sollten dabei erwogen werden:
>
> 1. die Chance, dass die Therapie erfolgreich ist
> 2. die Risiken einer Behandlung und der Nichtbehandlung
> 3. das Ausmaß, in welchem die Therapie, falls sie erfolgreich ist, das Leben verlängert
> 4. Schmerzen und Leid in Verbindung mit der Therapie
> 5. die voraussichtliche Lebensqualität des Neugeborenen mit und ohne Behandlung.
>
> (American Medical Association, Council on Ethical and Judicial Affairs. Code of Medical Ethics: Current Opinions with Annotations, 2004–2005 ed. Chicago, IL: American Medical Association; 2002:92 [sect 2.215]).

Welche Gesetze gelten für die Neugeborenen-Reanimation?

Es gibt in den USA kein Bundesgesetz, das die Reanimation im Kreißsaal unter allen Umständen gebietet. Es mag in Ihrem Bereich Gesetze zur Versorgung Neugeborener im Kreißsaal geben. Fachkräfte sollten über die in ihrem Tätigkeitsbereich geltenden Gesetze Bescheid wissen. Sollten Sie hinsichtlich der in Ihrer Gegend geltenden Gesetze unsicher sein, wenden Sie sich an das Ethikkomitee Ihrer Klinik oder an einen Anwalt. In den meisten Fällen ist es ethisch und rechtlich akzeptabel, eine Reanimation abzubrechen oder gar nicht erst zu beginnen, wenn die Eltern und die Fachkräfte darin übereinstimmen, dass eine weitere medizinische Intervention vergeblich wäre, nur das Sterben verlängern würde oder nicht genügend Nutzen brächte, um die daraus entstehenden Belastungen zu rechtfertigen.

Welche Rolle sollten die Eltern bei Entscheidungen über die Reanimation spielen?

Eltern spielen die primäre Rolle beim Festlegen der Versorgung, die ihr Neugeborenes erhält. Die Einverständniserklärung nach Aufklärung sollte jedoch auf vollständigen und zuverlässigen Informationen beruhen, und die stehen unter Umständen erst nach der Entbindung und vielleicht sogar erst mehrere Stunden nach der Geburt zur Verfügung.

 Achtung: Achten Sie darauf, keine festen Versprechungen hinsichtlich des Nichtbeginns oder Beginns einer Reanimation zu machen, bevor die Informationen vorliegen, die zu dieser Entscheidung nötig sind.

Gibt es Situationen, in denen es ethisch ist, nicht mit der Reanimation zu beginnen?

Die Entbindung extrem unreifer oder von schweren kongenitalen Anomalien betroffener Babys wirft oft Fragen in Bezug auf den Beginn einer Reanimation auf. Zwar steigt die Überlebensrate bei Babys, die zwischen 22 und 25 Schwangerschaftswochen zur Welt kommen, mit jeder weiteren Schwangerschaftswoche an, die Inzidenz mäßiger oder schwerer neurologischer Entwicklungsbeeinträchtigungen unter den Überlebenden ist hingegen hoch. Wenn Gestationsalter, Geburtsgewicht und/oder kongenitale Anomalien mit einem nahezu sicheren frühen Tod einhergehen und eine inakzeptabel hohe Morbidität unter den wenigen Überlebenden wahrscheinlich ist, ist die Reanimation nicht indiziert, auch wenn sie in besonderen Fällen angebracht sein kann, um der Bitte der Eltern zu entsprechen. Dabei kann es sich um folgende Beispiele handeln:

- Neugeborene mit einem gesicherten Gestationsalter von weniger als 23 Wochen oder einem Geburtsgewicht von weniger als 400 g
- Anenzephalie
- gesicherte Trisomie 13 oder 18.

Bei Erkrankungen mit unsicherer Prognose, bei denen die Überlebensrate niedrig und die Morbiditätsrate hoch, und die Belastung für das Kind hoch ist, bitten einige Eltern darum, keine Versuche zur Reanimation des Babys zu unternehmen. In solchen Fällen sollten die Ansichten der Eltern hinsichtlich des Beginns oder Nichtbeginns einer Reanimation ggf. unterstützt werden.

Diese Empfehlungen müssen entsprechend den aktuellen lokalen Ergebnissen und den Wünschen der Eltern interpretiert werden. Seien Sie angesichts der Ungewissheit des Gestationsalters und der Vorhersagen des Geburtsgewichts vorsichtig, schon vor der Geburt des Babys unumstößliche Entscheidungen in Bezug auf Reanimationsmaßnahmen zu treffen. Weisen Sie die Eltern bei der Beratung darauf hin, dass vor der Geburt getroffene Entscheidungen hinsichtlich der Betreuung des Neugeborenen im Kreißsaal abhängig vom Zustand des Babys bei der Geburt und der postnatalen Beurteilung des Gestationsalters unter Umständen revidiert werden müssen.

Sofern die Schwangerschaft nicht auf eine In-vitro-Fertilisation zurückgeht, sind die zur geburtshilflichen Datierung verwandten Techniken nur auf ± 1 – 2 Wochen genau, und Schätzungen des fetalen Gewichts sind nur auf ± 15 – 20 % akkurat. Selbst geringe Abweichungen im Gestationsalter von 1 – 2 Wochen oder von 100 – 200 g im Geburtsgewicht können sich auf die Chance zu überleben und die Langzeitmorbidität auswirken. Auch kann das Gewicht des Feten irreführend sein, wenn es zu einer Wachstumseinschränkung gekommen ist. Diese Unsicherheiten unterstreichen, wie wichtig es ist, sich hinsichtlich des Nichtbeginns einer Reanimation nicht zu früh definitiv festzulegen, bevor Sie Gelegenheit hatten, das Baby nach der Geburt zu untersuchen.

Gibt es Situationen, in denen Sie ein Baby auch gegen den Willen der Eltern reanimieren sollten?

Zwar gelten Eltern allgemein als die besten stellvertretenden Entscheidungsträger für die eigenen Kinder, jedoch sind Fachkräfte rechtlich und ethisch verpflichtet, das Neugeborene auf der Grundlage aktueller klinischer Informationen und ihrer eigenen klinischen Beurteilung angemessen zu versorgen. Bei Zuständen mit hoher Überlebensrate und einem akzeptablen Morbiditätsrisiko ist die Reanimation nahezu immer indiziert. Kann sich das behandelnde Team nicht mit den Eltern über eine vernünftige Behandlungsstrategie einigen, muss unter Umständen das Ethikkomitee der Klinik konsultiert oder juristischer Rat eingeholt werden. Wenn nicht genug Zeit ist, um diese Instanzen zu konsultieren und der verantwortliche Arzt zu dem Schluss kommt, dass die Entscheidung der Eltern nicht im besten Interesse des Kindes liegt, so ist es angemessen, das Kind auch gegen den Einwand der Eltern zu reanimieren. Eine genaue Dokumentation der Diskussionen mit den Eltern sowie die Dokumentation der Grundlage für die Entscheidung ist in diesem Fall essenziell.

Welche Diskussionen sollten mit Eltern vor einer Hochrisikogeburt geführt werden?

Das Gespräch mit den Eltern ist vor einer Hochrisikogeburt sowohl für die Eltern selbst wie für die Fachkräfte der Neugeborenenversorgung wichtig. Sowohl der Geburtshelfer als auch die Person, welche das Baby nach der Geburt versorgt, sollte mit den Eltern sprechen. Studien zufolge gehen die geburtshilfliche und die neonatologische Sichtweise oft auseinander. Solche Differenzen sollten möglichst vor dem Treffen mit den Eltern erörtert werden, damit die dort präsentierten Informationen in sich stimmig sind. Bisweilen – etwa, wenn sich die Frau in aktiven Wehen befindet – mag es scheinen, als sei nicht der richtige Zeitpunkt für solche Diskussionen. Dennoch sollte das Gespräch nicht verschoben werden. Weitere Treffen können sich anschließen, wenn sich die Situation in den folgenden Stunden oder Tagen ändert.

Was sollten Sie sagen, wenn Sie sich vor einer Hochrisikogeburt mit Eltern zur Pränatalberatung treffen?

Gespräche vor der Geburt bieten Gelegenheit, eine vertrauensvolle Beziehung herzustellen, liefern wichtige Informationen, führen zu realistischen Zielsetzungen und unterstützen Eltern dabei, Entscheidungen für ihr Baby auf der Grundlage von Informationen zu fällen. Lässt sich ein Treffen mit den Eltern und einem Mitglied des Geburtshilfeteams nicht einrichten, besorgen Sie vor dem Treffen eine vollständige Anamnese, und berücksichtigen Sie während des Gesprächs auch die geburtshilflichen Aspekte der Betreuung, um eine stimmige und koordinierte Versorgung zu gewährleisten. Sie sollten über kurz- und langfristige Ergebnisdaten über extrem unreife Frühgeborene oder Babys mit kongenitalen Anomalien, sowohl auf Landesebene als auch in Ihrer Einrichtung, Bescheid wissen. Konsultieren Sie bei Bedarf Spezialisten in Ihrer regionalen Klinik der Maximalversorgung zu aktuellen Informationen. Treffen Sie sich mit den Eltern möglichst noch bevor die Mutter Medikamente erhalten hat, die es schwierig machen könnten, Ihr Gespräch zu verstehen oder sich daran zu erinnern, und vor dem Endstadium der Wehen.

Ethik und palliative Versorgung

Erkundigen Sie sich vor dem Treffen mit den Eltern bei der für die Mutter zuständigen Pflegeperson/Hebamme, um sicherzugehen, dass es ein guter Moment für ein Gespräch ist. Lassen Sie die betreuende Pflegeperson möglichst an dem Treffen teilnehmen. Ist ein Dolmetscher nötig, nehmen Sie einen lieber einen lizensierten medizinischen Dolmetscher mit Klinikerfahrung als die Verwandten des Patienten, und verwenden Sie einfache und direkte Formulierungen, um sicherzugehen, dass die Informationen vollständig ankommt. Am besten setzen Sie sich während des Treffens hin, um Blickkontakt auf Augenhöhe zu haben, und vermeiden Sie den Eindruck, in Eile zu sein. Besonders wichtig ist eine klare, einfache Sprache ohne medizinische Abkürzungen oder Fachjargon. Hören Sie auf zu sprechen, wenn die Mutter eine Wehe hat oder während des Treffens eine Prozedur, wie etwa das Messen der Vitalzeichen, durchgeführt werden muss. Nehmen Sie das Gespräch wieder auf, wenn die Mutter wieder in der Lage ist, sich auf die von Ihnen gelieferten Informationen zu konzentrieren.

Die folgenden Themen können zur Sprache kommen:

- Erläutern Sie Ihre Beurteilung der Chancen des Babys für ein Überleben und eine mögliche Behinderung auf der Grundlage regionaler und nationaler Statistiken. Seien Sie möglichst genau, und vermeiden Sie übermäßig negative wie unrealistisch positive Prognosen.

- Gilt die Lebensfähigkeit des Babys nur als sehr gering, und kann palliative oder «nur auf Linderung ausgerichtete» Versorgung eine annehmbare Option darstellen, meiden Sie dieses Thema nicht. Die Diskussion wird sowohl für Sie als auch für die Eltern schwierig sein, aber es ist wichtig, dass jeder von Ihnen jeweils die Sichtweisen des anderen versteht. Beim Erörtern der Optionen werden die meisten Eltern schnell klar machen, was sie von Ihnen erwarten. Sie können ihnen versichern, dass Sie jede nur mögliche Anstrengung unternehmen werden, um ihre Wünsche zu unterstützen, aber es ist auch wichtig, sie darauf hinzuweisen, dass vor der Geburt getroffene Entscheidungen hinsichtlich der Neugeborenenbetreuung im Kreißsaal je nach dem Zustand des Babys bei der Geburt, der postnatalen Beurteilung des Gestationsalters und dem Ansprechen des Babys auf Reanimationsmaßnahmen unter Umständen modifiziert werden müssen.

- Falls man sich auf eine Palliativbehandlung oder eine Symptomlinderung einigt (vorausgesetzt, der Zustand des Babys bestätigt sich, wie oben beschrieben), versichern Sie den Eltern, dass sich die Versorgung auf das Vermeiden oder Lindern von Schmerzen und Leiden konzentriert. Erläutern Sie, dass das Baby in diesem Fall sterben wird, dass der Zeitpunkt jedoch Minuten oder Stunden nach der Geburt liegen könnte. Erörtern Sie unter Berücksichtigung kultureller Unterschiede auf sensible Weise Wege, auf denen die Familie an dem Schicksal teilnehmen könnte, und gestatten Sie ihnen zusätzliche Anregungen bzw. Bitten.

- Erklären Sie, wo die Reanimation stattfinden wird, wer sich im Kreißsaal befinden wird und welche Rolle die jeweiligen Personen spielen. Die Ereignisse unterscheiden sich wahrscheinlich stark von der in Privatsphäre ablaufenden Geburt, die die Eltern sich ursprünglich vorgestellt hatten.

- Bieten Sie Mutter und Vater (oder der Bezugsperson) Zeit für sich selbst, um zu besprechen, was Sie ihnen gesagt haben. Manche Eltern möchten sich vielleicht mit anderen Familienmitgliedern oder einem Vertreter ihrer Religionsgemeinschaft beraten. Vereinbaren Sie dann ein erneutes Gespräch, um zu sicher zu gehen, dass die Eltern verstanden haben, was auf sie zukommen kann, und dass Sie selbst die Wünsche der Eltern verstanden haben.

 Dokumentieren Sie eine Zusammenfassung ihres Gesprächs in der Patientenakte der Mutter, nachdem Sie sich mit den Eltern getroffen haben.

Besprechen Sie Ihre Erörterungen mit den GeburtshelferInnen und den übrigen Mitgliedern Ihres Reanimationsteams. *Falls beschlossen wurde, nicht mit der Reanimation zu beginnen, stellen Sie sicher, dass alle Mitglieder Ihres Teams und der GeburtshelferInnen einschließlich des jeweilig zuständigen Bereitschaftsdienstes informiert und mit dieser Entscheidung einverstanden sind.* Eventuelle Unstimmigkeiten sollen vorab erörtert und ggf. zusätzliche Fachkräfte konsultiert werden.

Was sollten Sie tun, wenn Sie sich nach der Untersuchung des Babys unmittelbar postnatal hinsichtlich der Überlebenschancen oder einer schweren Behinderung nicht sicher sind?

Wenn die Eltern hinsichtlich des weiteren Vorgehens unsicher sind oder Ihre Untersuchung dafür spricht, dass die pränatale Beurteilung des Gestationsalters inkorrekt war, geben Ihnen die initiale Reanimation und Unterstützung des Lebens zusätzlich Zeit, um Ihre klinischen Informationen zu vervollständigen und die Situation mit den Eltern durchzusprechen. Hatten Eltern und Ärzte erst einmal Gelegenheit, zusätzliche klinische Informationen zu beurteilen, beschließen sie unter Umständen, intensivmedizinische Interventionen abzubrechen und palliative Maßnahmen durchzuführen. Angemerkt sei, dass ethisch zwar kein Unterschied zwischen dem Versagen und dem Abbrechen von Unterstützung besteht, letzteres jedoch von vielen als schwieriger empfunden wird. Nichtsdestoweniger gibt eine Reanimation, gefolgt von deren Abbruch einem Zeit, um mehr prognostische Informationen zu sammeln. Auch viele Eltern bevorzugen unter Umständen diesen Ansatz, weil sie sich besser fühlen, wenn man dem Kind wenigstens eine Chance gegeben hat. Sie sollten eine Situation vermeiden, bei der zunächst entschieden wird, nicht zu reanimieren, und dann infolge einer Änderung des Plans viele Minuten nach der Entbindung eine aggressive Reanimation eingeleitet wird. Sofern das Neugeborene diese verzögerte Reanimation überlebt, kann das Risiko einer schweren Behinderung steigen.

Ethik und palliative Versorgung

Sie haben die Empfehlungen zur Reanimation befolgt, und das Baby reagiert nicht. Wie lange sollten Sie die Reanimation fortsetzen?

Wenn sich nach 10 Minuten umfassender und adäquater Reanimationsmaßnahmen kein Herzschlag findet und keine andere Ursache für eine Beeinträchtigung des Neugeborenen besteht, kann ein Abbruch der Reanimationsbemühungen angemessen sein. Aktuellen Daten zufolge ist es sehr unwahrscheinlich, dass ein Neugeborenes eine 10-minütige Asystolie überlebt, und in den seltenen Fällen, wo dies doch der Fall ist, ist das Weiterleben mit schweren Behinderungen wahrscheinlich.

> **!** Der Abbruch der Reanimation nach 10-minütiger Asystolie bedeutet nicht notwendigerweise, dass seit der Geburt nur 10 Minuten verstrichen sind. Es können mehr als 10 Minuten erforderlich gewesen sein, um das Baby einzuschätzen und die Reanimationsmaßnahmen zu optimieren.

Sind Sie nach der Reanimation eines Babys verpflichtet, die Lebenserhaltung fortzusetzen?

Zusätzlich zu der Empfehlung, die Reanimation nach 10-minütiger Asystolie abzubrechen, besteht auch keine Verpflichtung zur Fortsetzung der Lebenserhaltung, wenn erfahrene Kliniker zu dem Urteil gelangen, dass eine solche nicht im besten Interesse des Babys wäre oder keinem nützlichen Zweck dient (d.h. vergeblich wäre). Ein Abbruch intensivmedizinischer Maßnahmen und Beginn der palliativen Behandlung sollte in Übereinstimmung mit den Eltern erfolgen.

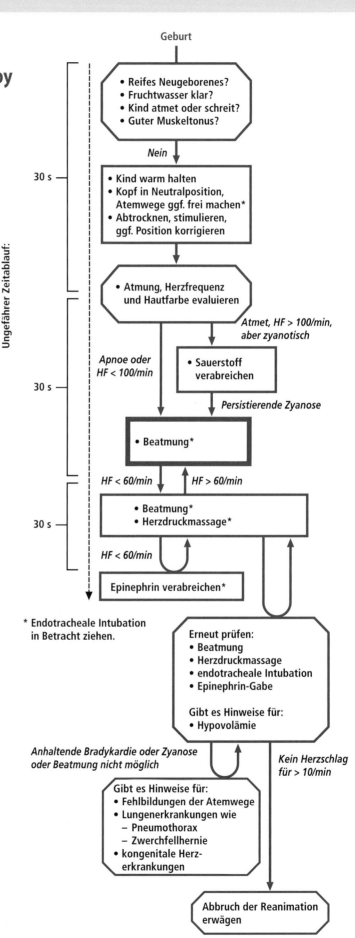

Wie sagen Sie den Eltern, dass ihr Baby gestorben ist oder im Sterben liegt?

Setzen Sie sich baldmöglichst mit der Mutter und dem Vater (oder einer anderen Bezugsperson) zusammen, um ihnen zu sagen, dass ihr Baby gestorben ist (oder im Sterben liegt). Es gibt keine Worte, die dieses Gespräch weniger schmerzhaft machen würden. Verwenden Sie keine Euphemismen wie: «Ihr Baby ist dahingegangen.» Nennen Sie das Baby beim Namen, wenn die Eltern schon einen Namen ausgesucht hatten, oder verwenden Sie beim Sprechen sein korrektes Geschlecht, wenn noch kein Name ausgewählt wurde. Sagen Sie den Eltern, es täte Ihnen sehr Leid, aber das Baby sei zu krank oder zu unreif gewesen, um zu überleben. Versichern Sie ihnen, sie seien gute und liebevolle Eltern und dass sie keinerlei Schuld an dem Verlauf hätten. Ihre Rolle besteht darin, die Eltern zu unterstützen, indem Sie ihnen auf stützende und fürsorgliche Weise klare und ehrliche Informationen geben. Von Familien wurden Bemerkungen einiger Mitarbeiter kolportiert, die mehr Aufregung verursachten als dass sie trösteten. Verwenden Sie **keinesfalls** folgende Formulierungen:

- «Es war zum Besten» oder «Es sollte so sein».
- «Sie können ja noch weitere Kinder bekommen.»
- «Zumindest war es ein Baby, und Sie hatten ja gar keine Zeit, es kennen zu lernen.»

Wie kümmern Sie sich um ein Baby, das im Sterben liegt oder gestorben ist?

Wichtigstes Ziel ist eine humane und mitfühlende Fürsorge, Pflege und Versorgung. Bieten Sie an, das Baby zur Mutter oder zum Vater zu bringen, damit diese/r es halten kann. Schalten Sie die Alarmfunktionen an Monitoren und medizinischen Geräten aus, bevor Sie sie entfernen. Entfernen Sie auch alle unnötigen Schläuche, Pflaster, Monitore oder medizinisches Gerät, und säubern Sie vorsichtig Mund und Gesicht des Babys. Hüllen Sie das Baby in eine saubere Decke. Bereiten Sie die Eltern auf das vor, was sie unter Umständen sehen, spüren und hören, wenn sie ihr Baby im Arm halten, darunter auch auf die Möglichkeit von Schnappatmung, Veränderungen der Hautfarbe, einen anhaltenden Herzschlag und fortgesetzte Bewegungen. Wenn das Baby sichtbare kongenitale Fehlbildungen hat, erklären Sie den Eltern kurz, was sie zu sehen bekommen. Helfen Sie ihnen, über die Missbildungen hinwegzusehen, indem Sie auf ein gutes oder erinnerungswürdiges Merkmal hinweisen (z.B. auf das Gesicht bei einem Kind mit ausgeprägten Extremitätenmissbildungen).

Am besten ist, den Eltern Zeit für sich selbst zusammen mit dem Baby in einer angenehmen Umgebung zu geben, jedoch sollte jemand in Abständen nachschauen, ob etwas benötigt wird. Zwischendurch sollte für mindestens 60 Sekunden der Thorax des Babys auskultiert werden, da ein sehr langsamer Herzschlag über Stunden hinweg bestehen bleiben kann. Störende Geräusche, etwa durch Telefone oder Rufgeräte, Alarmsignale von Monitoren und Gespräche des Personals sollten auf ein Minimum reduziert werden. Sobald die Eltern dazu bereit sind, dass Sie das Baby übernehmen, sollte es bis zum Transport in die Leichenhalle an einen speziell ausgewiesenen, eigenen Ort gebracht werden.

Sehr hilfreich ist es, die kulturellen und religiösen Erwartungen, welche in Zusammenhang mit dem Tod in Ihrer Gemeinde/Region herrschen, zu verstehen. Manche Familien trauern still, während andere eher demonstrativ sind. Jede Art ist indessen annehmbar und sollte hingenommen werden. Manche Eltern sind vielleicht lieber allein, während andere lieber ihre erweiterte Familie, Freunde, Gemeindemitglieder und/oder einen Vertreter ihrer Religionsgemeinschaft bei sich haben. Einige Familien bitten unter Umständen darum, ihr Baby in die Kapelle der Klinik oder in eine friedlichere Umgebung außerhalb des Kreißsaals bringen zu dürfen, oder sie bitten um Hilfe bei Arrangements zur Segnung oder zu religiösen Praktiken für ihr totes oder sterbendes Baby. In Ihren Reaktionen auf diese Wünsche sollten Sie so flexibel wie möglich sein.

Welche Arrangements für die Nachsorge sollten für die Eltern geplant werden?

Bevor die Eltern die Klinik verlassen, sollten Sie sicherstellen, dass sie über Kontaktinformationen verfügen und ihnen genau mitteilen, wie sie den behandelnden Arzt, Fachkräfte zur Unterstützung bei der Trauerarbeit und, falls vorhanden, eine Selbsthilfegruppe erreichen. Planen Sie ein Treffen, um die Ergebnisse der Autopsie durchzusprechen und eventuell verbliebene Fragen zu beantworten. Wichtig ist, Ärzte aus der Primärversorgung der Familie einzubinden, damit diese für zusätzliche Unterstützung von Mutter, Vater und überlebenden Geschwistern sorgen können. Unter Umständen möchte der behandelnde Arzt einen Nachsorgetermin vereinbaren, um ungeklärte Fragen zu beantworten, die Ergebnisse von Untersuchungen zu besprechen, die zum Zeitpunkt des Todes noch offen waren oder die Autopsieergebnisse zu besprechen und etwaige weitere Bedürfnisse der Familie zu beurteilen. Manche Kliniken unterstützen Elternselbsthilfegruppen und planen einen jährlichen Gedächtnisgottesdienst, bei dem sich Familien zusammenfinden, die einen perinatalen Todesfall erlitten haben. Haben Sie Verständnis dafür, dass manche Familien unter Umständen keinen weiteren Kontakt mit MitarbeiterInnen der Klinik wünschen. Dieser Wunsch muss respektiert werden. Unerwartete Kontaktaufnahmen, wie etwa eine Umfrage der Klinik zur Qualitätssicherung oder Info-Briefe über Babypflege, können die Familie in unerwünschter Weise an ihren Verlust erinnern.

Wie unterstützen Sie die MitarbeiterInnen der Neugeborenenstation nach einem perinatalen Todesfall?

Auch Angehörige des Personals, die an der Versorgung des Babys und seiner Familie beteiligt waren, brauchen Unterstützung. Sie sind traurig, möglicherweise auch wütend und haben Schuldgefühle. Erwägen Sie, kurz nach dem Tod des Babys eine Nachbesprechung abzuhalten, um Fragen und

Gefühle in einem professionellen, unterstützenden und vorurteilsfreien Forum offen erörtern zu können. Allerdings sollten Spekulationen auf der Grundlage von Informationen aus zweiter Hand in solchen Sitzungen vermieden werden, und Fragen und Probleme in Bezug auf Entscheidungen und Maßnahmen bei der Versorgung sollten nur in einer qualifizierten Sitzung unter Gleichgestellten und entsprechend den dafür seitens der Klinik vorgesehenen Verfahrensweisen abgehalten werden.

Kernpunkte

1. Die ethischen Prinzipien der Reanimation eines Neugeborenen sollten sich in nichts von denen der Reanimation eines älteren Kindes oder eines Erwachsenen unterscheiden.

2. Ethische Prinzipien und gegenwärtige nationale Rechtsgrundsätze erfordern nicht zwingend den Versuch einer Reanimation unter allen Umständen, und der Abbruch intensivmedizinischer Maßnahmen sowie der Beginn einer palliativen Behandlung gelten als annehmbar, wenn zwischen Fachkräften und Eltern Übereinstimmung dahingehend herrscht, dass weitere Reanimationsmaßnahmen vergeblich wären, nur das Sterben verlängern würden oder gemessen an den dadurch verursachten Belastungen keinen hinreichenden Nutzen brächten.

3. Eltern gelten als geeignete stellvertretende Entscheidungsträger für die eigenen Kinder. Um diese Rolle verantwortungsvoll ausfüllen zu können, müssen sie relevante und akkurate Informationen über Risiken und Nutzen einer jeden Behandlungsoption erhalten.

4. Wenn das Gestationsalter, Geburtsgewicht und/oder kongenitale Anomalien mit dem nahezu sicheren Tod einhergehen oder wenn es unter den wenigen Überlebenden zu einer inakzeptabel hohen Morbidität kommt, ist die Reanimation nicht indiziert, auch wenn Ausnahmen sinnvoll sein können, um dem Wunsch der Eltern zu entsprechen.

5. Bei Erkrankungen mit unsicherer Prognose, bei denen die Überlebensrate niedrig und die Morbiditätsrate und die Belastung für das Kind hoch sind, sollten die Wünsche der Eltern in Bezug auf den Beginn einer Reanimation unterstützt werden.

6. Sofern die Schwangerschaft nicht auf eine In-vitro-Fertilisation zurückgeht, sind die zur geburtshilflichen Datierung verwandten Techniken nur auf ± 1–2 Wochen genau. Eltern sollten bei der Beratung über die Geburt eines Babys an der Grenze der Lebensfähigkeit darauf hingewiesen werden, dass vor der Geburt getroffene Entscheidungen hinsichtlich der Neugeborenenbetreuung im Kreißsaal je nach dem Zustand des Babys bei der Geburt und der postnatalen Beurteilung des Gestationsalters unter Umständen modifiziert werden müssen.

7. Ist nach 10 Minuten umfassender und adäquater Reanimationsmaßnahmen kein Herzschlag vorhanden, kann der Abbruch der Reanimation angemessen sein.

Ethik und palliative Versorgung

Kapitel 9 – Übungsfragen

(Die Antworten finden sich am Schluss des Kapitels.)

1. Die vier allgemeinen Prinzipien der medizinischen Ethik lauten:

    • _____

    • _____

    • _____

    • _____

2. Eltern gelten allgemein als die besten stellvertretenden Entscheidungsträger für die eigenen Kinder (richtig/falsch).

3. Die Eltern eines Babys, das etwa um die 23. Schwangerschaftswoche zur Welt kommen wird, haben darum gebeten, keinerlei Reanimationsversuch bei ihrem Kind zu unternehmen, wenn die Möglichkeit eines Hirnschadens besteht. Welche der folgenden Maßnahmen ist angemessen? (Wählen Sie alle geeigneten Punkte aus.)

    a) Sie unterstützen ihren Wunsch und versprechen, dem Baby nach der Geburt «nur Symptomlinderung» angedeihen zu lassen.

    b) Sie sagen ihnen, dass Sie ihre Entscheidung respektieren, dass jedoch in manchen Fällen aufgrund des Zustandes des Kindes nach der Geburt unter Umständen diese Entscheidung revidiert werden muss.

    c) Sie sagen ihnen, dass alle medizinischen Entscheidungen hinsichtlich der Reanimation vom medizinischen Team und dem verantwortlichen Arzt getroffen werden.

    d) Sie versuchen sie davon zu überzeugen, ihre Haltung zu ändern.

4. Sie wurden gebeten, bei der unmittelbar bevorstehenden Geburt eines Babys anwesend zu sein, von dem aus pränatalen Ultraschall- und Laboruntersuchungen bekannt ist, dass es erhebliche kongenitale Fehlbildungen hat. Nennen Sie vier Punkte, die beim Treffen mit den Eltern angesprochen werden sollten.

    • _____

    • _____

    • _____

    • _____

Kapitel 9 – Übungsfragen *(Forts.)*

5. Eine Mutter kommt in der 34. Schwangerschaftswoche in aktiven Wehen in den Kreißsaal, ohne dass eine Pränatalversorgung stattgefunden hätte. Sie gebiert ein lebendes Baby mit erheblichen Fehlbildungen, die für eine Trisomie 18 zu sprechen scheinen. Ein Versuch, das Baby in einem benachbarten Raum zu reanimieren, bleibt erfolglos. Welche der folgenden Maßnahmen ist am angemessensten?

   a) Sie erklären den Eltern die Situation und fragen sie, ob sie das Baby im Arm halten möchten.

   b) Sie bringen das Baby aus dem Bereich weg, sagen den Eltern, es sei eine Totgeburt gewesen und es sei am besten, wenn sie es nicht sähen.

   c) Sie sagen den Eltern, das Kind habe eine erhebliche Fehlbildung gehabt, und es «sei am besten», dass es gestorben sei, da es «ohnehin behindert» gewesen wäre.

6. Welche/r der folgenden Sätze eignen/eignet sich gegenüber Eltern, deren Baby soeben nach erfolgloser Reanimation gestorben ist?

   a) «Es tut mir Leid, wir haben Ihr Baby zu reanimieren versucht, aber die Reanimation war erfolglos, und Ihr Baby ist gestorben.»

   b) «Es ist eine schreckliche Tragödie, aber angesichts der Fehlbildungen sollte es wohl so sein.»

   c) «Es tut mir Leid, dass Ihr Baby gestorben ist. Es ist ein schönes Mädchen.»

   d) «Zum Glück sind Sie beide jung und können noch ein Baby bekommen.»

Antworten zu den Fragen zu Kapitel 9

1. Die vier Prinzipien lauten:

   - Respekt vor dem Recht auf Freiheit und auf die Unabhängigkeit, Veränderungen vorzunehmen, die das eigene Leben betreffen (Prinzip der Patientenautonomie)

   - Handeln zum Wohle anderer (Prinzip «Mehr nützen als schaden»)

   - Vermeiden von unnötigem Schaden bei anderen (Prinzip der Schadensvermeidung)

   - Menschen wahrhaftig und fair behandeln (Prinzip der Gerechtigkeit).

2. Richtig.

3. b) Sagen Sie ihnen, Sie würden versuchen, ihre Entscheidung zu unterstützen, müssten jedoch abwarten, bis Sie das Baby nach der Geburt untersucht hätten, um zu beschließen, was Sie tun. Sie sagen ihnen, dass Sie ihre Entscheidung respektieren, dass jedoch in manchen Fällen aufgrund des Zustandes des Kindes nach der Geburt unter Umständen diese Entscheidung revidiert werden muss

4. Alle folgenden Punkte:

   - Berücksichtigen Sie sich im Gespräch auch auf die geburtshilflichen Aspekte der Betreuung.

   - Erklären Sie, wer anwesend sein wird und welche Rolle die Betreffenden spielen.

   - Erklären Sie die Statistik und Ihre Beurteilung der Chancen des Babys für das Überleben und mögliche Behinderungen.

   - Stellen Sie fest, was die Eltern wünschen und erwarten.

   - Informieren Sie die Eltern darüber, dass Entscheidungen unter Umständen nach Ihrer Untersuchung des Babys nach der Geburt modifiziert werden müssen.

5. a) Erklären Sie den Eltern die Situation, und fragen Sie sie, ob sie das Baby im Arm halten möchten.

6. Einer oder beide der folgenden Sätze sind geeignet:

   a) «Es tut mir Leid, wir haben Ihr Baby zu reanimieren versucht, aber die Reanimation war erfolglos, und Ihr Baby ist gestorben.»

   c) «Es tut mir Leid, dass Ihr Baby gestorben ist. Es ist ein schönes Mädchen.»

Megacode – Testformular (Grundlagen)

TeilnehmerIn:

PrüferIn: Datum:

Abgeschlossene Kapitel: 1 bis 4   Bestanden: _____   Wiederholen: _____

Bewertung: 0 = nicht vorgenommen; 1 = inkorrekt, unvollständig oder außer der Reihe vorgenommen; 2 = in korrekter Reihenfolge vorgenommen
- Der Lernende *muss* jeden der 5 **fett** gesetzten Punkte korrekt durchführen.
- Das Szenario muss «Herzfrequenz bleibt < 100 Schläge/min und keine Thoraxexkursionen» enthalten, um Korrekturmaßnahmen zeigen zu können (Kap. 3).
- Das Szenario muss «Herzfrequenz bleibt trotz Überdruckbeatmung < 60 Schläge/min» enthalten, um Herzdruckmassage zeigen zu können.
- Der Teilnehmer muss Beatmung **und** Herzdruckmassage vorführen.
- Ein Szenario mit mekoniumhaltiger Amnionflüssigkeit ist optional.

Kapitel	Lerninhalt	0	1	2
1	**Überprüft Beutel, Maske und Sauerstoffversorgung**			
	Stellt 4 Fragen zur Beurteilung (Termin? Mekonium? Atmend? Muskeltonus?)			
2	(Optional:) Falls Mekonium vorhanden, stellt fest, ob Absaugen indiziert ist.			
	Lagert den Kopf, saugt erst Mund, dann Nase ab.			
	Trocknet ab, entfernt feuchte Tücher und lagert neu.			
	Bittet um Beschreibung von Atmung, Herzfrequenz und Hautfarbe.			
3	**Spricht Notwendigkeit der Überdruckbeatmung an.** (Apnoe, Herzfrequenz < 100/min, zentrale Zyanose trotz O₂)			
	Sorgt korrekt für Überdruckbeatmung. (40–60 Atemhübe/min)			
	Prüft auf Anstieg der Herzfrequenz. (*Anmerkung des Kursleiters:* Herzfrequenz steigt NICHT.)			
	Ergreift korrekte Maßnahme, wenn Herzfrequenz nicht steigt und Thoraxexkursionen ausbleiben. (Maske wieder aufsetzen, Unterkiefer nach vorn anheben, Kopf neu lagern, auf Sekret prüfen, Mund öffnen, b. Bed. Druck erhöhen)			
	Herzfrequenz reevaluieren. (*Anmerkung des Kursleiters:* Herzfrequenz muss < 60/min bleiben.)			
4	Erkennt Notwendigkeit der Herzdruckmassage (Herzfrequenz < 60/min trotz 30 Sekunden effektiver Überdruckbeatmung)			
	Demonstriert korrekte Herzdruckmassagetechnik. (Korrekte Positionierung der Finger bzw. Daumen beurteilen, 1/3 des anteroposterioren Thoraxdurchmessers komprimieren.)			
	Demonstriert korrekte Geschwindigkeit und Koordination beim Beatmen. (Teilnehmer und Assistent bitten, den Platz zu tauschen.)			
Abschluss	Setzt Überdruckbeatmung angemessen fort bzw. bricht ab oder setzt frei fließenden Sauerstoff allmählich ab.			

	Einzelwertungen des Teilnehmers			
Alle 5 fett gesetzten Schritte korrekt durchgeführt?		J	N	Wiederholen
	Gesamtwertung des Teilnehmers (Untersummen addieren) Höchstwert: 30 Pkt. mit Mekonium / 28 Pkt. ohne Mekonium			
	Mindestpunktzahl zum Bestehen: 24 Pkt. mit Mekonium / 22 Pkt. ohne Mekonium		Bestanden Wiederholen	

Megacode-1

Megacode – Testformular (Fortgeschrittene)

TeilnehmerIn:			
PrüferIn:			
Abgeschlossene Kapitel: 1 bis 4; 5, 6		Datum:	
	Bestanden:	Wiederholen:	

Bewertung: 0 = nicht vorgenommen; 1 = inkorrekt, unvollständig oder außer der Reihe vorgenommen; 2 = in korrekter Reihenfolge vorgenommen
- Der Lernende *muss* jeden der 5 **fett** gesetzten Punkte korrekt durchführen.
- Das Szenario muss erforderliche Lerninhalte aus jedem Kapitel umfassen, das der Teilnehmer abgeschlossen hat.
- Alle Teilnehmer müssen die Kapitel 1 bis 4 und den Abschluss durchgearbeitet haben.
- Wer Kapitel 6 durcharbeitet, muss einen Umbilikalkatheter vorbereiten und legen oder dabei assistieren und (soweit es zu seiner Rolle gehört) Medikamente verabreichen. Diese Fertigkeiten werden weder bewertet noch beim Berechnen der Gesamtwertung berücksichtigt. Der Prüfer kann jedoch entscheiden, ob der Teilnehmer hinsichtlich dieser Fertigkeiten zusätzliches Feed-back und weitere Anleitung benötigt.
- Die Begriffe und Fertigkeiten der Kapitel 7 bis 9 können in den Megacode aufgenommen werden. Sie werden weder bewertet noch gehen sie in die Gesamtpunktzahl ein. Der Prüfer kann jedoch entscheiden, ob der Teilnehmer hinsichtlich dieser Fertigkeiten zusätzliches Feed-back und weitere Anleitung benötigt.

Kapitel	Mögl. Pkt. (einkreisen)	Lerninhalt	0	1	2
1	2	Überprüft Beutel, Maske und Sauerstoffversorgung			
	2	Stellt 4 Fragen zur Beurteilung (Termin? Mekonium? Atmend? Muskeltonus?)			
2	2 optional	(Optional:) Falls Mekonium vorhanden, stellt fest, ob Absaugen indiziert ist.			
	2	Lagert den Kopf, saugt erst Mund, dann Nase ab.			
	2	Trocknet ab, entfernt feuchte Tücher und lagert neu.			
	2	Bittet um Beschreibung von Atmung, Herzfrequenz und Hautfarbe.			
3	2	**Spricht Notwendigkeit der Überdruckbeatmung an.** (Apnoe, Herzfrequenz < 100/min, zentrale Zyanose trotz O$_2$)			
	2	**Sorgt korrekt für Überdruckbeatmung.** (40–60 Atemhübe/min)			
	2	Prüft auf Anstieg der Herzfrequenz. (*Anmerkung des Kursleiters:* Herzfrequenz steigt NICHT.)			
	2	**Ergreift korrekte Maßnahme, wenn Herzfrequenz nicht steigt und Thoraxexkursionen ausbleiben.** (Maske wieder aufsetzen, Unterkiefer nach vorn anheben, Kopf neu lagern, auf Sekret prüfen, Mund öffnen, b. Bed. Druck erhöhen)			
	2	Herzfrequenz reevaluieren. (*Anmerkung des Kursleiters:* Herzfrequenz muss < 60/min bleiben.)			
4	2	Erkennt Notwendigkeit der Herzdruckmassage (Herzfrequenz < 60/min trotz 30 Sekunden effektiver Überdruckbeatmung)			
	2	**Demonstriert korrekte Herzdruckmassagetechnik.** (Korrekte Positionierung der Finger bzw. Daumen beurteilen, 1/3 des anteroposterioren Thoraxdurchmessers komprimieren.)			
	2	Demonstriert korrekte Geschwindigkeit und Koordination beim Beatmen. (Teilnehmer und Assistent bitten, den Platz zu tauschen.)			
5	2	Erkennt, dass intubiert werden muss			
	2	Intubiert korrekt bzw. assistiert dabei korrekt.			
6	2	**Erkennt, dass Epinephrin verabreicht werden muss.** (Herzfrequenz < 60/min trotz Überdruckbeatmung und Herzdruckmassage)			
	Keine Wertung	Bereitet die korrekte Dosis von Epinephrin in einer Spritze vor. (0,1–0,3 ml/kg KG i.v. oder 0,3–1,0 ml/kg KG endotracheal)	Keine Wertung		
		Bereitet das Legen eines Nabelvenenkatheters vor.			
		Führt den Nabelvenenkatheter ein.			
		Verabreicht Epinephrin über den Nabelvenenkatheter und/oder den Endotrachealtubus.			
	2 optional	(Optional:) Erkennt, dass Volumenersatz nötig ist.			
Abschluss	2	Setzt Überdruckbeatmung angemessen fort bzw. bricht ab oder setzt Sauerstoff allmählich ab.			
	X .85	Summe aller eingekreisten Punkte (max. 38) Summe multipliziert mit 0,85 = zum Bestehen erforderliche Mindestpunktzahl			
		Einzelwertungen des Teilnehmers			
		Gesamtwertung des Teilnehmers (Einzelwerte addieren)			
		Alle 5 fett gesetzten Schritte korrekt durchgeführt?	J	N	Wiederholen
		Hat der Teilnehmer die Mindestpunktzahl zum Bestehen erreicht?			Ja, bestanden Nein, wiederholen

Anhang

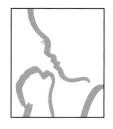

SONDERBEITRAG

Leitlinien 2005 der American Heart Association (AHA) für die kardiopulmonale Reanimation (CPR) und die kardiovaskuläre Intensivpflege (ECC) pädiatrischer und neonatologischer Patienten: Leitlinien der Neugeborenen-Reanimation

American Heart Association, American Academy of Pediatrics

Den Autoren zufolge müssen diese keine finanziellen Beziehungen (oder Beratertätigkeiten) aufdecken, die für diesen Artikel relevant wären.

Die folgenden Leitlinien richten sich an Ärzte und medizinisches Personal, die für die Reanimation Neugeborener verantwortlich sind. Sie gelten primär für Neugeborene, die den Übergang vom intra- zum extrauterinen Leben vollziehen. Die Empfehlungen sind auch auf Neugeborene anwendbar, welche die perinatale Übergangsphase abgeschlossen haben und während der ersten paar Wochen bis Monate nach der Geburt reanimiert werden müssen. Ärzte und medizinisches Personal, die Babys bei der Geburt oder zu irgendeinem Zeitpunkt während des anfänglichen Klinikaufenthalts reanimieren, sollten diesen Leitlinien folgen. Der Begriff «Neugeborenes» (engl. «newborn», «neonate») soll für jedes Baby während der initialen Hospitalisierung gelten. Der Begriff «Neugeborenes unmittelbar nach der Geburt» (engl. «newly born») soll speziell für ein Baby zum Zeitpunkt der Geburt gelten.

Etwa 10% der Neugeborenen bedürfen einer gewissen Unterstützung, um bei der Geburt mit dem Atmen zu beginnen. Etwa 1% benötigen ausgedehnte Reanimationsmaßnahmen. Zwar vollzieht die überwiegende Mehrheit der Neugeborenen unmittelbar nach der Geburt den Übergang von intra- zum extrauterinen Leben, ohne dass interveniert werden muss, jedoch wird auf Grund der zahlreichen Geburten bei etlichen von ihnen bis zu einem gewissen Grad eine Reanimation erforderlich.

Diejenigen Neugeborenen, welche keine Reanimation benötigen, lassen sich unmittelbar nach der Geburt im Allgemeinen anhand einer raschen Beurteilung folgender vier Merkmale erkennen:

- Kam das Kind nach einer abgeschlossenen Schwangerschaft zur Welt?
- Ist die Amnionflüssigkeit frei von Mekonium und Infektionszeichen?
- Atmet oder schreit das Kind?
- Hat das Kind einen guten Muskeltonus?

---

www.pediatrics.org/cgi/
doi/10.1542/peds.2006-349
doi/10.1542/peds.2006-0349

Dieser Bericht wurde veröffentlicht in: *Circulation*. 2005;112:IV-188–IV-195.

© 2005 by American Heart Association

Schlagworte

Reanimation, Neugeborenen-Reanimation, pädiatrische Notfallmaßnahmen

Abkürzungen

LOE – Level of Evidence, Evidenzgrad

LMA – Larynxmaske

i.v. – intravenös

Zur Veröffentlichung angenommen am 23. Januar 2006.

Pediatrics (ISSN-Nummern: Print 0031-4005, Online 1098-4275). Copyright © 2006 by American Academy of Pediatrics

Anhang

Lautet die Antwort auf alle vier Fragen «Ja», braucht das Kind keine Reanimation und sollte nicht von der Mutter getrennt werden. Es kann abgetrocknet, der Mutter direkt auf die Brust gelegt und mit trockenen Tüchern bedeckt werden, um die Körpertemperatur aufrechtzuerhalten. Atmung, Aktivität und Hautfarbe sollten fortlaufend beobachtet werden.

Lautet die Antwort auf eine dieser Fragen «Nein», sollte das Kind allgemeinem Konsens zufolge eine oder mehrere der folgenden vier Maßnahmenkategorien durchlaufen:

a) initiale Schritte der Stabilisierung (Wärmen, Lagern, Atemwege frei machen, Abtrocknen, Stimulieren, Repositionieren)

b) Beatmung

c) Herzdruckmassage

d) Verabreichen von Epinephrin und/oder Volumenersatzmittel.

Die Entscheidung, von einer Kategorie zur nächsten überzugehen, wird bestimmt durch die simultane Beurteilung von drei Vitalzeichen: Atmung, Herzfrequenz und Hautfarbe. Etwa 30 Sekunden stehen für jeden Schritt zur Verfügung, reevaluieren Sie und entscheiden Sie dann, ob Sie zum nächsten Schritt übergehen möchten **(s. Abb. 1)**.

DEN REANIMATIONSBEDARF VORHERSEHEN

Das Vorhersehen des Reanimationsbedarfs, eine adäquate Vorbereitung, akkurate Evaluation und promptes Initiieren der Notfallmaßnahmen sind entscheidend für eine erfolgreiche Neugeborenen-Reanimation. Bei jeder Geburt sollte wenigstens eine Person anwesend sein, deren primäre Verantwortung das soeben geborene Kind ist. Diese Person muss in der Lage sein, die Reanimation einschließlich Überdruckbeatmung und Herzdruckmassage einzuleiten. Entweder diese oder eine andere, unmittelbar verfügbare Person sollte über die erforderlichen Fertigkeiten verfügen, um eine komplette Reanimation einschließlich der endotrachealen Intubation und der Verabreichung von Medikamenten durchzuführen.[1]

Bei sorgfältiger Berücksichtigung von Risikofaktoren lassen sich die meisten Neugeborenen, die eine Reanimation benötigen werden, schon vor der Geburt identifizieren. Ist ein möglicher Reanimationsbedarf absehbar, sollte zusätzliches Personal hinzugezogen und das notwendige Instrumentarium vorbereitet werden. Wird eine Frühgeburt (< 37 Schwangerschaftswoche) erwartet, sind besondere Vorbereitungen nötig. Frühgeborene haben eine unreife Lunge, die unter Umstände schwieriger zu beatmen ist und leichter durch Überdruckbeatmung verletzt wird. Frühgeborene haben auch unreife Blutgefäße im Gehirn, die zur Hämorrhagie neigen, sowie eine dünne Haut und eine große Körperoberfläche, die zu einem raschen Wärmeverlust beitragen. Sie sind verstärkt infektionsanfällig und infolge des geringen Blutvolumens dem erhöhten Risiko eines hypovolämischen Schocks ausgesetzt.

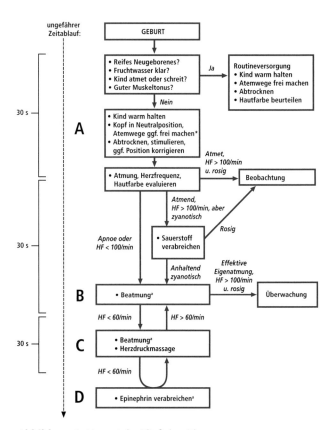

Abbildung 1: Neonataler Fließalgorithmus.
HF = Herzfrequenz (Schläge/min);
[a] Endotracheale Intubation kann erwogen werden.

INITIALE SCHRITTE

Die initialen Schritte der Reanimation bestehen darin, für Wärme zu sorgen, indem das Kind unter eine Wärmequelle gelegt und der Kopf in «Schnüffelstellung» gebracht wird, um die Atemwege zu öffnen. Diese werden mit einer einfachen Absaughilfe oder einem Absaugkatheter freigemacht, das Kind wird abgetrocknet und zum Atmen angeregt. In neueren Studien wurden mehrere Aspekte dieser Initialschritte untersucht. Diese Studien werden im Folgenden zusammengefasst.

TEMPERATURÜBERWACHUNG

Frühgeborene mit sehr niedrigem Geburtsgewicht (< 1500 g) geraten wahrscheinlich trotz Anwendung herkömmlicher Techniken zur Eindämmung des Wärmeverlustes in eine Hypothermie (Evidenzgrad [LOE 5]).[2] Daher werden zusätzliche Wärmetechniken empfohlen, wie etwa, das Kind in Plastikfolie (nahrungsmittelgeeigneter, wärmebeständiger Kunststoff) zu hüllen und unter einen Wärmestrahler zu legen (Evidenzklasse IIa; LOE 2[3,4], LOE 4[5,6], LOE 5[7]). Die Körpertemperatur muss bei dieser Technik auf Grund des geringen, aber beschriebenen Risikos der Hyperthermie (LOE 2)[4] engmaschig überwacht werden. Es wurden auch andere Techniken zur Aufrechterhaltung der Körpertemperatur des Kindes im Kreißsaal angewandt (LOE 8)[8,9], wie z. B. Abtrocknen und Wickeln in gebeugter Stellung, Wärmepolster, erhöhte Umgebungstemperatur, Herstellen von Hautkontakt zur Mutter und Zudecken beider. Diese Techniken wurden jedoch weder in kontrollierten Studien evaluiert noch mit der Technik des Einhüllens Frühgeborener in Plastikfolie verglichen. Alle Prozeduren bei der Reanimation, einschließlich der endotrachealen Intubation, der Herzdruckmassage und des Legens von Zugängen, können während dieser Interventionen zur Aufrechterhaltung der Körpertemperatur vorgenommen werden. Kinder febriler Mütter haben erwiesenermaßen (LOE 4)[10-12] eine höhere Inzidenz für perinatale Atemdepression, Neugeborenenkrämpfe und Zerebralparese sowie ein erhöhtes Mortalitätsrisiko. Tierexperimentelle Studien (LOE 6)[13,14] zufolge geht Hyperthermie während oder nach einer Ischämie mit einer Ausweitung der Hirnschädigung einher. Eine Hyperthermie sollte vermieden werden (Evidenzklasse IIb). Ziel ist, Normothermie zu erreichen und eine iatrogene Hyperthermie zu vermeiden.

ENTFERNEN VON MEKONIUM AUS DEN ATEMWEGEN

Das Aspirieren von Mekonium vor der Entbindung, während der Geburt oder bei der Reanimation kann eine schwere Aspirationspneumonie auslösen. Eine geburtshilfliche Technik, mit der versucht werden kann, das Aspirieren zu verringern, besteht im Absaugen des Mekoniums aus den Atemwegen des Kindes nach dem Entwickeln des Kopfes, aber nicht vor dem Entwickeln der Schultern (intrapartales Absaugen). Zwar sprechen einige Studien (LOE 3)[15-17] dafür, dass intrapartales Absaugen das Risiko eines Aspirationssyndroms senken könnte, jedoch zeigten nachfolgende Belege aus einer großen, randomisierten Multicenterstudie (LOE 1)[18] keinen solchen Effekt. In den aktuellen Empfehlungen wird daher nicht mehr dazu geraten, Kinder von Müttern mit Mekonium in der Amnionflüssigkeit während der Geburt oro- oder nasopharyngeal abzusaugen (Evidenzklasse I).

Nach bisheriger Lehrmeinung (LOE 5)[19-21] zufolge sind Babys mit Mekonium sofort nach der Geburt endotracheal zu intubieren, und beim Zurückziehen des Endotrachealtubus wird abgesaugt. Randomisiert-kontrollierte Studien (LOE 1)[15,22] haben gezeigt, dass dieses Vorgehen bei vitalen Babys keinen Nutzen bietet (Evidenzklasse I). Ein vitales Baby ist definiert als ein Kind mit kräftigen Atemanstrengungen, gutem Muskeltonus und einer Herzfrequenz von mehr als 100 Schlägen/min. Nichtvitale Kinder sollten unmittelbar nach der Geburt endotracheal abgesaugt werden (Evidenzklasse: unbestimmt).

REGELMÄSSIGE EVALUATION IN 30-SEKUNDEN-INTERVALLEN

Nach der Beurteilung unmittelbar nach der Geburt und den initialen Schritten sollten die weiteren Reanimationsbemühungen von der simultanen Beurteilung von Atmung, Herzfrequenz und Hautfarbe geleitet sein. Nach den ersten Atemanstrengungen sollte das Neugeborenes unmittelbar nach der Geburt von sich aus zu einer regelmäßigen Atmung gelangen, die ausreicht, um die Hautfarbe zu verbessern und eine Herzfrequenz von mehr als 100 Schlägen/min aufrechtzuerhalten. Nach-Luft-Schnappen und Apnoe zeigen die Notwendigkeit assistierter Beatmung.[23] Auch eine zu- bzw. abnehmende Herzfrequenz kann Zeichen einer Besserung bzw. Verschlechterung sein.

Ein nicht beeinträchtigtes Neugeborenes unmittelbar nach der Geburt schafft es ohne zusätzliche Sauerstoffgabe, dass seine Schleimhäute rosig werden und bleiben. Ergebnisse der kontinuierlichen Oximetrie haben jedoch gezeigt, dass der neonatale Übergang ein schrittweiser Prozess ist. Zum Termin geborene, gesunde Babys benötigen unter Umständen mehr als 10 Minuten, um eine präduktale Sauerstoffsättigung von über 95 % und fast eine Stunde, um eine postduktale Sauerstoffsättigung von über 95 % (LOE 5) zu

Anhang

erreichen.[24–26] Die zentrale Zyanose wird bestimmt durch Untersuchung des Gesichts, des Körperstamms und der Schleimhäute. Akrozyanose (blaue Färbung ausschließlich an Händen und Füßen) ist gewöhnlich ein normaler Befund bei der Geburt und kein zuverlässiger Indikator einer Hypoxämie, kann jedoch andere Zustände, wie etwa Kältestress, anzeigen. Blässe oder marmorierte Haut kann ein Zeichen verminderter Herzleistung, schwerer Anämie, Hypovolämie, Hypothermie oder Azidose sein.

VERABREICHEN VON SAUERSTOFF

Es gibt Bedenken hinsichtlich möglicher schädlicher Auswirkungen von 100%igem Sauerstoff auf die Atemphysiologie und die Hirndurchblutung sowie in Bezug auf eine mögliche Gewebsschädigung durch freie Sauerstoffradikale. Umgekehrt bestehen auch Bedenken hinsichtlich eines Gewebsschadens durch Sauerstoffentzug während und nach einer Asphyxie. Studien (LOE 6)[27–31], in denen der Blutdruck, die Hirndurchblutung und verschiedene biochemische Messgrößen für die Zellschädigung bei asphyktischen Tieren untersucht wurden, die mit 100% versus 21% Sauerstoff (Raumluft) reanimiert wurden, zeigten widersprüchliche Ergebnisse. Eine Studie (LOE 2)[32] an Frühgeborenen (< 33 Schwangerschaftswoche), die 80% Sauerstoff ausgesetzt waren, zeigte im Vergleich zu Frühgeborenen, die mit 21% Sauerstoff stabilisiert worden waren, eine niedrigere Hirndurchblutung. Einige Tierstudien (LOE 6)[27] zeigten einen entgegengesetzten Effekt, d.h. niedrigeren Blutdruck und verminderte Hirndurchblutung bei 21% Sauerstoff (Raumluft) gegenüber 100% Sauerstoff. Die Meta-Analyse von vier Studien an Menschen (LOE 1)[33,34] zeigte im Vergleich zu Kindern, die mit 100% Sauerstoff reanimiert worden waren, eine Abnahme der Mortalitätsrate und keinerlei Belege für eine Schädigung bei Kindern, die mit Raumluft reanimiert worden waren. Allerdings sollten diese Ergebnisse auf Grund erheblicher methodologischer Bedenken mit Vorsicht betrachtet werden.

Zusätzlicher Sauerstoff wird empfohlen, wann immer Überdruckbeatmung zur Reanimation angezeigt ist. Sauerstoff sollte Babys verabreicht werden, die atmen, aber eine zentrale Zaynose haben (Evidenzklasse: unbestimmt). Das Standardvorgehen bei der Reanimation ist der Einsatz von 100% Sauerstoff. Manche Kliniker beginnen die Reanimation unter Umständen bei Sauerstoffkonzentrationen von weniger als 100%, und manche beginnen vielleicht ohne zusätzlichen Sauerstoff, d.h. mit Raumluft. Es gibt Evidenz für beide Vorgehensweisen bei der Reanimation Neugeborener. Wird die Reanimation mit Raumluft begonnen, empfiehlt es sich, zusätzlichen Sauerstoff zu verabreichen, falls bis 90 Sekunden nach der Geburt keine spürbare Besserung eintritt. Wo zusätzlicher Sauerstoff nicht ohne Weiteres zur Verfügung steht, sollte Überdruckbeatmung bei Raumluft erfolgen (Evidenzklasse: unbestimmt).

Das Verabreichen einer variablen, durch Pulsoximetrie gelenkten Sauerstoffkonzentration kann die Fähigkeit verbessern, rascher Normoxie zu erreichen. Bedenken hinsichtlich potenzieller oxidativer Schäden sollten den Kliniker besonders bei Frühgeborenen vor dem Einsatz von zu viel Sauerstoff warnen.

ÜBERDRUCKBEATMUNG

Wenn das Baby apnoisch bleibt oder weiter nach Luft schnappt, wenn die Herzfrequenz 30 Sekunden nach Einleiten der initialen Schritte unter 100 Schlägen/min bleibt oder wenn das Baby trotz zusätzlicher Sauerstoffgabe auch weiterhin eine zentrale Zyanose zeigt, beginnen Sie mit der Überdruckbeatmung.

ERSTE ATEMZÜGE UND ASSISTIERTE BEATMUNG

Bei Babys, die zum Termin geboren werden, führen erste Atemzüge der Lunge – spontan oder assistiert – zu einer funktionellen Residualkapazität (LOE 5).[35–41] Das jeweilige Optimum für Druck, Beatmungszeit und Strömungsgeschwindigkeit, das nötig ist, um eine effektive funktionelle Residualkapazität zu erreichen, ist bisher unbekannt. Mit durchschnittlichen initialen Spitzendrücken von 30–40 cm H_2O (Blähzeit unbestimmt) lassen sich reaktionslose, zum Termin geborene Babys gewöhnlich erfolgreich beatmen (LOE 5).[36,38,40–43] Die Frequenz der Beatmung beträgt gewöhnlich 40–60 Atemzüge/min, die relative Wirksamkeit verschiedener Geschwindigkeiten wurde jedoch nicht untersucht.

Die primäre Messgröße einer adäquaten Initialbeatmung ist der prompte Anstieg der Herzfrequenz. Wenn die Herzfrequenz nicht steigt, sollten die Thoraxexkursionen beurteilt werden. Die anfänglich benötigten Spitzendrücke sind variabel und sollten individuell angepasst werden, um bei jedem Atemzug einen Anstieg der Herzfrequenz und/oder Thoraxexkursionen zu erreichen. Wird der Beatmungsdruck überwacht, kann ein initialer Beatmungsdruck von 20 cm H_2O effektiv sein, bei manchen zum Termin Geborenen ohne Spontanatmung (Evidenzklasse IIb) können jedoch 30–40 cm H_2O oder mehr erforderlich sein. Wird der Druck nicht überwacht, sollte der Mindestbeatmungsdruck genommen werden, der nötig ist, um einen Anstieg der Herzfrequenz zu erreichen. Für die Empfehlung eines optimalen Beatmungsdrucks reichen die Belege nicht aus. Insgesamt gesehen sollte die assistierte Beatmung in einer Geschwindigkeit von 40–60 Atemzügen/min (Evidenzklasse: unbestimmt; LOE 8) durchgeführt werden, um rasch eine Herzfrequenz von 100 Schlägen/min zu erreichen bzw. aufrechtzuerhalten.

AUSRÜSTUNG

Eine effektive Beatmung lässt sich mit einem durch Flow entfaltenden Beatmungsbeutel, einem selbstentfaltenden Beatmungsbeutel oder einem Beatmungssystem mit T-Stück erreichen (LOE 4[44, 45], LOE 5[46]). Ein T-Stück ist eine mit einem Ventil versehene, mechanische Vorrichtung zur Durchflusskontrolle und Druckbegrenzung. Die Überdruckventile von selbstentfaltenden Beatmungsbeuteln sind strömungsabhängig, und die erzeugten Drücke können die vom Hersteller ausgewiesenen Werte überschreiten (LOE 6).[47] Zielbeatmungsdrücke und lange Inspirationszeiten lassen sich stetiger mit mechanischen Modellen erreichen, bei denen T-Stücke statt Beatmungsbeutel verwandt werden (LOE 6),[48] auch wenn die klinischen Implikationen nicht klar sind. Um die gewünschten Drücke zu erzeugen, benötigt das Fachpersonal mehr Training im Gebrauch eines durch Flow entfaltenden Beatmungsbeutels als mit selbstentfaltenden Beatmungsbeuteln (LOE 6).[49] Zur Beatmung eines Neugeborenen kann ein selbstentfaltender Beatmungsbeutel, ein durch Flow entfaltender Beatmungsbeutel oder ein T-Stück verwandt werden (Evidenzklasse IIb).

Eine Larynxmaske (LMA), die über die Larynxöffnung passt, hat sich als effektiv erwiesen, um nahe dem Termin und zum Termin geborene Babys zu beatmen (LOE 2[50] und LOE 5[51]). Über ihre Anwendung bei kleinen Frühgeborenen gibt es nur begrenzte Daten (LOE 5)[52, 53]. Daten aus drei Fallreihen (LOE 5)[51, 54, 55] zeigen, dass der Einsatz einer LMA in einem Zeitrahmen, der sich mit den aktuellen Reanimationsleitlinien deckt, für eine effektive Beatmung sorgen kann, wobei die untersuchten Kinder allerdings nicht reanimiert wurden. Eine randomisiert-kontrollierte Studie (LOE 2)[50] ergab keinen klinisch signifikanten Unterschied zwischen dem Einsatz einer LMA und der endotrachealen Intubation, wenn die Beatmung mit Beutel und Maske erfolglos war. Unklar ist, ob sich diese Studie verallgemeinern lässt, weil die LMA jeweils von erfahrenem Personal eingeführt wurde. Fallberichte (LOE 5)[56–58] sprechen dafür, dass eine LMA für eine effektive Beatmung sorgen kann, wenn eine Beutel-Maske-Beatmung erfolglos und die endotracheale Intubation nicht möglich war. Es gibt nur unzureichende Belege, um den Routineeinsatz der LMA als primäres Atemwegsinstrumentarium während der Neugeborenen-Reanimation, bei mekoniumhaltiger Amnionflüssigkeit, bei Herzdruckmassage, bei Babys mit sehr niedrigem Geburtsgewicht oder zur notfallmäßigen endotrachealen Verabreichung von Medikamenten zu unterstützen (Evidenzklasse: unbestimmt).

ASSISTIERTE BEATMUNG FRÜHGEBORENER

Belege aus tierexperimentellen Studien (LOE 6)[59] deuten darauf hin, dass die Lunge Frühgeborener durch großvolumige Atemhübe unmittelbar nach der Geburt leicht verletzt werden. Zusätzlichen tierexperimentellen Studien (LOE 6)[60, 61] zufolge schützt positiver endexspiratorischer Druck bei der Überdruckbeatmung unmittelbar nach der Geburt gegen Lungenschäden und verbessert die Lungencompliance und den Gasaustausch (LOE 6).[60, 61] Belege aus Fallreihen menschlicher Babys zeigen, dass die meisten apnoischen Frühgeborenen mit einem initialen Beatmungsdruck von 20–25 cm H_2O beatmet werden können, wobei jedoch manche Babys, die nicht ansprechen, einen höheren Druck benötigen (LOE 5).[62, 63]

Beim Beatmen Frühgeborener nach der Geburt können exzessive Thoraxexkursionen großvolumige Atemhübe anzeigen, die vermieden werden sollten. Das Überwachen des Drucks kann helfen, stetig zu beatmen und unnötig hohe Drücke zu vermeiden (Evidenzklasse IIb). Ist Überdruckbeatmung erforderlich, so ist ein initialer Beatmungsdruck von 20–25 cm H_2O für die meisten Frühgeborenen angemessen (Evidenzklasse: unbestimmt). Kommt es nicht zum prompten Anstieg der Herzfrequenz oder der Thoraxexkursionen, sind unter Umständen höhere Drücke erforderlich. Sollte die Überdruckbeatmung fortgesetzt werden müssen, kann positiver endexspiratorischer Druck vorteilhaft sein (Evidenzklasse: unbestimmt). Auch kontinuierlicher positiver Atemwegsdruck bei nach der Reanimation spontan atmenden Frühgeborenen kann von Nutzen sein[63] (Evidenzklasse: unbestimmt).

ENDOTRACHEALE INTUBATION

Die endotracheale Intubation kann an mehreren Punkten der Neugeborenen-Reanimation indiziert sein, und zwar:

- wenn Mekonium tracheal abgesaugt werden muss
- wenn eine Beatmung mit Beutel und Maske ineffektiv ist oder über längere Zeit erfolgt
- bei Herzdruckmassage
- wenn Medikamente endotracheal verabreicht werden sollen
- bei besonderen Umständen der Reanimation, wie etwa einer Zwerchfellhernie oder extrem niedrigem Geburtsgewicht (< 1000 g).

Die Wahl des Zeitpunkts einer endotrachealen Intubation kann auch von der Geschicklichkeit und Erfahrung der jeweiligen Fachperson abhängen.

Nach der endotrachealen Intubation und intermittierender Überdruckbeatmung ist ein prompter Anstieg der Herzfrequenz der beste Indikator dafür, dass der Tubus im Bronchialbaum liegt und für eine effektive Beatmung gesorgt ist (LOE 5).[64] Der Nachweis von abgeatmetem CO_2 dient der Bestätigung für die Platzierung des Endotrachealtubus bei Babys, auch mit sehr niedrigem Geburtsgewicht (LOE 5).[65–68] Ein positives Testergebnis (Nachweis von abgeatmetem CO_2) bei Patienten mit adäquater Herzleistung bestätigt, das sich der Endotrachealtubus in der Trachea befindet, während ein negatives Ergebnis (d.h. kein Nachweis von abgeatmetem CO_2) stark für eine Intubation des Ösophagus spricht (LOE 5).[65, 67] Eine schwache oder fehlende Lungendurchblutung kann zu falsch negativen Ergebnissen führen (d.h. kein Nachweis von abgeatmetem CO_2 trotz Platzierung des Tubus in der Trachea). Das Einbringen des Endotrachealtubus wird jedoch bei nahezu allen Patienten, die keinen Herzstillstand haben, korrekt identifiziert (LOE 7).[69] Ein falsch negatives Ergebnis kann auch zu einer unnötigen Extubierung schwer kranker Kinder mit schwacher Herzleistung führen.

Weitere klinische Indikatoren einer korrekten Platzierung des Endotrachealtubus sind die Beurteilung von Kondenswasser aus feuchtem Atemgas während der Ausatmung sowie das Vorhandensein oder Fehlen von Thoraxexkursionen, die jedoch bei Neugeborenen noch nicht systematisch evaluiert wurden. Das Einführen eines Endotrachealtubus muss beim Intubieren visuell und nach dem Intubieren durch Bestätigungsmethoden beurteilt werden, wenn die Herzfrequenz niedrig bleibt und nicht steigt. Ausgenommen bei der Intubation zur Entfernung von Mekonium, ist der Nachweis von abgeatmetem CO_2 die empfohlene Methode zur Bestätigung (Evidenzklasse IIa).

HERZDRUCKMASSAGE

Herzdruckmassage ist indiziert, wenn die Herzfrequenz trotz adäquater Beatmung mit zusätzlichem Sauerstoff über 30 Sekunden hinweg unter 60 Schlägen/min bleibt. Da Beatmung die effektivste Maßnahme in der Neugeborenen-Reanimation ist und Herzdruckmassage wahrscheinlich mit einer effektiven Beatmung konkurriert, sollten die rettenden Helfer sicherstellen, dass die assistierte Beatmung vor dem Beginn der Herzdruckmassage optimal durchgeführt wird.

Die Herzdruckmassage sollte im unteren Drittel des Sternums[70, 71] bis zu einer Tiefe von einem Drittel des anteroposterioren Thoraxdurchmessers vorgenommen werden. Zwei Techniken wurden beschrieben: Kompression mit zwei Daumen, wobei die Finger den Thorax umfassen und den Rücken stützen[72–74] (Zweidaumentechnik) oder Kompression mit zwei Fingern, wobei die zweite Hand den Rücken stützt. Da sich mit der Zweidaumentechnik höhere systolische Spitzendrücke und ein höherer koronarer Perfusionsdruck erzeugen lassen als mit der Zweifingertechnik (LOE 5[75], LOE 6[76]), wird Erstere zur Herzdruckmassage bei Neugeborenen unmittelbar nach der Geburt empfohlen. Die Zweifingertechnik ist jedoch unter Umständen vorzuziehen, wenn beim Anlegen eines Umbilikalkatheters der Nabel zugänglich sein muss.

Ein Verhältnis von Druck und Loslassen mit einer gegenüber der Loslassphase etwas längeren Kompressionsphase bietet theoretisch Vorteile für den Blutstrom bei einem sehr jungen Baby.[77] Außerdem sollten die Kompressionen mit der Beatmung koordiniert werden, damit beides nicht gleichzeitig geschieht (LOE 6).[78] Der Thorax sollte sich in der Loslassphase wieder vollständig weiten können, wobei die Daumen des Helfers jedoch nicht vom Thorax abgehoben werden sollten.

Herzdruckmassage und Beatmung sollten mit 90 Kompressionen und 30 Atemzügen in einem Verhältnis von 3 : 1 stehen, um etwa 120 Einzelschritte pro Minute zu erreichen und die Beatmung bei erreichbarem Tempo zu maximieren (Evidenzklasse: unbestimmt). Jedem Einzelschritt wird demnach etwa eine halbe Sekunde gewidmet, wobei die Ausatmung während der ersten Kompression nach jedem Beatmungsvorgang erfolgt.

Atmung, Herzfrequenz und Hautfarbe sollten etwa alle 30 Sekunden überprüft werden, und die koordinierte Herzdruckmassage mit Beatmung sollte fortgesetzt werden, bis die spontane Herzfrequenz 60 Schläge/min oder mehr beträgt (Evidenzklasse IIa, LOE 8).

MEDIKAMENTE

Medikamente sind bei der Reanimation Neugeborener unmittelbar nach der Geburt nur selten indiziert.[79] Eine Bradykardie ist gewöhnlich Folge einer unzureichenden Blähung der Lunge oder einer tiefen Hypoxämie, und eine adäquate Atmung zu schaffen ist der wichtigste Schritt, um dies zu korrigieren. Bleibt die Herzfrequenz jedoch trotz adäquater Beatmung mit 100 % Sauerstoff und Herzdruckmassage unter 60 Schlägen/min, kann die Verabreichung von Epinephrin oder Volumenexpandern indiziert sein. In seltenen Fällen können nach einer Reanimation Puffersubstanzen, ein Opiatantagonist oder vasoaktive Substanzen von Nutzen sein.

WEGE DER VERABREICHUNG UND DOSIERUNG VON EPINEPHRIN

In früheren Leitlinien wurde empfohlen, die initialen Epinephrindosen über einen Endotrachealtubus zu verabreichen, weil sich die Dosis rascher verabreichen lässt, als wenn erst ein intravenöser Zugang gelegt werden muss. In tierexperimentellen Studien (LOE 6)[80–82], die eine positive Wirkung von endotracheal verabreichtem Epinephrin zeigten, wurden erheblich höhere Dosen verabreicht als gegenwärtig empfohlen werden, und in der einen tierexperimentellen Studie (LOE 6)[83], in der die gegenwärtig empfohlenen Dosen endotracheal verabreicht wurden, zeigte sich keine Wirkung. Angesichts des Mangels an Daten zu endotracheal verabreichtem Epinephrin sollte der intravenöse Weg gewählt werden, sobald ein venöser Zugang geschaffen wurde.

Die empfohlene Dosis beträgt 0,01–0,03 mg/kg KG je Dosis. Höhere intravenöse Dosen sind nicht zu empfehlen (Evidenzklasse III), da sich in tierexperimentellen Studien (LOE 6)[84, 85] und in pädiatrischen Studien (LOE 7)[87] nach intravenöser Verabreichung von Dosen im Bereich von 0,1 mg/kg KG eine überschießende Hypertonie, verminderte Myokardfunktion und schlechtere neurologische Funktion zeigte. Auf dem endotrachealen Weg sind Dosen von 0,01 oder 0,03 mg/kg KG wahrscheinlich unwirksam. Die intravenöse Verabreichung von 0,01–0,03 mg/kg KG ist der bevorzugte Weg (Evidenzklasse: IIa). Während der Zugang gelegt wird, kann die Gabe einer höheren Dosis (bis zu 0,1 mg/kg KG) über den Endotrachealtubus erwogen werden (Evidenzklasse: unbestimmt), jedoch wurden Sicherheit und Wirksamkeit dieses Vorgehens nicht erprobt. Die Konzentration des Epinephrins sollte für jede Verabreichungsform 1 : 10 000 (0,1 mg/ml) betragen.

VOLUMENEXPANSION

Bei Verdacht auf einen Blutverlust oder wenn das Baby im Schock zu sein scheint (blasse Haut, schwache Durchblutung, schwacher Puls) und auf andere Reanimationsmaßnahmen nicht adäquat reagiert hat, können Sie eine Volumenexpansion erwägen. Die Lösung der Wahl zur Volumenexpansion im Kreißsaal ist eher eine isotone kristalline Lösung statt Albumin (Evidenzklasse IIb, LOE 7).[87–89] Die empfohlene Dosis beträgt 10 ml/kg KG und muss unter Umständen wiederholt werden. Beim Reanimieren Frühgeborener sollte darauf geachtet werden, Volumenersatzmittel nicht zu rasch zu verabreichen, da rasche Infusionen großer Volumina mit intraventrikulären Blutungen einhergehen.

NALOXON

Die Verabreichung von Naloxon als Teil der initialen Reanimationsbemühungen im Kreißsaal wird bei Neugeborenen mit Atemdepression nicht empfohlen. Wird die Gabe von Naloxon erwogen, müssen durch Unterstützen der Atmung zunächst Herzfrequenz und Hautfarbe wiederhergestellt werden. Bevorzugter Applikationsweg ist die intravenöse oder intramuskuläre Gabe. Angesichts fehlender klinischer Daten zu Neugeborenen wird eine endotracheale Verabreichung von Naloxon nicht empfohlen (Evidenzklasse: unbestimmt). Die empfohlende Dosis beträgt 0,1 mg/kg KG, aber es gibt keine Studie, in der die Wirksamkeit dieser Dosis bei Neugeborenen untersucht worden wäre. In einem Fallbericht ging Naloxon bei dem Neugeborenen einer opiatabhängigen Mutter mit Krämpfen einher (LOE 8).[90] Daher sollte Naloxon bei Babys, bei deren Müttern der Verdacht auf eine seit langem bestehende Opiatexposition besteht, vermieden werden (Evidenzklasse unbestimmt). Naloxon hat unter Umständen eine kürzere Halbwertzeit als das ursprüngliche Opiat der Mutter, daher sollte das Neugeborene engmaschig auf eine rezidivierende Apnoe oder Hypoventilation überwacht werden, und ggf. sind Folgedosen von Naloxon erforderlich.

ÜBERWACHUNG NACH REANIMATION

Bei Babys, die reanimiert werden müssen, besteht nach der Normalisierung ihrer Vitalzeichen die Gefahr der erneuten Verschlechterung. Nachdem eine adäquate Beatmung und Durchblutung erreicht wurden, sollte das Baby in einem Umfeld gehalten oder dorthin verlegt werden, in dem engmaschige Überwachung und vorausschauende Versorgung stattfinden.

GLUKOSE

Niedrige Blutglukosespiegel gingen in einem neonatalen Tiermodell von Asphyxie und Reanimation mit ungünstigen neurologischen Ergebnissen einher (LOE 6).[91] Neugeborene Tiere (LOE 6)[92,93], die zum Zeitpunkt einer anoxischen oder hypoxisch-ischämischen Schädigung hypoglykämisch waren, zeigten im Vergleich zu Kontrollen größere Areale zerebraler Infarzierung, ein geringeres Überleben oder beides. Eine klinische Studie (LOE 4)[94] zeigte nach perinataler Asphyxie einen Zusammenhang zwischen Hypoglykämie und einem ungünstigen neurologischen Ergebnis.

Es gibt keine klinisch-neonatologischen Studien, in denen die Beziehung zwischen Hyperglykämie und neurologischem Ergebnis untersucht worden wäre, obwohl Hyperglykämie bei Erwachsenen (LOE 7 [extrapoliert][95]) mit einem schlechteren Ergebnis einhergeht. Der Bereich der Blutglukosekonzentration, der mit dem geringsten Hirnschaden nach Asphyxie und Reanimation einhergeht, lässt sich anhand der verfügbaren Belege nicht definieren. Babys, die in erheblichem Ausmaß reanimiert werden müssen, sollten überwacht und behandelt werden, um den Blutzucker im Normalbereich zu halten (Evidenzklasse: unbestimmt).

INDUZIERTE HYPOTHERMIE

In einer Multicenterstudie (LOE 2)[96] an Neugeborenen mit Verdacht auf Asphyxie (angezeigt durch die bei der Geburt erforderliche Reanimation, metabolische Azidose und frühe Enzephalopathie) ging das selektive Kühlen des Kopfes (34–35 °C) mit einer nichtsignifikanten Abnahme der Gesamtzahl an Überlebenden mit schweren Behinderungen im Alter von 18 Monaten, aber einem signifikanten Nutzen in der Untergruppe mit mäßiger Enzephalopathie einher. Babys mit schweren EEG-Veränderungen und Krämpfen zogen keinen Nutzen aus der Behandlung mit mäßiger Hypothermie (LOE 2).[96] Eine zweite große Multicenterstudie (LOE 2)[97] an asphyktischen Neugeborenen (angezeigt durch die bei der Geburt erforderliche Reanimation oder das Vorliegen einer metabolischen Enzephalopathie) umfasste die Behandlung mittels systemischer Hypothermie bei 33,5 °C im Anschluss an eine mäßige bis schwere Enzephalopathie. Die Hypothermie ging mit einer signifikanten Abnahme (18 %) an Todesfällen oder mäßiger Behinderung nach 18 Monaten einher.[97] Eine dritte kleine, kontrollierte Pilotstudie (LOE 2)[98,99] an asphyktischen Neugeborenen mit frühzeitig induzierter systemischer Hypothermie ergab weniger Todesfälle und Behinderung nach 12 Monaten.

Eine mäßige Hypothermie geht mit Bradykardie und erhöhtem Blutdruck einher, die gewöhnlich nicht behandlungsbedürftig sind, ein rascher Anstieg der Körpertemperatur kann jedoch Hypotonie verursachen (LOE 5).[100] Abkühlung auf eine Kerntemperatur von weniger als 33 °C kann zu Arrhythmie, Blutung, Thrombose und Sepsis führen. Bislang wurden diese Komplikationen in Studien an Babys, die mit mäßiger Hypothermie (z.B. 33–34,5 °C) behandelt wurden, jedoch noch nicht dokumentiert (LOE 2).[96,101]

Es gibt nicht genügend Daten, um den Routineeinsatz mäßiger systemischer oder selektiver zerebraler Hypothermie nach der Reanimation von Babys mit Verdacht auf Asphyxie zu empfehlen (Evidenzklasse: unbestimmt). Es bedarf weiterer klinischer Studien, um festzustellen, welche Kinder am meisten davon profitieren und welche Kühlmethode am wirksamsten ist. Eine Hyperthermie (erhöhte Körpertemperatur) zu vermeiden ist besonders wichtig bei Babys nach einem vermuteten hypoxisch-ischämischen Ereignis.

LEITLINIEN FÜR DAS UNTERLASSEN UND DEN ABBRUCH DER REANIMATION

Morbidität und Mortalität Neugeborener variieren je nach Region und Verfügbarkeit von Ressourcen (LOE 5).[102] Sozialwissenschaftliche Studien[103] deuten darauf hin, dass sich Eltern eine stärkere Rolle bei Entscheidungen über den Beginn der Reanimation und die weiteren Lebenserhaltungsmaßnahmen bei schwer geschädigten Kindern wünschen. Die Meinungen von Fachkräften der Neonatologie gehen hinsichtlich der Vor- und Nachteile aggressiver Therapien bei solchen Neugeborenen weit auseinander (LOE 5).[104]

UNTERLASSEN DER REANIMATION

Es gibt Zustände und Erkrankungen mit hoher Mortalität und ungünstigem Ausgang, in denen das Unterlassen der Reanimation als sinnvoll gelten kann, vor allem, wenn Gelegenheit bestand, die Zustimmung der Eltern einzuholen (LOE 5).[2, 105]

Schlüssiges und koordiniertes Herangehen an Einzelfälle durch das geburtshilfliche und neonatologische Team und die Eltern ist ein wichtiges Ziel. Der Nichtbeginn einer Reanimation und der Abbruch lebenserhaltender Maßnahmen während oder nach der Reanimation sind ethisch gleichwertig, und Kliniker sollten nicht zögern, die Maßnahmen abzubrechen, wenn ein funktionales Überleben in hohem Maße unwahrscheinlich ist. Die folgenden Leitlinien sollten entsprechend den jeweiligen regionalen Ergebnissen ausgelegt werden:

- Wenn das Gestationsalter, das Geburtsgewicht oder kongenitale Anomalien nahezu sicher zum frühen Tod führen und wenn die Morbidität unter den wenigen Überlebenden wahrscheinlich inakzeptabel hoch ist, ist eine Reanimation nicht indiziert (Evidenzklasse IIa). Beispiele sind extreme Frühreife (Gestationsalter < 23 Wochen oder Geburtsgewicht < 400 g), Anenzephalie und mit dem Leben unvereinbare Chromosomenanomalien, wie etwa die Trisomie 13.

- Bei Zuständen und Erkrankungen mit hoher Überlebensrate und akzeptabler Morbidität ist eine Reanimation fast immer indiziert (Evidenzklasse IIa). Dies umfasst im Allgemeinen Babys mit einem Gestationsalter von 25 Wochen oder mehr (sofern nicht eine fetale Gefährdung, etwa durch eine intrauterine Infektion oder Hypoxie-Ischämie nachgewiesen ist) sowie Babys mit den meisten kongenitalen Fehlbildungen.

- Bei Zuständen oder Erkrankungen mit ungewisser Prognose, grenzwertigem Überleben, relativ hoher Morbiditätsrate und einer absehbar hohen Belastung für das Kind sollten die Wünsche der Eltern hinsichtlich des Beginns einer Reanimation unterstützt werden (Evidenzklasse: unbestimmt).

EINSTELLEN DER REANIMATION

Babys, die nach 10-minütiger Reanimation keine Lebenszeichen (kein Herzschlag, keine Atemanstrengungen) von sich geben, haben entweder eine hohe Mortalität oder sind in ihrer neurologischen Entwicklung schwer beeinträchtigt (LOE 5).[106, 107] Nach 10 Minuten kontinuierlicher und adäquater Reanimationsbemühungen kann der Abbruch der Reanimation gerechtfertigt sein, wenn keine Lebenszeichen vorliegen (Evidenzklasse IIb).

AUTOREN DER LEITLINIEN FÜR DIE NEUGEBORENEN-REANIMATION

John Kattwinkel, MD
Jeffrey M. Perlman, MB, ChB
David Boyle, MD
William A. Engle, MD
Marilyn Escobedo, MD
Jay P. Halamek, MD
Louis P. Halamek, MD
Jane McGowan, MD
Nalini Singhal, MD
Gary M. Weiner, MD
Thomas Wiswell, MD
Jeanette Zaichkin, RNC, MN
Wendy Marie Simon, MA, CAE.

DANKSAGUNG

Das American Academy of Pediatrics Neonatal Resuscitation Program Steering Committee dankt John Kattwinkel für seinen fruchtbaren und wegweisenden Beitrag zu diesem Dokument.

LITERATUR

1. American Academy of Pediatrics, American College of Obstetricians and Gynecologists. In: Gilstrap LC, Oh W, eds. *Guidelines for Perinatal Care*. 5th ed. Elk Grove Village, IL: American Academy of Pediatrics;2002:187

2. Costeloe K, Hennessy E, Gibson AT, Marlow N, Wilkinson AR. The EPICure study: outcomes to discharge from hospital for infants born at the threshold of viability. *Pediatrics.* 2000;106:659–671
3. Vohra S, Frent G, Campbell V, Abbott M, Whyte R. Effect of polyethylene occlusive skin wrapping on heat loss in very low birth weight infants at delivery: a randomized trial. *J Pediatr.* 1999;134:547–551
4. Vohra S, Roberts RS, Zhang B, Janes M, Schmidt B. Heat Loss Prevention (HeLP) in the delivery room: a randomized controlled trial of polyethylene occlusive skin wrapping in very preterm infants. *J Pediatr.* 2004;145:750–753
5. Lyon AJ, Stenson B. Cold comfort for babies. *Arch Dis Child Fetal Neonatal Ed.* 2004;89:F93–F94
6. Lenclen R, Mazraani M, Jugie M, et al. Use of polyethylene bag: a way to improve the thermal environment of the premature newborn at the delivery room [in French]. *Arch Pediatr.* 2002;9:238–244
7. Bjorklund LJ, Hellstrom–Westas L. Reducing heat loss at birth in very preterm infants. *J Pediatr.* 2000;137:739–740
8. Baum JD, Scopes JW. The silver swaddler: device for preventing hypothermia in the newborn. *Lancet.* 1968;1(7544):672–673
9. Besch NJ, Perlstein PH, Edwards NK, Keenan WJ, Sutherland JM. The transparent baby bag: a shield against heat loss. *N Engl J Med.* 1971;284:121–124
10. Petrova A, Demissie K, Rhoads GG, Smulian JC, Marcella S, Ananth CV. Association of maternal fever during labor with neonatal and infant morbidity and mortality. *Obstet Gynecol.* 2001;98:20–27
11. Lieberman E, Lang J, Richardson DK, Frigoletto FD, Heffner LJ, Cohen A. Intrapartum maternal fever and neonatal outcome. Pediatrics. 2000;105:8–13
12. Grether JK, Nelson KB. Maternal infection and cerebral palsy in infants of normal birth weight. *JAMA.* 1997;278:207–211
13. Coimbra C, Boris-Moller F, Drake M, Wieloch T. Diminished neuronal damage in the rat brain by late treatment with the antipyretic drug dipyrone or cooling following cerebral ischemia. *Acta Neuropathol (Berl).* 1996;92:447–453
14. Dietrich WD, Alonso O, Halley M, Busto R. Delayed posttraumatic brain hyperthermia worsens outcome after fluid percussion brain injury: a light and electron microscopic study in rats. *Neurosurgery.* 1996;38:553–541; discussion 541
15. Wiswell TE, Gannon CM, Jacob J, et al. Delivery room management of the apparently vigorous meconium-stained neonate: results of the multicenter, international collaborative trial. *Pediatrics.* 2000;105:1–7
16. Falciglia HS, Henderschott C, Potter P, Helmchen R. Does DeLee suction at the perineum prevent meconium aspiration syndrome? *Am J Obstet Gynecol.* 1992;167:1243–1249
17. Carson BS, Losey RW, Bowes WA Jr, Simmons MA. Combined obstetric and pediatric approach to prevent meconium aspiration syndrome. *Am J Obstet Gynecol.* 1976;126:712–715
18. Vain NE, Szyld EG, Prudent LM, Wiswell TE, Aguilar AM, Vivas NI. Oropharyngeal and nasopharyngeal suctioning of meconium-stained neonates before delivery of their shoulders: multicentre, randomised controlled trial. *Lancet.* 2004;364:597–602
19. Gregory GA, Gooding CA, Phibbs RH, Tooley WH. Meconium aspiration in infants: a prospective study. *J Pediatr.* 1974;85:848–852
20. Rossi EM, Philipson EH, Williams TG, Kalhan SC. Meconium aspiration syndrome: intrapartum and neonatal attributes. Am J Obstet Gynecol. 1989;161:1106–1110
21. Davis RO, Philips JB III, Harris BA Jr, Wilson ER, Huddleston JF. Fatal meconium aspiration syndrome occurring despite airway management considered appropriate. *Am J Obstet Gynecol.* 1985;151:731–736
22. Halliday HL. Endotracheal intubation at birth for preventing morbidity and mortality in vigorous, meconium-stained infants born at term. *Cochrane Database Syst Rev.* 2001;(1):CD000500
23. Dawes GS. *Foetal and Neonatal Physiology: A Comparative Study of the Changes at Birth.* Chicago, IL: Year Book Medical Publishers Inc; 1968
24. Harris AP, Sendak MJ, Donham RT. Changes in arterial oxygen saturation immediately after birth in the human neonate. *J Pediatr.* 1986;109:117–119
25. Reddy VK, Holzman IR, Wedgewood JF. Pulse oximetry saturations in the first 6 hours of life in normal term infants. *Clin Pediatr (Phila).* 1999;38:87–92
26. Toth B, Becker A, Seelbach-Gobel B. Oxygen saturation in healthy newborn infants immediately after birth measured by pulse oximetry. *Arch Gynecol Obstet.* 2002;226:105–107
27. Solas AB, Kutzsche S, Vinje M, Saugstad OD. Cerebral hypoxemia-ischemia and reoxygenation with 21% or 100% oxygen in newborn piglets: effects on extracellular levels of excitatory amino acids and microcirculation. *Pediatr Crit Care Med.* 2001;2:340–345
28. Solas AB, Munkeby BH, Saugstad OD. Comparison of short and long-duration oxygen treatment after cerebral asphyxia in newborn piglets. *Pediatr Res.* 2004;56:125–131
29. Solas AB, Kalous P, Saugstad OD. Reoxygenation with 100 or 21% oxygen after cerebral hypoxemia-ischemia-hypercapnia in newborn piglets. *Biol Neonate.* 2004;85:105–111
30. Huang CC, Yonetani M, Lajevardi N, Delivoria-Papadopoulos M, Wilson DF, Pastuszko A. Comparison of postasphyxial resuscitation with 100% and 21% oxygen on

cortical oxygen pressure and striatal dopamine metabolism in newborn piglets. *J Neurochem.* 1995;65:292–298
31. Kutzsche S, Kirkeby OJ, Rise IR, Saugstad OD. Effects of hypoxia and reoxygenation with 21% and 100%-oxygen on cerebral nitric oxide concentration and microcirculation in newborn piglets. *Biol Neonate.* 1999;76:153–167
32. Lundstrom KE, Pryds O, Greisen G. Oxygen at birth and prolonged cerebral vasoconstriction in preterm infants. *Arch Dis Fetal Neonatal Ed.* 1995;73:F81–F86
33. Tan A, Schulze A, O'Donnell CP, Davis PG. Air versus oxygen for resuscitation of infants at birth. *Cochrane Database Syst Rev.* 2005;(2):CD002273
34. Davis PG, Tan A, O'Donnell CP, Schulze A. Resuscitation of newborn infants with 100% oxygen or air: a systematic review and meta-analysis. *Lancet.* 2004; 364:1329–1333
35. Karlberg P, Koch G. Respiratory studies in newborn infants, III: development of mechanics of breathing during the first week of life. A longitudinal study. *Acta Paediatr.* 1962;(suppl 135):121–129
36. Vyas H, Milner AD, Hopkin IE, Boon AW. Physiologic response to prolonged and slow-rise inflation in the resuscitation of the asphyxiated newborn infant. *J Pediatr.* 1981;99:635–639
37. Vyas H, Field D, Milner AD, Hopkin IE. Determinants of the first inspiratory volume and functional residual capacity at birth. *Pediatr Pulmonol.* 1986;2:189–193
38. Boon AW, Milner AD, Hopkin IE. Lung expansion, tidal exchange, and formation of the functional residual capacity during resuscitation of asphyxiated neonates. *J Pediatr.* 1979;95:1031–1036
39. Morola JP, Fisher JT, Smith JB, Fox GS, Weeks S, Willis D. Onset of respiration in infants delivered by caesarean section. *J Appl Physiol.* 1982;52:716–724
40. Hull D. Lung expansion and ventilation during resuscitation of asphyxiated newborn infants. *J Pediatr.* 1969; 75:47–58
41. Upton CJ, Milner AD. Endotracheal resuscitation of neonates using a rebreathing bag. *Arch Dis Child.* 1991; 66:39–42
42. Boon AW, Milner AD, Hopkin IE. Physiological response of the newborn infant to resuscitation. *Arch Dis Child.* 1979;54:492–498
43. Milner AD, Vyas H, Hopkin IE. Efficacy of facemask resuscitation at birth. *BMJ.* 1984;289:1563–1565
44. Allwood AC, Madar RJ, Baumer JH, Readdy L, Wright D. Changes in resuscitation practice at birth. *Arch Dis Child Fetal Neonatal Ed.* 2003;88:F375–F379
45. Hoskyns EW, Milner AD, Hopkin IE. A simple method of face mask resuscitation at birth. *Arch Dis Child.* 1987; 62:376–378
46. Cole AF, Rolbin SH, Hew EM, Pynn S. An improved ventilator system for delivery-room management of the newborn. *Anesthesiology.* 1979;51:356–358

47. Ganga-Zandzou PS, Diependaele JF, Storme L, et al. Is Ambu ventilation of newborn infants a simple question of fingertouch [in French]? *Arch Pediatr.* 1996; 3:1270–1272
48. Finer NN, Rich W, Craft A, Henderson C. Comparison of methods of bag and mask ventilation for neonatal resuscitation. *Resuscitation.* 2001;49:299–305
49. Kanter RK. Evaluation of mask-bag ventilation in resuscitation of infants. *Am J Dis Child.* 1987;141:761–763
50. Esmail N, Saleh M, Ali A. Laryngeal mask airway versus endotracheal intubation for Apgar score improvement in neonatal resuscitation. *Egyptian J Anesthesiol.* 2002; 18:115–121
51. Gandini D, Brimacombe JR. Neonatal resuscitation with the laryngeal mask airway in normal and low birth weight infants. *Anesth Analg.* 1999;89:642–643
52. Brimacombe J, Gandini D. Airway rescue and drug delivery in an 800 g neonate with the laryngeal mask airway. *Paediatr Anaesth.* 1999;9:178
53. Lonnqvist PA. Successful use of laryngeal mask airway in low-weight expremature infants with bronchopulmonary dysplasia undergoing cryotherapy for retinopathy of the premature. *Anesthesiology.* 1995;83:422–424
54. Paterson SJ, Byrne PJ, Molesky MG, Seal RF, Finucane BT. Neonatal resuscitation using the laryngeal mask airway. *Anesthesiology.* 1994;80:1248–1253
55. Trevisanuto D, Ferrarese P, Zanardo V, Chiandetti L. Laryngeal mask airway in neonatal resuscitation: a survey of current practice and perceived role by anaesthesiologists and paediatricians. *Resuscitation.* 2004; 60:291–296
56. Hansen TG, Joensen H, Henneberg SW, Hole P. Laryngeal mask airway guided tracheal intubation in a neonate with the Pierre Robin syndrome. *Acta Anaesthesiol Scand.* 1995;39:129–131
57. Osses H, Poblete M, Asenjo F. Laryngeal mask for difficult intubation in children. *Paediatr Anaesth.* 1999; 9:399–401
58. Stocks RM, Egerman R, Thompson JW, Peery M. Airway management of the severely retrognathic child: use of the laryngeal mask airway. *Ear Nose Throat J.* 2002; 81:223–226
59. Ingimarsson J, Bjorklund LJ, Curstedt T, et al. Incomplete protection by prophylactic surfactant against the adverse effects of large lung inflations at birth in immature lambs. *Intensive Care Med.* 2004;30:1446–1453
60. Nilsson R, Grossmann G, Robertson B. Bronchiolar epithelial lesions induced in the premature rabbit neonate by short periods of artificial ventilation. *Acta Pathol Microbiol Scand [A].* 1980;88:359–367
61. Probyn ME, Hooper SB, Dargaville PA, et al. Positive end expiratory pressure during resuscitation of premature lambs rapidly improves blood gases without adversely affecting arterial pressure. *Pediatr Res.* 2004;56:198–204

62. Hird MF, Greenough A, Gamsu HR. Inflating pressure for effective resuscitation of preterm infants. *Early Hum Dev*. 1991;26:69–72
63. Lindner W, Vossbeck S, Hummler H, Pohlandt F. Delivery room management of extremely low birth weight infants: spontaneous breathing or intubation? *Pediatrics*. 1999;103:961–967
64. Palme-Kilander C, Tunell R. Pulmonary gas exchange during facemask ventilation immediately after birth. *Arch Dis Child*. 1993;68:11–16
65. Aziz HF, Martin JB, Moore JJ. The pediatric disposable end-tidal carbon dioxide detector role in endotracheal intubation in newborns. *J Perinatol*. 1999;19:110–113
66. Bhende MS, Thompson AE. Evaluation of an end-tidal CO_2 detector during pediatric cardiopulmonary resuscitation. *Pediatrics*. 1995;95:395–399
67. Repetto JE, Donohue PCP, Baker SF, Kelly L, Nogee LM. Use of capnography in the delivery room for assessment of endotracheal tube placement. *J Perinatol*. 2001;21:284–287
68. Roberts WA, Maniscalco WM, Cohen AR, Litman RS, Chhibber A. The use of capnography for recognition of esophageal intubation in the neonatal intensive care unit. *Pediatr Pulmonol*. 1995;19:262–268
69. Bhende MS, Karasic DG, Karasic RB. End-tidal carbon dioxide changes during cardiopulmonary resuscitation after experimental asphyxial cardiac arrest. *Am J Emerg Med*. 1996;14:349–350
70. Orlowski JP. Optimun position for external cardiac compression in infants and young children. *Ann Emerg Med*. 1986;15:667–673
71. Phillips GW, Zideman DA. Relation of infant heart to sternum: its significance in cardiopulmonary resuscitation. *Lancet*. 1986;1(8488):1024–1025
72. Thaler MM, Stobie GH. An improved technique of external cardiac compression in infants and young children. *N Engl J Med*. 1963;269:606–610
73. David R. Closed chest cardiac massage in the newborn infant. *Pediatrics*. 1988;81:552–554
74. Todres ID, Rogers MC. Methods of external cardiac massage in the newborn infant. *J Pediatr*. 1975;86:781–782
75. Menegazzi JJ, Auble TE, Nicklas KA, Hosack GM, Rack L, Goode JS. Two-thumb versus two-finger chest compression during CRP in a swine infant model of cardiac arrest. *Ann Emerg Med*. 1993;22:240–243
76. Houri PK, Frank LR, Menegazzi JJ, Taylor R. A randomized, controlled trial of two-thumb vs two-finger chest compression in a swine infant model of cardiac arrest. *Prehosp Emerg Care*. 1997;1:65–67
77. Dean JM, Koehler RC, Schleien CL, et al. Age-related effects of compression rate and duration in cardiopulmonary resuscitation. *J Appl Physiol*. 1990;68:557–560
78. Berkowitz ID, Chantarojanasiri T, Koehler RC, et al. Blood flow during cardiopulmonary resuscitation with simultaneous compression and ventilation in infant pigs. *Pediatr Res*. 1989;26:558–564
79. Perlman JM, Risser R. Cardiopulmonary resuscitation in the delivery room: associated clinical events. *Arch Pediatr Adolesc Med*. 1995;146:20–25
80. Ralston SH, Voorhees WD, Babbs CF. Intrapulmonary epinephrine during prolonged cardiopulmonary resuscitation: improved regional blood flow and resuscitation in dogs. *Ann Emerg Med*. 1984;13:79–86
81. Ralston SH, Tacker WA, Showen L, Carter A, Babbs CF. Endotracheal versus intravenous epinephrine during electromechanical dissociation with CPR in dogs. *Ann Emerg Med*. 1985;14:1044–1048
82. Redding JS, Pearson JW. Metabolic acidosis: a factor in cardiac resuscitation. *South Med J*. 1967;60:926–932
83. Kleinman ME, Oh W, Stonestreet BS. Comparison of intravenous and endotracheal epinephrine during cardiopulmonary resuscitation in newborn piglets. *Crit Care Med*. 1999;27:2748–2754
84. Berg RA, Otto CW, Kern KB, et al. A randomized, blinded trial of high-dose epinephrine versus standard-dose epinephrine in a swine model of pediatric asphyxial cardiac arrest. *Crit Care Med*. 1996;24:1695–1700
85. Burchfield DJ, Preziosi MP, Lucas VW, Fan J. Effects of graded doses of epinephrine during asphyxia-induced bradycardia in newborn lambs. *Resuscitation*. 1993;25:235–244
86. Perondi MB, Reis AG, Paiva EF, Nadkarni VM, Berg RA. A comparison of high-dose and standard-dose epinephrine in children with cardiac arrest. *N Engl J Med*. 2004;350:1722–1730
87. So KW, Fok TF, Ng PC, Wong WW, Cheung KL. Randomised controlled trial of colloid or crystalloid in hypotensive preterm infants. *Arch Dis Child Fetal Neonatal Ed*. 1997;76:F43–F46
88. Emery EF, Greenough A, Gamsu HR. Randomised controlled trial of colloid infusions in hypotensive preterm infants. *Arch Dis Child*. 1992;67:1185–1188
89. Oca MJ, Nelson M, Donn SM. Randomized trial of normal saline versus 5% albumin for the treatment of neonatal hypotension. *J Perinatol*. 2003;23:473–476
90. Gibbs J, Newson T, Williams J, Davidson DC. Naloxone hazard in infant of opioid abuser. *Lancet*. 1989;2(8655):159–160
91. Brambrink AM, Ichord RN, Martin LJ, Koehler RC, Traystman RJ. Poor outcome after hypoxia-ischemia in newborns is associated with physiological abnormalities during early recovery: possible relevance to secondary brain injury after head trauma in infants. *Exp Toxicol Pathol*. 1999;51:151–162
92. Vannucci RC, Vannucci SJ. Cerebral carbohydrate metabolism during hypoglycaemia and anoxia in newborn rats. *Ann Neurol*. 1978;4:73–79
93. Yager JY, Heitjan DF, Towfighi J, Vannucci RC. Effect of

93. ...insulin-induced and fasting hypoglycaemia on perinatal hypoxic-ischemic brain damage. *Pediatr Res.* 1992; 31:138–142
94. Salhab WA, Wyckoff MH, Laptook AR, Perlman JM. Initial hypoglycaemia and neonatal brain injury in term infants with severe fetal academia. *Pediatrics.* 2004; 114:361–366
95. Kent TA, Soukup VM, Fabian RH. Heterogeneity affecting outcome from acute stroke therapy: making reperfusion worse. *Stroke.* 2001;32:2318–2327
96. Gluckman PD, Wyatt JS, Azzopardi D, et al. Selective head cooling with mild systemic hypothermia after neonatal encephalopathy: multicentre randomised trial. *Lancet.* 2005;365:663–670
97. Donovan EF, Faranoff AA, Poole WK, et al. Whole-body hypothermia for neonates with hypoxic-ischemic encephalopathy. *N Engl J Med.* 2005;353:1574–1584
98. Eicher DJ, Wagner CL, Katikaneni LP, et al. Moderate hypothermia in neonatal encephalopathe: safety outcomes. *Pediatr Neurol.* 2005;32:18–24
99. Eicher DJ, Wagner CL, Katikaneni LP, et al. Moderate hypothermia in neonatal encephalopathy: efficacy outcomes. *Pediatr Neurol.* 2005;32:11–17
100. Thoresen M, Whitelaw A. Cardiovascular changes during mild therapeutic hypothermia and rewarming in infants with hypoxic-ischemic encephalopathy. *Pediatrics.* 2000;106:92–99
101. Shankaran S, Laptook A, Wright LL, et al. Whole-body hypothermia for neonatal encephalopathy: animal observations as a basis for a randomized, controlled pilot study in term infants. *Pediatrics.* 2002; 110:377–385
102. De Leeuw R, Cuttini M, Nadai M, et al. Treatment choices for extremely preterm infants: an international perspective. *J Pediatr.* 2000;137:608–616
103. Lee SK, Penner PL, Cox M. Comparison of the attitudes of health care professionals and parents toward active treatment of very low birth weight infants. *Pediatrics.* 1991;88:110–114
104. Kopelman LM, Irons TG, Kopelman AE. Neonatologists judge the "Baby Doe" regulations. *N Engl J Med.* 1988;318:677–683
105. Draper ES, Manktelow B, Field DJ, James D. Tables for predicting survival for preterm births are updated. *BMJ.* 2003;327:872
106. Jain L, Ferre C, Vidyasagar D, Nath S, Sheftel D. Cardiopulmonary resuscitation of apparently stillborn infants: survival and long-term outcome. *J Pediatr.* 1991; 118:778–782
107. Haddad B, Mercer BM, Livingston JC, Talati A, Sibai BM. Outcome after successful resuscitation of babies born with Apgar scores of 0 at both 1 and 5 minutes. *Am J Obstet Gynecol.* 2000;182:1210–1214

Sachwortverzeichnis

A
AAP IX, XIII
Abbruch/Einstellen/Unterlassen 9-1, 9-10
ABCD-Regeln IX, 1-2
Absaugen 2-6, 2-7, 2-9, 7-4
– , endotracheal s. Intubation, endotracheale
  – Gerät 5-8
  – Hilfe, einfache 2-9
  – Katheter 2-9, 5-8
  – Material 1-26
Abtrocknen 2-10
ADH-Sekretion, inadäquate 7-14
Adrenalin 1-11, 1-26, 4-13, 6-6, 6-21
AHP IX, XIII
Akrozyanose 2-15
AMA 9-4
Anämie, fetale schwere 6-10
Anästhesie-Beutel s. Beatmungsbeutel
Antikonvulsiva 7-15
Apgar-Score 1-14, 1-29
Apnoe, nachträgliche 7-15
Apnoe, primäre/sekundäre 1-8, 1-9, 1-10
Asphyxie 1-2, 1-6, 1-7, 1-9
Atemdepression, opiatbedingte 6-4
Atemmaske s. Beatmungsmaske
Atemwege freimachen 2-2, 2-6, 2-9
Atemwege, offene 1-2
Atemwegsdruck, kontinuierlicher positiver s. CPAP
Atemwegsfehlbildung/-verlegung 7-4
Atemzug, erster 1-5, 2-4
Atmung, beschleunigte s. Tachypnoe
Atmung/Evaluation 2-13
Atmungsadaptation 1-4, 1-5
Atmungsadaptation, beeinträchtigte 1-6
  – Stimulation 1-8
  – Symptome 1-7
Atmungsunterstützung
  s. Beatmung; Sauerstoff
Atropin 6-4
Aufgabenverteilung, abgesprochene 1-17
Ausrüstung 1-17, 1-26, 2-24
Azidose 4-3, 6-4, 7-10, 7-13

B
Baby, extrem unreifes 7-9, 8-1
Baby, nicht vitales 2-6
Baby, vitales 2-5, 2-6
Beatmung 1-10, 2-14, 2-17, 3-1, 5-4
  – Atemfrequenz 3-23
  – Atemwege, blockierte 3-25
  – Atemwegshilfe s. Larynxmaske
  – Besserungsanzeichen 3-24
  – Druck, unzureichender 3-25
  – Druck, zu hoher 3-23
  – Effektivitätszeichen 3-9
  – Frühgeborene 8-10
  – Herzdruckmassage, kombiniert 4-2
  – Insufflationszeit 3-10
  – Intubation, bei/zwischen/danach 5-9, 5-19
  – Kernpunkte 3-33
  – Luftabschluss, unzureichender 3-25
  – Lungenvolumina, zu hohe 3-23
  – Material 1-26
  – Materialtest/-vorbereitung, 318
  – Sauerstoffkonzentrationen 3-10, 3-15
  – Systeme 3-5

Sachwortverzeichnis

- Test, praktischer 3-42
- Überdruckhöhe 3-10

Beatmungsbeutel,
flow-entfaltender 3-5, 3-6
- Druckeinstellung 3-53
- Durchflussregler/Sicherheit 3-12, 3-13, 3-53
- Frühgeborene 8-10
- Funktion 3-51
- Nachteile/Vorteile 3-8
- Sauerstoffverabreichung, direkte 3-16
- Testlauf 3-52
- Volumen 3-11
- Zusammensetzung/Technik 3-50

Beatmungsbeutel, selbstentfaltender 2-16, 3-5
- Druckbegrenzung/Sicherheit 3-11, 3-13, 3-49
- Nachteile/Vorteile 3-7
- Sauerstoffkonzentration 3-16, 3-47
- Sauerstoffreservoir 3-47
- Testlauf 3-48
- Volumen 3-11
- Zusammensetzung/Technik 3-46

Beatmungsmaske 2-16, 3-2
- Größe, passende 3-10
- Merkmale 3-17
- Positionieren, korrektes 3-21

Beatmungssystem m. T-Stück 2-16, 3-5, 3-7
- Einsatzvorbereitung 3-57
- Frühgeborene 8-11
- Funktion 3-56
- Nachteile/Vorteile 3-9
- Sauerstoffinsufflation 3-58
- Sauerstoffverabreichung, direkte 3-16
- Überdruckregler/Sicherheit 3-12, 3-13
- Volumen 3-11
- Zusammensetzung/Technik 3-56

Blutdruck, niedriger s. Hypotonie
Blutfluss, fetaler 1-4
Blutgasanalyse 7-12, 7-13
Blutverlust, erheblicher 1-6
Blutvolumenerhöhung, medikamentöse 6-3, 6-4
Bradykardie 1-6, 1-7, 7-7

C

Carina 5-5, 5-10
Choanalatresie 7-4
Code of Medical Ethics 9-4
CoSTR X
CPAP 3-5, 3-6, 3-7, 8-10
CPR-ECC X

D

Dopamin 6-4, 7-14
Druck, positiver endexspiratorischer s. PEEP
Ductus arteriosus 1-4
- Verschluss 1-6
Durchblutung, unzureichende 1-7

E

Einverständniserklärung 9-4
Elektrolytanomalien 7-14, 7-15
Eltern 9-5
- Entscheidung/Wille 9-6
- Gespräch/Diskussion 9-7
- Informationen/Überlebenschancen 9-7
- Nachsorgetermin 9-12
- Todesfall, perinataler 9-11, 9-12

Endotrachealtubus 2-7, 3-26, 5-4
- Arten 5-5
- Einführung 5-12, 5-15
- Fixierung 5-9
- Führungsstab 5-7, 5-16
- Kürzen 5-6
- Lage, falsche 5-20, 5-24, 5-25
- Orientierungspunkte, anatomische 5-10, 5-14
- Tiefe, korrekte 5-15
- Tubusspitze/Röntgenbild 5-21
- Vorbereitung 5-6

Enterokolitis, nekrotisierende 7-15
Enzephalopathie, hypoxisch-ischämische 7-10, 7-15

Sachwortverzeichnis

Epiglottis 5-10, 5-11, 5-13, 5-14
Epinephrin 1-11, 5-2, 6-3, 6-5, 6-21
- Dosis/Vorbereitung 6-7
- Indikation 6-6
- Wiederholungsdosis 6-9
- Wirkung 6-9

Erkrankung, kongenitale neuromuskuläre 7-10
Ernährungsprobleme 7-15
Erythrozytenkonzentrate 6-10
Ethik 9-1, 9-3
- Kernpunkte 9-13

Evaluation/Prioritäten 1-13
Evaluation/Vitalzeichen 2-13

F

Feten 1-4
Flüssigkeitshaushalt 7-14
Fruchtwasser 1-4
–, klares 2-2, 2-4
–, mekoniumhaltiges 2-3, 2-4
Frühgeborene 8-1
- Apnoe-/Bradykardie-Kontrolle 8-12
- Ausrüstung/Material 1-28
- Beatmung 8-10, 8-12
- Blutzuckerüberwachung 8-12
- Druckluftquelle 8-5
- Ernährung 8-13
- Frühreife, extreme 8-2
- Gefährdung 1-16, 8-4
- Hirnschaden/Risikominimierung 8-11
- Infektionen 8-13
- Kernpunkte 8-13
- Körpertemperatur/Wärmemittel 8-4, 8-6
- Personal, zusätzliches 8-4
- Pulsoximeter 8-5
- Ressourcen, zusätzliche 8-4
- Sauerstoffeinstellung/-konzentration 8-8, 8-9, 8-12
- Sauerstoffmischer 8-5
- Surfactant 8-11
- Vorsichtsmaßnahmen 8-12

Führungsperson 1-17

G

Ganzkörperödem 7-6
Geburt, unkomplizierte 2-2

Gefährdung s. Risikofaktoren
Gehirnschädigungen 7-10
Gerätschaften 1-17, 1-26
Gerechtigkeit 9-4
Gesetze 9-5
Gesichtsmaske s. Beatmungsmaske
Glottis 5-10, 5-11, 5-14
Glukose-Gabe 7-15
Guedel-Tubus 5-4, 7-4

H

Hautfarbe 1-13, 2-2, 2-13, 2-14
Herzdruckmassage 1-9, 1-10, 1-11, 4-1, 5-22
- Daumentechnik 4-5, 4-6
- Definition 4-4
- Druckstärke 4-9
- Effektivität, fehlende 4-13
- Einstellung 4-12
- Frequenz 4-10, 4-11
- Gefahren 4-10
- Indikation/Grund 4-3
- Kernpunkte 4-14
- Personen, ausführende 4-4
- Test, praktischer 4-18
- Zweifingertechnik 4-5, 4-7

Herzdruckmassage mit Überdruckbeatmung 4-2, 4-10
- Beatmungshub/Thoraxkompression 4-11

Herzfrequenz/Evaluation 2-13
Herzfrequenz, niedrige s. Bradykardie
Herzfrequenz/Richtlinien 1-8, 1-9, 1-10, 1-12, 1-13
Herzleiden, kongenitales 7-9
HIE 7-10, 7-15
Hochrisikogeburt 9-7
Hydrops fetalis 7-6
Hygrom, zystisches 7-5
Hyperthermie 7-16
Hypertonie, persistierende pulmonale 1-7, 2-17, 7-8, 7-13
Hypoglykämie 7-15
Hypokalzämie 7-15
Hyponatriämie 7-15
Hypotension, systemische 1-6
Hypotonie 1-7, 6-4, 7-14

Sachwortverzeichnis

Hypoventilation 7-15
Hypovolämie 6-4, 6-10
Hypoxämie 2-13, 7-15

I

ILCOR X
Ileus 7-15
Inspirationsdruck, maximaler s. PIP
Instrumente 1-17, 1-26, 2-24
Intubation, endotracheale 1-12, 1-19, 2-7, 3-26, 4-3, 4-13, 5-1
  – Absaugen 5-14
  – Absaugsystem/Vorbereitung 5-8
  – Alternativen 5-3
  – Atemgeräusche 5-19, 5-21
  – Beatmungsfortsetzung 5-22
  – Beatmungssystem 5-9, 5-19
  – Gefahren/Probleme 5-23, 5-26
  – Indikation 5-2
  – Kenntnisse, anatomische 5-10, 5-14
  – Kernpunkte 5-27
  – Kohlendioxiddetektor 5-18
  – Laryngoskop 5-4, 5-8, 5-12
  – Material 1-26, 5-4
  – Mekonium absaugen 5-17
  – Neugeborenen-Lagerung 5-11
  – Stethoskop 5-19
  – Test, praktischer 5-33
  – Tubus/-einführung s. Endotrachealtubus
  – Tubuslage, falsche 5-20
  – Vorbereitung 5-8, 5-9
Ischämie 7-15

K

Kalzium 6-4, 7-14
Kapnographen 5-18
Katecholaminsekretion, erhöhte 7-15
Kind, reifes 2-4
Kind warm halten 2-5
Kochsalzlösung, isotonische 6-3, 6-5, 6-8, 6-10
Kohlendioxiddetektor 5-18
Kolorimeter 5-18
Komplikationen, nachträgliche 7-12, 7-17
Kontraktilität, schwache 1-6
Kopfposition, falsche/richtige 2-5
Körpertemperatur, erhöhte 7-16
Krampfanfälle 7-15
Krikoid 5-10, 5-11

L

Laktatanhäufung 7-13
Laryngeal-Webs 7-5
Laryngoskop 5-4
  – Haltung 5-12
  – Positionieren 5-13
  – Vorbereitung 5-8
Larynxmaske 5-3, 5-38, 7-5
  – Definition/Funktion 5-39
  – Einführung 5-42
  – Einschränkungen 5-40
  – Entfernung 5-43
  – Größe 5-41
  – Indikationen 5-39
  – Komplikationen 5-43
  – Positionieren 5-42
  – Sichern 5-43
  – Vorbereitung 5-41
Lebensfähigkeit/-erhaltung 9-1, 9-5, 9-6, 9-10
  – Prognose, unsichere 9-9
Luftblockaden 1-6
Lunge, fetale 1-4
Lungenbelüftung s. Beatmung, Sauerstoff, Ventilation
Lungenfunktion, beeinträchtigte 7-6, 7-13
Lungenhypoplasie 7-9

M

Magen-Darm-Störungen 7-15
Magensonde 7-8
Maßnahmen, unterstützende/Kriterien 2-1, 2-4
Material 1-17, 1-26, 2-24
Medikamente 1-9, 1-26, 6-1
  – Ausrüstung/Material 6-17
  – Herzstimulation 6-4, 6-6, 6-7
  – Kernpunkte 6-13
  – Test, praktischer 6-17

Sachwortverzeichnis

- Volumenexpander 6,3, 6-4, 6-10
- Zugänge 6-4, 6-6, 6-10

Mekonium 2-3, 2-4, 2-6, 5-2, 5-17, 7-4
Mekoniumaspirationssyndrom 2-6
Mekoniumaspirator 5-4, 5-17
Morbidität, hohe 9-5, 9-6
Muskelaktivität, beeinträchtigte 7-10
Muskeltonus, guter 2-2, 2-4
Muskeltonus, schlaffer 1-7, 2-3, 2-6

N

Nabelarterien/Nabelvene 1-5, 6-4, 6-5
Nabelvenenkatheter 6-4, 6-5
Nachbeobachtung/-versorgung 1-18, 7-12, 7-17
Naloxon 6-4, 7-10
Naloxonhydrochlorid 7-10
Narkotika 7-10
Nasopharyngealtubus 7-5
Nasopharynx-Verlegung, angeborene 7-4
Natriumbikarbonat 6-4, 7-13, 7-14
Neugeborenen-Reanimationsprogramm s. NRP
Nierenagenesie 7-9
Nierenfunktionsstörung 7-14
Notfall-Tracheostomie 7-5
NRP IX
- Fließdiagramm s. Reanimation, Fließdiagramm
- Leitlinien, wissenschaftliche XIII
- Standard-Vorsichtsmaßnahmen XIV
- Verantwortlichkeit XIII

O

Oligohydramnie 7-9
Opiatantagonist 6-4, 7-10
Ösophagus 5-10, 5-11

P

Patientenautonomie 9-3, 9-6
PEEP 3-5, 3-7, 8-10
Perkutankatheter 7-7
PIP 3-5, 3-6
Pleuraergüsse 7-6
Pneumonie 7-9, 7-13
Pneumothorax 7-6, 7-13
Postreanimationsversorgung 1-18, 1-19
PPHN 1-7
Pränatalberatung 9-7
Prinzipien, ethische 9-3
Prüfungs-Übungsfragen/ Antworten 1-3
- Beatmung 3-14, 3-19, 3-27, 3-32, 3-36, 3-40
- Ethik/Versorgung, palliative 9-14, 9-16
- Frühgeborene 8-15, 8-17
- Grundlagen/ 1-3, 1-9, 1-20, 1-23, 1-25
- Herzdruckmassage 4-8, 4-15, 4-17
- Intubation, endotracheale 5-9, 5-29, 5-32
- Medikamente 6-8, 6-11, 6-14, 6-16
- Schritte, initiale 2-8, 2-12, 2-18, 2-20, 2-23
- Situationen, spezielle 7-11, 7-18, 7-22, 7-24, 7-26

R

Reanimation 1-1
- Abbruch/Einstellen/Unterlassen 9-1, 9-10
- Abfolge/Schritte 1-2, 1-10
- Beatmung 3-1
- Bedarf, vorhersehbarer 1-14
- Ethik 9-1
- Frühgeborenen-Versorgung 8-1
- Geburt außerhalb der Klinik 7-19
- Grundlagen/Übersicht 1-1
- Herzdruckmassage 4-1
- Intubation, endotracheale 5-1
- Kernpunkte 1-21
- Medikamente 6-1
- Nichtbeginn 9-5, 9-6
- Schritte, initiale 2-1
- Situationen, spezielle 7-1

Sachwortverzeichnis

- Team 1-16
- Versorgung nach der Neugeborenenperiode 7-19
- Versorgung, palliative 9-1
- Vorbereitung 1-14
- Weiterversorgung s. Nachversorgung

Reanimation/Fließdiagramm 1-10
- Atemwege 1-10
- Atmung 1-10
- Evaluation/Prioritäten 1-13
- Kreislauf 1-10
- Medikamente 1-11
- Zeitschiene 1-11, 1-12

Reiben, sanftes 2-11
Replogle-Magensonde 7-8
Ringer-Laktat 6-10
Risikobeurteilung/-faktoren 1-2, 1-15, 2-3
Robin-Syndrom 7-4, 7-5
Routineversorgung 1-18, 1-19, 2-2, 2-4, 2-5

S

Sauerstoffgabe 2-14, 2-16, 3-2; s. auch Beatmung
- Einstellung, schrittweise 2-17
- Frühgeborene 8-8, 8-9
- –, längere 2-17

Sauerstoffmangel 1-6, 1-7
Sauerstoffmaske 2-16, 3-2
Sauerstoffversorgung, fetale/postnatale 1-4, 1-5
Schadensvermeidung 9-4, 9-5, 9-6
Schleim, blockierender 7-4
Schnappatmung 1-8, 1-9, 1-10, 2-4, 2-13
Schnüffelstellung 2-5, 5-11
Schock, blutverlustbedingter 6-4, 6-10
Schritte, initiale 2-1
- Fruchtwasser, mekoniumhaltiges 2-3
- Geburt, unkomplizierte 2-2
- Kernpunkte 2-19
- Test, praktischer 2-24

Schulterrolle 2-6
Sedierung, medikamentöse 7-10
Sekretentfernung s. Absaugen

Sepsis, bakterielle 7-13
Serumelektrolytspiegel 7-14
SIADH 7-14
Situationen, spezielle 7-1
- Kernpunkte 7-23

Sonde, orogastrale 3-29
Spatel 5-4, 5-8, 5-13
Spontanatmung, fehlende 7-10
Sterben 9-11
Stethoskop 5-4, 5-9, 5-19
Stimmbänder 5-10, 5-11, 5-14
Stimulation, taktile 2-11
–, gefährliche 2-12
Stoffwechselanomalien 7-15
Struma, kongenitale 7-5
Substanzen, vasoaktive 6-4
Surfactant 8-11

T

Tachypnoe 1-7
Team 1-16
Termingeburt 2-4
Thoraxdrainage 7-6
- Durchführung 7-7

Tod, perinataler 9-11, 9-12
Trachea 5-5, 5-10
Tracheostomie 7-5
Tücher, vorgewärmte 2-10

U

Überdruckbeatmung s. Beatmung; Frühgeborene; Sauerstoff
Überwachung, kontinuierliche 1-18, 1-19, 7-12, 7-17
Überwärmung 7-16
Umbilikalvenenkatheter 6-3, 6-5, 6-18
Unterlassen 9-1
Urinuntersuchung 7-14

V

Vallecula 5-10, 5-13, 5-14
Ventilation 1-1, 1-21; s. auch Beatmung, Sauerstoff
Veränderungen, physiologische 1-1
- nach der Geburt 1-5
- vor der Geburt 1-4,

Versorgung, beobachtende 1-18, 1-19

Versorgung, palliative 9-1
– Kernpunkte 9-13
Vitalzeichen 2-13, 7-12
Volumenexpander 6-4, 6-10, 7-14
Vorbereitung 1-14

W
Wärmestrahler 2-5, 8-6
Weiterversorgung 7-12, 7-17

Z
ZNS-Beeinträchtigungen 7-10
Zugang, intraossärer 6-6, 6-10, 6-21
Zugang, intravenöser 6-4, 6-10
– Alternativen 6-6
Zwerchfellhernie, angeborene 7-6, 7-8
Zyanose 1-7, 1-10, 2-13, 2-14, 2-15, 7-6, 7-7

Die Präsentations-CD zum Buch

American Heart Association (AHA) / American Academy of Pediatrics (AAP) / John Kattwinkel (Hrsg.)

Reanimation von Früh- und Neugeborenen

Präsentations-CD zum Praxishandbuch für Neonatologen, Pflegende und Hebammen

Aus dem Amerikanischen von Michael Herrmann.
Dt. Ausgabe hrsg. und gestaltet von
Prof. Dr. med. Helmut D. Hummler. 2009.
Präsentations-CD mit MS-Powerpoint-Dateien.
Etwa € 39.95 / CHF 68.90.
ISBN 978-3-456-84689-7

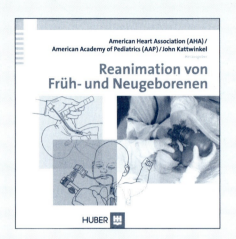

Die umfangreiche Powerpointpräsentation für DozentInnen in der Neonatologie, Kinderkrankenpflege, Kinderintensivpflege und Geburtshilfe bietet alle wesentlichen Inhalte des einzigartigen Fachbuchs zur Reanimation von Neugeborenen. Herausgegeben von den renommierten Fachgesellschaften der American Heart Association (AHA) und der American Academy of Pediatrics (AAP) und adaptiert für den deutschsprachigen Bereich von Prof. Dr. med. Helmut D. Hummler.

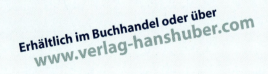

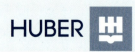